U0389099

鼻腔鼻窦与颅底恶性肿瘤

Sinonasal and Skull Base Malignancies

〔美〕纳比尔·F. 萨巴（Nabil F. Saba）
〔美〕德里克·T. 林（Derrick T. Lin） 主编

樊韵平 主译

科学出版社

北京

图字：01-2023-1519 号

内 容 简 介

本书由国际知名专家Nabil F. Saba教授和Derrick T. Lin教授领衔编写，主要围绕鼻腔鼻窦与颅底恶性肿瘤的标准手术、放射治疗和系统管理方法进行阐述，并聚焦于这些疾病的病因和流行病学、放射学诊断方法、病理学分期、手术并发症、支持性治疗及存在的争议，此外还阐明了当前新颖且有前景的治疗方法。

本书是一本包含鼻解剖学、病理学、肿瘤学和肿瘤综合治疗学的综合性专著，可供鼻科医生，尤其是有志于从事鼻和鼻颅底手术与治疗的医生，以及颅底方向的神经外科医生、肿瘤科医生参考。

图书在版编目 (CIP) 数据

鼻腔鼻窦与颅底恶性肿瘤 / (美) 纳比尔·F. 萨巴 (Nabil F. Saba), (美) 德里克·T. 林 (Derrick T. Lin) 主编；樊韵平主译 . -- 北京：科学出版社，2025. 1. -- ISBN 978-7-03-080001-5

Ⅰ . R739.62；R739.41

中国国家版本馆 CIP 数据核字第 2024GA9894 号

责任编辑：马晓伟　许红霞 / 责任校对：张小霞
责任印制：肖　兴 / 封面设计：有道文化

科 学 出 版 社 出版
北京东黄城根北街 16 号
邮政编码：100717
http://www.sciencep.com

北京科信印刷有限公司印刷
科学出版社发行　各地新华书店经销
*

2025 年 1 月第 一 版　开本：720×1000　1/16
2025 年 1 月第一次印刷　印张：14 1/2
字数：273 000
定价：158.00 元
（如有印装质量问题，我社负责调换）

译者名单

主　译　樊韵平

副主译　孙悦奇　洪海裕

译　者　（按姓氏笔画排序）

王　玥　　王　洁　　王康华　　邓云平

田　钰　　龙梦琦　　毕明敏　　刘海燕

许迎香　　齐　慧　　池梦诗　　孙悦奇

张　俊　　杨安妮　　洪海裕　　聂智樱

高云飞　　涂　翔　　喻日庆　　廖振鹏

熊清岚　　樊韵平

Contributors

Jaimie Payne Anderson Joy McCann Culverhouse Center for Swallowing Disorders, University of South Florida, Tampa, FL, USA

Emily M. Barrow Department of Otolarynology, Head and Neck Surgery, Emory University, Atlanta, GA, USA

Paolo Bossi Medical Oncology Unit, Department of Medical & Surgical Specialties, Radiological Sciences & Public Health, University of Brescia, ASST Spedali Civili, Brescia, Italy

Taylor Carle Rhinology & Endoscopic Skull Base Surgery, Department of Head and Neck Surgery, David Geffen University of California Los Angeles School of Medicine, Los Angeles, CA, USA

Garret W. Choby Department of Otolaryngology – Head & Neck Surgery, Mayo Clinic, Rochester, MN, USA

Ying-Hsia Chu, MD Pathology, Chang Gung Memorial Hospital, Taoyuan City, Taiwan

Francesca Consoli Medical Oncology Unit, Department of Medical & Surgical Specialties, Radiological Sciences & Public Health, University of Brescia, ASST Spedali Civili, Brescia, Italy

William C. Faquin, MD, PhD Department of Pathology, Massachusetts General Hospital and Harvard Medical School, Boston, MA, USA

Stacey T. Gray Department of Otolaryngology-Head and Neck Surgery, Massachusetts Eye and Ear, Harvard Medical School, Boston, MA, USA

Christopher C. Griffith Robert J. Tomsich Pathology and Laboratory Medicine Institute Department of Pathology, Cleveland Clinic Foundation, Cleveland, OH, USA

Salvatore Grisanti Medical Oncology Unit, Department of Medical & Surgical Specialties, Radiological Sciences & Public Health, University of Brescia, ASST Spedali Civili, Brescia, Italy

Samuel N. Helman Department of Otolaryngology, Head and Neck Surgery, Weill Cornell, New York, NY, USA

Stephen C. Hernandez LSU Department of Otolaryngology – Head and Neck Surgery, Division of Rhinology, Oncology, and Skull Base Surgery, New Orleans, LA, USA

Our Lady of the Lake Regional Medical Center, Baton Rouge, LA, USA

University Medical Center – New Orleans, New Orleans, LA, USA

Joseph M. Hoxworth Radiology, Mayo Clinic, Phoenix, AZ, USA

Kate Hutcheson Department of Head and Neck Surgery, Division of Radiation Oncology, The University of Texas MD Anderson Cancer Center, Houston, TX, USA

Keonho Albert Kong Department of Otolaryngology, Louisiana State University Health Sciences Center – New Orleans, New Orleans, LA, USA

Devyani Lal Otolaryngology – Head & Neck Surgery, Mayo Clinic, Phoenix, AZ, USA

Jivianne T. Lee Rhinology & Endoscopic Skull Base Surgery, Department of Head and Neck Surgery, David Geffen University of California Los Angeles School of Medicine, Los Angeles, CA, USA

Luigi Lorini Medical Oncology Unit, Department of Medical & Surgical Specialties, Radiological Sciences & Public Health, University of Brescia, ASST Spedali Civili, Brescia, Italy

Valerie J. Lund Professorial Unit, Royal National Throat, Nose and Ear Hospital, London, UK

Kelly R. Magliocca Department of Pathology and Laboratory Medicine, Emory University, Atlanta, GA, USA

Avinash V. Mantravadi Department of Otolaryngology-Head and Neck Surgery, Indiana University School of Medicine, Indianapolis, IN, USA

Michael Marino Otolaryngology – Head & Neck Surgery, Mayo Clinic, Phoenix, AZ, USA

Alice Z. Maxfield Division of Otolaryngology-Head and Neck Surgery, Brigham and Women's Hospital, Harvard Medical School, Boston, MA, USA

Mark W. McDonald Department of Radiation Oncology, Winship Cancer Institute of Emory University, Atlanta, GA, USA

Kevin E. McLaughlin Department of Otolaryngology – Head and Neck Surgery, LSU Health Sciences Center, New Orleans, LA, USA

Holly McMillan Department of Head and Neck Surgery, Skull Base Tumor Program, The University of Texas MD Anderson Cancer Center, Houston, TX, USA

Michael G. Moore Department of Otolaryngology-Head and Neck Surgery, Indiana University School of Medicine, Indianapolis, IN, USA

Daniel W. Nuss Department of Otolaryngology – Head and Neck Surgery, LSU Health Sciences Center, New Orleans, LA, USA

Jill S. Remick Department of Radiation Oncology, Winship Cancer Institute of Emory University, Atlanta, GA, USA

Soumon Rudra Department of Radiation Oncology, Winship Cancer Institute of Emory University, Atlanta, GA, USA

Peter M. Sadow, MD, PhD Department of Pathology, Massachusetts General Hospital and Harvard Medical School, Boston, MA, USA

Carl H. Snyderman Departments of Otolaryngology and Neurological Surgery, University of Pittsburgh Medical Center, Pittsburgh, PA, USA

C. Arturo Solares Department of Otolarynology, Head and Neck Surgery, Emory University, Atlanta, GA, USA

Shirley Su Department of Head and Neck Surgery, Skull Base Tumor Program, The University of Texas MD Anderson Cancer Center, Houston, TX, USA

Alan Workman Department of Otolaryngology-Head and Neck Surgery, Massachusetts Eye and Ear, Harvard Medical School, Boston, MA, USA

Jessica A. Yesensky Department of Otolaryngology-Head and Neck Surgery, Indiana University School of Medicine, Indianapolis, IN, USA

◆ 译 者 前 言 ◆

　　鼻腔鼻窦和前颅底是紧密联系的解剖体系，鼻腔鼻窦区域的恶性肿瘤经常向前颅底侵犯和蔓延，前颅底和颅内肿瘤也经常侵犯鼻腔鼻窦区域。与全身其他脏器的主要恶性肿瘤相比，鼻腔鼻窦恶性肿瘤的发病率均不高，但异质性明显，临床表现更为复杂。由于位置深在，初期症状隐匿，鼻腔鼻窦肿瘤并不易被早期发现；同时由于紧邻眼眶、颅底等重要结构，可以较早发生对重要部位的浸润和侵蚀，给治疗和预后带来极大的负面影响。由于鼻科疾病具有异质性、多元性、复杂性和低发性，鼻科医生对于鼻腔鼻窦恶性肿瘤的知识储备常常有所不足，使得鼻腔鼻窦恶性肿瘤的早期发现率和诊断率较低，也使治疗后的生活质量和生存率较低。增加鼻科医生关于鼻腔鼻窦与颅底恶性肿瘤的知识储备是非常有意义的事情。

　　肿瘤学，尤其是恶性肿瘤学是一门复杂、独立的学科。虽然该学科与外科学有交叉，但更多的是超越手术的肿瘤学知识。因此，一本包含鼻解剖学、病理学、肿瘤学和肿瘤综合治疗学的综合性专著，对于鼻科医生，尤其是有志于从事鼻和鼻颅底手术与治疗的医生有重要价值，对于颅底方向的神经外科医生、肿瘤科医生也是有益的。

　　中山大学附属第七医院和中山大学附属第五医院的耳鼻咽喉科，聚集了一批年轻的鼻科医生，在临床工作和学习中，我们接触了一定的鼻腔鼻窦与前颅底恶性肿瘤病例，也感受到了这类疾病的复杂性。我们选择 Nabil F. Saba 和 Derrick T. Lin 主编的《鼻腔鼻窦与颅底恶性肿瘤》（*Sinonasal and Skull Base Malignancies*）进行学习和翻译，两位主编分别是美国埃默里大学肿瘤科和哈佛大学耳鼻咽喉科的专家。笔者本人从事鼻科临床工作已30年，本书副主译洪海裕教授和孙悦奇博士则是鼻科学方面的青年专家。我们通过对这本专著的深入学习、讨论，形成了各章节翻译小组，各小组通过半年的努力，终于完成了本书的翻译工作。在翻译过程中，我们也得到了许庚教授和史剑波教授的关心与指导，在此表示衷心的感谢。

在此感谢各位译者的努力工作，感谢科学出版社编辑的指导和协助，并对原著作者致以敬意。希望本书对读者有所助益，也希望各位读者对于书中的不足之处多提宝贵意见。

樊韵平

2024年6月于深圳

前 言

颅底与鼻腔鼻窦恶性肿瘤相对少见，在组织学和临床行为上具有异质性。它们占所有头颈部恶性肿瘤的3%～5%，占所有恶性肿瘤的不到1%。鼻腔鼻窦鳞状细胞癌占头颈部所有恶性肿瘤的3%，在诊断和治疗方面具有挑战性。鉴于该病的组织学和解剖学异质性及低发病率，其治疗方法一直没有明显的进展。尽管这些肿瘤通常具有破坏性和毁容性，但在过去几十年里，其治疗方法几乎没有取得什么进展。对于局部晚期疾病，目前的治疗方法通常包括手术切除和放疗，在某些情况下根据肿瘤的组织学、发病位置和医疗可行性加用化疗。在诊断、检查和治疗中往往需要多学科合作，因此需要详细参考目前公认的标准方法。参与治疗的专家除了耳鼻喉科医生外，还包括头颈外科医生、整形修复外科医生、神经放射科医生、专业头颈部病理学家、口腔修复师、言语和吞咽治疗师及内科和放射科医生。提倡采用个体化的治疗方法，根据具体情况，通常需要眼科医生、神经外科医生、社会工作者及高级护理人员支持。尽管有这些局限性，但在医学、外科和放射治疗方面探索新型治疗方法上已出现显著的热潮，这增加了本书的意义。

本书综述了颅底和鼻腔鼻窦肿瘤的标准手术、放射治疗和系统治疗方法，并聚焦于这些疾病的流行病学、诊断模式、分子生物学、分期、手术并发症、支持性治疗原则及当前存在的争议。同时，本书还阐明了新颖且有前景的治疗方法。我们希望此书能为护理人员和患者提供有用的参考，并有助于改善对该类疾病患者的护理。

纳比尔·F. 萨巴（Nabil F. Saba）

Atlanta, GA, USA

德里克·T. 林（Derrick T. Lin）

Boston, MA, USA

鸣　　谢

感谢 Robin Worthy 夫人和 Eugenia Judson 夫人在行政工作和后勤方面的支持。

目　　录

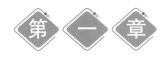

鼻腔鼻窦恶性肿瘤的病因和流行病学

Taylor Carle, Jivianne T. Lee

译者：樊韵平　孙悦奇　池梦诗

引言

　　鼻腔鼻窦恶性肿瘤是一组高度多样化的病理类型，仅占头颈部癌症的3%～5%，总体发病率低至每年0.556/10万，男女比例为1.8∶1[1、2]。1973～2006年进行的一项监测、流行病学和最终结果（surveillance，epidemiology，and end results，SEER）综述研究显示，在此期间鼻腔鼻窦恶性肿瘤的总体发病率相对稳定[1]。然而，由于这些肿瘤的罕见性，目前还没有大型、前瞻性研究来评估发生在鼻腔鼻窦的不同恶性肿瘤的病因和流行病学。因此，我们仅限于通过人群数据库和相对较小的回顾性病例获得数据。

　　鳞状细胞癌是北美洲最常见的病理类型[1]，而腺癌是欧洲最常见的病理类型[2]。一般来说，上皮来源的肿瘤约占鼻腔鼻窦和前颅底（ACB）[1]恶性肿瘤的80%。肿瘤主要发生于鼻腔（43.9%），其次为上颌窦（35.9%）[1]。各种各样的病理类型导致了不同的肿瘤学行为，通常需要综合治疗。表1.1总结了本章所描述的肿瘤的病因学和流行病学内容。

鳞状细胞癌

鼻腔和鼻窦

　　鼻腔鼻窦最常见的恶性肿瘤是鳞状细胞癌（SCC），占60%（图1.1～图1.3）[1]。在过去几十年中，一些研究的发病率相对稳定，而另一些研究的发病率有所下降。在丹麦进行的一项欧洲研究报告显示，发病率从1980年的0.7/10万下降至2014年的0.43/10万，这一变化未达到统计学显著性[3、4]。在美国，1973～2009年SEER数据库综述报道的发病率显示，在研究期间，发病率从约0.4/10万下降至0.25/10万[5]。

　　这些肿瘤最常见于上颌窦（60%），其次是鼻腔和筛窦，很少见于额窦或蝶窦。男性患者居多，约占63.6%[5]。SCC有几种组织学变化，包括角化型（通常分化

表 1.1　不同鼻腔鼻窦恶性肿瘤的病因学和流行病因素

肿瘤类型	发病率	男性：女性	发病时平均年龄	常见部位	风险因素
鼻腔鼻窦鳞状细胞癌	0.25/10万人/年	1.7:1	66岁	上颌窦	吸烟、饮酒、高风险HPV亚型
鼻咽癌	流行区(20～50)/10万人/年 非流行区0.4/10万人/年	2.6:1	40～70岁(仅限于报道中的)	鼻咽顶部及侧壁	EBV、腌制咸鱼、吸烟、遗传基因：中国人、东南亚人、太平洋岛屿原住民
腺癌	0.44/10万人/年	1:0.5	64岁	筛窦	环境暴露：木屑、鞣革、镍、铬、油漆、清漆和胶水
腺样囊性癌	发病率未报道	1:1.13	59.6岁	上颌窦	c-Kit，可能与HPV有关
嗅神经母细胞瘤	0.4/10万人/年	1.4:1	50岁	鼻腔	Hedgehog通路；基因突变：MYC、KDR、dystrophin，层粘连蛋白α₂基因；染色体拷贝数变化
鼻腔鼻窦神经内分泌癌	0.0077/10万人/年	1.8:1	53岁(仅中位数)	鼻腔vs筛窦	可能与HPV有关
鼻腔鼻窦未分化癌	0.02/10万人/年	1.6:1	58岁	鼻腔	EBV有争议，可能与HPV有关
鼻腔鼻窦黑色素瘤	0.05/10万人/年	1:1.3	67岁	鼻腔	基因突变：BRAF、c-Kit、NRAS、HRAS、GNAQ、p16-CDK4-RB、ARF-p53、PI3K-Akt
脊索瘤	1/10万人/年	1:1	均值未见报道，大多数在60～70岁	斜坡	基因突变：brachyury、p16-CDK4-RB、ARF-p53、PI3K-Akt
横纹肌肉瘤	未见报道(最常见于头颈部，占45%)	1:1	均值未见报道，大多数在生命第1个和第2个十年	无报道	染色体改变，亚型特异性
软骨肉瘤	未见报道，占鼻腔鼻窦肿瘤的6%	1:1	44.3岁	岩斜区及骨结合	辐射、放射性同位素、铍、钴、有机玻璃(Lucite)；恶性转化：内生软骨瘤和外生骨瘤
尤因肉瘤	有报道但没有鼻腔鼻窦亚类	1:2	32.4岁	鼻窦与鼻窦	染色体异常：(11;22)易位
NK/T细胞淋巴瘤	0.032/10万人/年	没有报道	均值未见报道，主要在60岁左右	无报道	EBV、免疫抑制、基因/种族，在亚洲国家流行，在中南美洲国家常见
弥漫大B细胞淋巴瘤	0.06/10万人/年	1.2:1	65.8岁	上颌窦	免疫抑制，许多低级别B细胞淋巴瘤转化
HPV相关的多表型癌	仅报道50例	1:1.5	54岁	鼻腔	高危型HPV

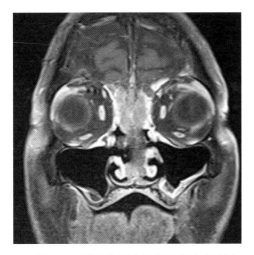

图1.1　累及前颅底的鼻腔鼻窦鳞状细胞癌的颅脑MRI T₁增强扫描

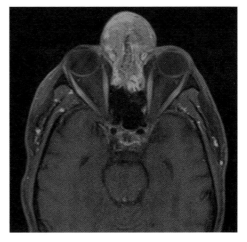

图1.2　颅脑MRI T₂ FLAIR对比显示鼻软组织广泛受累

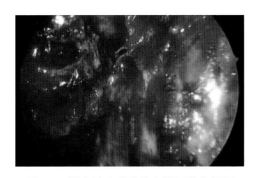

图1.3　颅底肿瘤附着的内镜下鼻内视图

良好）占70%，非角化型（通常分化较差）占20%，其他亚型占10%（如疣状、基底样、乳头状、腺鳞状和梭形细胞）[6]。肿瘤行为、治疗和总生存期因组织学亚型而异[7]。最近一项对4718例病例的SEER数据库回顾报道显示，所有组织学亚型中，67.3%～77.6%[7]以男性为主。常规SCC的平均诊断年龄为（66.0±13.3）岁，唯一达到统计学差异的亚型是基底样细胞，为（61.8±15.6）岁[7]。

鼻腔鼻窦SCC的危险因素在很大程度上与所有头颈部亚部位的危险因素相似，其中包括吸烟、饮酒和感染高危型人乳头状瘤病毒（HPV）[8]。

与腺癌相关的环境暴露因素也存在引发鼻腔鼻窦SCC的风险，但风险程度较低。内翻性乳头状瘤的恶变也是鼻腔鼻窦SCC的明确病因之一。据报道，恶变率约为10%[9]。HPV，尤其是HPV-18与较高的恶变风险有关，但需要更多的前瞻性研究来充分确定[10]。HPV已被证实在高达20%～30%的鼻腔鼻窦鳞状细胞癌中具有转录活性。据报道，其预后较好[11-13]。美国国家癌症数据库（National Cancer Database）最近对770例病例的综述报道表明，鼻腔鼻窦SCC患者HPV阳性率为31.7%[13]。这些肿瘤多见于年轻患者且多发生于鼻腔，呈高级别。在多因素分析中，HPV阳性仍然是有利的预后因素。然而，迄今为止，尚无高质量的前瞻性研究阐明HPV对治疗效果和生存期的影响。

鼻咽

起源于鼻咽部的SCC是一种独特的病理实体，称为鼻咽癌（NPC）。大多数病例发生在40～70岁，在流行地区男女比例为2.6∶1[14]。鼻咽癌发病率存在明显的地区差异。在美国，其发病率为0.4/10万；然而，在东南亚、中国南方和北非，鼻咽癌被认为是地方性的，发病率高达（20～50）/10万[15-17]。在过去40年中这些发病率并非保持稳定，无论是流行地区还是非流行地区都有所下降。

例如，香港癌症登记处对21 768例鼻咽癌病例的一项回顾性研究显示，男性发病率从1980～1984年的28.5/10万下降至1995～1999年的20.2/10万，女性从11.2/10万下降至7.8/10万[18]。

这种下降可能归因于更好地了解和避免已知的环境风险因素，包括暴露于腌制咸鱼[14]中的挥发性亚硝胺和吸烟，以及增加对高危人群的筛查。在美国，鼻咽癌的发病率也因种族而有很大差异，而种族仍然是鼻咽癌的强有力预测因素，这提示鼻咽癌的病因中除了与文化相关的环境危险因素外，还有遗传易感性。中国人发病率最高，其次是东南亚人和太平洋岛屿原住民，美国黑种人和白种人[17]发病率较低。例如，某些人类白细胞抗原（HLA）基因已被发现可增加鼻咽癌的易感性（如HLA-A2、HLA-B46），以及一些代谢酶和DNA修复基因（如CYP2E1、GSTM1、hOGG1、XRCC1）的遗传多态性[17]。

根据世界卫生组织（WHO）的分类，鼻咽癌在组织学上分为三种亚型，即角化型（WHO Ⅰ型）、非角化型（WHO Ⅱ型）和未分化型（WHO Ⅲ型）[19]。EB病毒（EBV）与WHO Ⅱ型和Ⅲ型密切相关，并与良好的治疗反应和预后[20]相关。鼻咽癌与EBV的相关性已得到证实，并且也显示出地区差异（在流行地区病例中占95%，在非流行地区病例中低至40%）[21]。

非流行地区病例的病因可能更类似于其他头颈部鳞状细胞癌。循环血浆EBV DNA滴度可用于监测治疗应答情况。治疗前滴度较高与较低的总生存率相关，治疗后滴度较低与较好的治疗反应相关[22]。

腺癌

鼻腔鼻窦腺癌（sinonasal adenocarcinoma，SNAC）是欧洲最常见的鼻腔鼻窦恶性肿瘤，大多数病例起源于筛窦（85%）。其组织学亚型包括肠型（80%）、非肠型（10%～15%）和唾液腺型（5%～10%）[23]。它约占所有鼻腔鼻窦恶性肿瘤的10%[24]，平均诊断年龄为62岁[25]。对美国746例病例进行的一项单机构综述报道表明，其发病率为0.44/100万，在过去40年中相对稳定[25]。然而，对荷兰癌症登记系统（Netherlands Cancer Registry）进行的一项回顾性综述（包括536例SNAC）报道表明，1989～2014年，男性的发病率从约2.9/100万下降至1/100万，而在此期间，女性的发病率稳定在0.5/100万[26]。

通常情况下，SNAC的发生与接触木屑、皮革鞣制、镍、铬、油漆、清漆和胶水等环境因素有关[23,24,27]。考虑到传统的职业暴露情况，推测这是欧洲研究中报道的男性发病率占优势的原因；然而，最近在美国进行的数据库综述报道显示，男性和女性的发病率几乎相等[24]。目前尚不清楚是环境暴露因素在这些病例中起的作用变小了，还是工作场所的性别分布已经发生范式上的转变。

腺样囊性癌

腺样囊性癌（adenoid cystic carcinoma，ACC）是一种起源于唾液腺的恶性上皮性肿瘤，具有神经侵犯倾向。腺样囊性癌占头颈部恶性肿瘤的2%[28]。10%～25%的病例发生在鼻腔鼻窦，占鼻腔鼻窦恶性肿瘤的6.2%，与头颈部其他亚部位相比，其预后较差[1,29,30]。组织学上，腺样囊性癌可分为筛状、管状和实性三种生长方式，其中实性腺样囊性癌的侵袭性最强。最近对美国国家癌症数据库793例患者的回顾性分析表明，女性略占优势（女性占53.1%，男性占46.9%），平均诊断年龄为59.6岁[30]。最常见的原发部位为上颌窦（49.7%），其次为鼻腔（32.4%）。

尚未确定明显的环境危险因素。不过最近的研究表明，c-Kit突变与较差的预后相关，而表皮生长因子受体表达与生存改善相关[31]。最近的研究也评估了ACC与HPV的相关性。Miller等在1998～2013年获得了23份原发性肿瘤标本，并利用免疫组织化学（IHC）和E6/E7的聚合酶链反应（PCR）进行了p16检测[32]。2份标本p16呈弥漫性强阳性表达，15份标本p16仅局限于管腔细胞阳性表达。Boland等对27例ACC病例进行了p16的IHC检测和HPV的荧光原位杂交（FISH）检测[33]。他们报告称p16灶性阳性22例，弥漫性阳性3例（16%），其中2例同时为高危型HPV阳性。由于该病罕见，难以获得大样本量来进一步阐明这一关系。然而，这项研究报道了HPV阳性率较低的情况[33]。

嗅神经母细胞瘤

嗅神经母细胞瘤（olfactory neuroblastoma，ONB）约占鼻腔鼻窦恶性肿瘤的10%，起源于嗅裂的嗅上皮神经外胚层细胞[34,35]。据报道，其发病率为每年0.4/100万[36]。在组织学上，ONB被归类为许多具有经典Homer Wright菊形团和Flexner-Wintersteiner菊形团的"小蓝细胞"肿瘤之一。它们表现出的肿瘤活性差异很大，从低度惰性肿瘤到高度侵袭性疾病。最近开展了多项荟萃分析和基于人群的研究，特别是关于治疗策略和结局的研究。这些研究报道男性略多（58%～59% vs 41%～42%），平均或中位年龄在50岁[37,38]。肿瘤原发部位以鼻腔最多见（83%），其次为筛窦（9%）[38]。

尚未发现ONB与任何特定的环境危险因素相关；然而，研究发现特定的遗传因素可能在肿瘤的发生和转移中发挥作用。对ONB发生、发展的研究表明，sonic Hedgehog通路、*MYC*和*KDR*基因参与ONB的发生、发展，其中后两个基因可能参与了转移进程，此外还有许多其他基因[39, 40]。Gallia等发现抗肌萎缩蛋白（12/14例）和层粘连蛋白α_2（1/14例）基因存在突变，并报道所评估肿瘤中有93%具有肌营养不良相关基因的突变[41]。一些研究报道了染色体拷贝数的改变，包括7q11和20q的增加，以及2q、5q、6p、6q和18q的缺失[42]。

这些研究表明了ONB发生、发展的复杂分子过程。

鼻腔鼻窦神经内分泌癌

神经内分泌肿瘤表现出重叠的形态学和免疫组化特征，而这与起源部位无关，并且在所有内脏亚部位均有发现[43]。鼻腔鼻窦神经内分泌癌（SNEC）是一种罕见的具有侵袭性组织病理学特征的鼻腔鼻窦恶性肿瘤，占所有鼻腔鼻窦恶性肿瘤的3%～5%，具有较高的转移扩散率[43, 44]。最近对SEER数据库的201例SNEC回顾发现，SNEC总发病率在1986年为0.012/10万，在2011年为0.007 7/10万，变化无统计学意义[45]。这些肿瘤偶尔表现为副肿瘤综合征，包括促肾上腺皮质激素和降钙素相关的症状[43]。

在组织学上，SNEC可根据分化程度进一步细分。高分化肿瘤被称为类癌，中分化肿瘤被称为不典型类癌。低分化肿瘤往往具有侵袭性且预后不良，进一步被分为小细胞型（小细胞SNEC）和大细胞型（大细胞SNEC）[35]。大细胞型SNEC在文献中通常被称为鼻腔鼻窦未分化癌（SNUC），但SNUC更可能是起源于多种不同谱系的完全去分化肿瘤的组合。

最近一项关于SNEC的荟萃分析纳入了701例病例，但其中许多病例在大细胞型SNEC和SNUC之间的分类不明确[46]。中位发病年龄为53岁，男性占64.6%。这与之前讨论的SEER数据库的回顾性结果一致[45]。尽管之前的研究表明鼻腔或筛窦是最常见的肿瘤部位[47, 48]，但大多数患者确诊时已处于疾病晚期，这使得确定肿瘤来源变得困难。有10例（1.4%）出现ACTH、β-MSH、降钙素、5-羟色胺、ADH等异位激素分泌。这些病例包括小细胞型SNEC和高分化或中分化SNEC。

SNEC没有已知的环境危险因素[49]。一些小型回顾性研究表明，小细胞型SNEC中HPV阳性[50, 51]。但HPV与SNEC的相关性尚需大样本研究进一步证实。

鼻腔鼻窦未分化癌

鼻腔鼻窦未分化癌（SNUC）是鼻腔鼻窦另一种罕见的恶性肿瘤，具有侵袭性生长方式和非常差的预后。它占鼻腔鼻窦癌的3%～5%，年发病率为

0.02/100万[34,52]。其典型组织学特征包括高有丝分裂率、坏死、淋巴血管侵袭和缺乏明显的细胞分化[35]。如前所述，它们往往与鼻腔鼻窦神经内分泌癌相关，但可能代表了一种更多样化的去分化癌。Ahn等和Kuan等最近进行的两项SEER数据库综述分别报道了112例和328例SNUC[53,54]。两项研究均确定了男性更易患病（两项研究中约61%为男性，39%为女性）。发病年龄为40～60岁，平均58岁。最常见的原发部位为鼻腔（分别为38%和29.3%），其次为上颌窦（分别为21%和27.4%）。

目前SNUC尚未发现已知的环境危险因素。EBV在有关SNUC研究中有被报道，然而，这一主题在文献中呈现出显著的异质性。有学者提出，EBV阳性在一些研究中是由于纳入了非SNUC的高级别恶性肿瘤，为了避免混淆，有必要采取严格的组织学标准[55,56]。最近也有报道使用p16和HPV DNA对HPV表达进行了研究。包含5例患者的小病例系列研究显示，在所有5例患者中，p16均呈弥漫性强阳性而未检出HPV DNA[57]。需要更大样本量的研究来进一步确定这一关系。

黑色素瘤

鼻腔鼻窦黑色素瘤（SNM）是一种神经嵴来源的黑色素细胞恶性肿瘤，预后差。SNM占所有头颈部黑色素瘤的4%，约占所有鼻腔鼻窦恶性肿瘤的3.5%[58]。它们与皮肤黑色素瘤（CM）有显著的流行病学差异，包括较晚的平均发病年龄（SNM为67岁 vs CM为55岁）、就诊时较高的晚期比例、无色素性外观[59]。它们也缺乏CM固有的阳光暴露的环境危险因素。最近的两篇SEER数据库综述评估了304例[60]和567例[61]SNM，结果显示女性分别占56.3%和57.4%，年发病率为0.05/10万，平均诊断年龄分别为71.2岁和69岁，鼻腔是最常见的原发部位（65.5%和67.5%），其次是上颌窦（15.1%和16.9%）。

虽然SNM缺乏任何已知的环境危险因素，但是遗传改变可能在肿瘤发展中起重要作用。癌基因和抑癌基因的改变是黑色素细胞性肿瘤转化的标志。*BRAF*、*NRAS*、*HRAS*和*GNAQ*癌基因的体细胞突变主要通过丝裂原活化蛋白激酶（MAP激酶）途径诱导细胞增殖[62]。抑癌基因如*p16-CDK4-RB*、*ARF-p53*和*PI3K-Akt*异常是导致肿瘤发生的额外途径[62]。在对鼻腔鼻窦黑色素瘤的肿瘤亚部位进行评估时，这些突变在不同肿瘤亚部位存在很大差异。*BRAF*突变通常与黑色素瘤相关，约75%的皮肤黑色素瘤表达此癌基因。然而，黏膜黑色素瘤很少与这种突变相关，因此对*BRAF*突变靶向治疗的反应较差[59,62]。Turi-Zanoni等对32例鼻腔鼻窦原发性黑色素瘤进行了直接测序，以确定该亚型特有的分子异常[62]。大多数病例缺乏*BRAF*突变（97%），所有病例均不存在经典的V600E突变。*NRAS*基因的突变率为22%，*KIT*基因的突变率为12.5%。进一步检测*PTEN*和*p16/INK4a*抑癌基因，分别有48.1%和55.2%的病例表达缺失。在100%的病例中，这种复杂的异常序列似乎导致了PI3K/Akt和RAS-MAPK通路的广泛激活。此外，在许多

SNM病例中也发现了皮肤黑色素瘤常见的染色体改变。

脊索瘤

脊索瘤是起源于胚胎脊索残余组织的原发性骨肿瘤，最常发生于头颈部斜坡。年发病率约为1/10万[2]。颅脊索瘤的平均发病年龄在60岁左右，年龄范围跨度很大，包括儿童人群[2, 63]。最近一项对467例患者的荟萃分析表明该病年龄范围为2～87岁，男女比例相当[64]。脊索瘤占所有原发性恶性骨肿瘤的1%～4%，而起源于斜坡的脊索瘤占所有脊索瘤的35%～49%[63, 65]。它们是一种罕见的实体肿瘤，仅占所有ACB恶性肿瘤的0.1%[64]。这些肿瘤往往具有局部破坏性强、局部复发率高等特点，且常累及脑神经或颅内组织[64]。在组织学上，它们由具有典型"肥皂泡"外观的囊泡样细胞组成。

脊索瘤目前尚未发现已知的环境危险因素，但遗传因素可能在肿瘤发生中发挥作用。brachyury是一个与脊索瘤相关的经典基因，它是一种在脊索发育过程中正常情况下无活性的转录因子，但在脊索瘤中会异常重新表达[63]。brachyury可被视为脊索瘤发展过程中的驱动癌基因。近年来，对脊索瘤发病机制的分子层面上的认识取得了进展，从而促使一些有前景的靶向治疗通路得以被发现[63]。这些通路包括mTOR、EGFR、VEGF、PDGFR和PD/PDL通路，目前这些通路正在研究中[63]。

肉瘤

据报道，发生于头颈部的肉瘤发病率为1.59/10万，而发生于鼻腔和ACB的肉瘤更为罕见[66]。它们代表了一组组织学上不同的肿瘤，大多起源于间叶组织。该解剖区域最常见的肉瘤包括横纹肌肉瘤、软骨肉瘤和尤因肉瘤。

横纹肌肉瘤

横纹肌肉瘤（RMS）由称为横纹肌母细胞的恶性骨骼肌细胞组成，应与任何小圆细胞恶性肿瘤相鉴别。它们约占所有儿童肉瘤的8%，占所有成人肉瘤的2%～5%[67]。RMS是发生在头颈部的最常见肉瘤（占病例的45%），没有明确的性别偏好，最常发生在生命的第1个和第2个十年[67]。头颈部RMS最常见的组织学类型是胚胎型（71%）、腺泡型（13%）和胚胎型的葡萄状亚型（2%）[68]。

RMS与每种组织学类型特有的多种染色体改变相关[68]。例如，胚胎型RMS可表现为染色体11p15.5杂合性缺失，以及PAX3/FKHR和PAX7/FKHR融合转录物。t（2；13）（q36；q14）及80%～90%的PAX3/FKHR融合转录物是腺泡型RMS中最常见的易位。葡萄状变体表现为多种染色体异常，包括1号染色体短臂缺失、13号和18号染色体三体、8号染色体重复或11号染色体缺失[68, 69]。

软骨肉瘤

软骨肉瘤起源于透明软骨，常见于岩斜软骨联合部或裂孔处的ACB，以及上颌窦或筛窦。它们约占ACB和鼻腔鼻窦肿瘤的6%[70]。一般来说，它们进展缓慢，呈惰性，尽管它们的组织学分级有所不同[44]。组织学上，由软骨基质背景下的多核巨细胞组成。缺乏脊索瘤中常见的典型囊泡样细胞，这有助于诊断。最近一项对226例患者的SEER数据库综述报道表明，患者诊断时的平均年龄为44.3岁（年龄范围为1～82岁），男女比例相当[70]。

各种物理和化学因素已被证明可引起不同解剖部位的软骨肉瘤，包括辐射、放射性同位素、铍、锆和有机玻璃[71]。该肿瘤也已知起源于原有的良性骨或软骨肿瘤，包括以多发性内生软骨瘤为特征的马富奇（Maffucci）综合征、*EXT1*、*EXT2*或*EXT3*基因突变引起的多发性外生骨疣，佩吉特病或奥利尔（Ollier）病，也涉及多发性内生软骨瘤[72]。

尤因肉瘤

尤因肉瘤是一种神经外胚层和间叶来源的低分化肉瘤，常见于儿科人群。该病可进一步分为骨和骨外尤因肉瘤、外周神经外胚层肿瘤（PNET）和胸壁Askin肿瘤[73]。

组织学上，在与小蓝圆细胞肿瘤鉴别时应考虑到它们的存在。原发于头颈部的肿瘤不常见（1%～18%），鼻腔鼻窦原发肿瘤更为罕见，且研究中通常未作亚分类[73-75]。一项回顾性病例系列研究报道了14例患者，男女比例为1∶2，平均年龄32.4岁（范围7～70岁）[73]。肿瘤起源于鼻腔与鼻窦之间。

绝大多数肿瘤都与特定的t（11；22）有关，这是*EWSR1*和*FLI-1*基因的相互易位[76]。

淋巴瘤

鼻腔鼻窦非霍奇金淋巴瘤是头颈部仅次于SCC的第二常见的原发性恶性肿瘤[77]，包括B细胞、T细胞和NK/T细胞谱系的淋巴瘤，最常见的是结外（鼻型）NK/T细胞淋巴瘤[78]。大多数NK/T细胞淋巴瘤发生在鼻腔，B细胞淋巴瘤发生在鼻窦[67]。发生于该部位的B细胞淋巴瘤包括弥漫大B细胞淋巴瘤、伯基特淋巴瘤、MALT型结外边缘区B细胞淋巴瘤和滤泡性淋巴瘤，其中以弥漫大B细胞最常见。本部分将对NK/T细胞淋巴瘤和弥漫大B细胞淋巴瘤这两种最常见的淋巴瘤亚型进行综述。

NK/T细胞淋巴瘤

NK/T细胞淋巴瘤以前称为致死性中线肉芽肿，是涉及面中部区域的高度破坏性病灶。最近一项对328例病例的SEER数据库综述报道表明，该病的年发病率为0.032/10万，从2000年到2011年，发病率有统计学意义上的显著增加[79]。这些肿瘤主要起源于自然杀伤细胞，尽管其中一小部分是T细胞谱系[77]。该病好发于男性，通常在60岁左右出现[78, 79]。它也表现出地域差异，在许多亚洲国家呈地方性流行，不过在南美洲、中美洲及墨西哥的美洲原住民人群中经常报道[67,77]。组织学上，它包含多形性细胞群和具有高有丝分裂活性的非典型细胞，且有血管侵袭性。无论种族背景如何，它都与EBV有很强的相关性，95%的病例中存在EBV[78]。免疫抑制状态也会小幅增加风险。

弥漫大B细胞淋巴瘤

弥漫大B细胞淋巴瘤是最常见的鼻腔鼻窦淋巴瘤，但仍属罕见疾病。组织学上，由核大的成熟B淋巴细胞组成。据报道，其年发病率低至0.06/10万[80]。最近对852例SEER数据库病例资料的回顾报道了就诊时的平均年龄为65.8岁，男女比例为1.2∶1，好发于白种人（80.9%）[80]。

最常见的解剖部位为上颌窦（36.8%），其次为鼻腔（34.0%）。增加的风险与免疫抑制相关，包括移植后和人类免疫缺陷病毒感染，并被归类为艾滋病定义性疾病[78]。它可能是原发的，也可能由许多低级别B细胞淋巴瘤中的一种转化而来[77]。

HPV相关的多表型鼻腔鼻窦癌

HPV相关的多表型鼻腔鼻窦癌（HMSC）是一种新近描述的病种，文献中仅报道了50例。这种肿瘤通常与高危型HPV感染有关[81]。它以前被称为"具有腺样囊性癌样特征的HPV相关癌"，但之后根据其扩大的形态学谱更改了其名称。组织学上，它类似于腺样囊性癌，具有肌上皮、导管和鳞状分化及其他独特特征，包括肉瘤样转化甚至软骨分化。

尽管报道的病例很少，但白种人的患病率似乎有所增加，男女比例为5∶1[82, 83]。发病年龄为20～90岁，平均年龄为54岁。最常局限于鼻腔或累及上颌窦和筛窦。虽然它可能具有高级别组织学特征，但往往表现为惰性临床行为[81]（图1.4）。

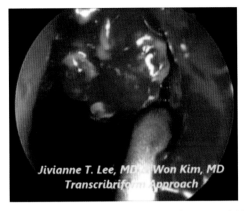

图1.4 筛窦内HPV相关的多表型鼻腔鼻窦癌的内镜视图

参 考 文 献

1. Turner JH, Reh DD. Incidence and survival in patients with sinonasal cancer: a historical analysis of population-based data. Head Neck. 2012;34:877–85.
2. Lund VJ, Stammberger H, Nicolai P, Castelnuovo P, Beal T, Beham A, et al. European position paper on endoscopic management of tumours of the nose, paranasal sinuses and skull base. Rhinol Suppl. 2010;22:1–1.
3. International Agency for Research on Cancer. IARC monographs on the evaluation of carcinogenic risk to humans. Arsenic, metals, fibres and dusts, vol. 100-C. Lyon: International Agency for Research on Cancer; 2012.
4. Sjöstedt S, Jensen DH, Jakobsen KK, Grønhøj C, Geneser C, Karnov K, Specht L, Agander TK, von Buchwald C. Incidence and survival in sinonasal carcinoma: a Danish population-based, nationwide study from 1980 to 2014. Acta Oncol. 2018;57:1152–8. https://doi.org/10.1080/0284186X.2018.1454603.
5. Ansa B, Goodman M, Ward K, et al. Paranasal sinus squamous cell carcinoma incidence and survival based on Surveillance, Epidemiology, and End Results data, 1973 to 2009. Cancer. 2013;119:2602–10.
6. Thompson LD, Franchi A. New tumor entities in the 4th edition of the World Health Organization classification of head and neck tumors: nasal cavity, paranasal sinuses and skull base. Virchows Arch. 2018;472:315–30.
7. Vazquez A, Khan MN, Blake DM, Patel TD, Baredes S, Eloy JA. Sinonasal squamous cell carcinoma and the prognostic implications of its histologic variants: a population-based study. Int Forum Allergy Rhinol. 2015;5:85–91.
8. Zheng W, McLaughlin J, Chow W, Co Chien H, Blot W. Risk factors for cancers of the nasal cavity and paranasal sinuses among white men in the United States. Am J Epidemiol. 1993;138:965–72.
9. Gamrot-Wrzoł M, Sowa P, Lisowska G, Ścierski W, Misiołek M. Risk factors of recurrence and malignant transformation of sinonasal inverted papilloma. Biomed Res Int. 2017;2017:9195163. https://doi.org/10.1155/2017/9195163. Accessed 9 Nov 2017.
10. Zhao RW, Guo ZQ, Zhang RX. Human papillomavirus infection and the malignant transformation of sinonasal inverted papilloma: a meta-analysis. J Clin Virol. 2016;79:36–43.
11. Lewis JS. Sinonasal squamous cell carcinoma: a review with emphasis on emerging histologic subtypes and the role of human papillomavirus. Head Neck Pathol. 2016;10:60–7.
12. Lewis JS, Westra WH, Thompson LD, Barnes L, Cardesa A, Hunt JL, et al. The sinonasal tract: another potential "hot spot" for carcinomas with transcriptionally-active human papillomavirus. Head Neck Pathol. 2014;8:241–9.

13. Kilic S, Kilic SS, Kim ES, Baredes S, Mahmoud O, Gray ST, Eloy JA. Significance of human papillomavirus positivity in sinonasal squamous cell carcinoma. Int Forum Allergy Rhinol. 2017;7:980–9. https://doi.org/10.1002/alr.21996.

14. Ho JC. Genetic and environmental factors in nasopharyngeal carcinoma. In: Nakahara W, Nishioka K, Hirayama T, editors. Recent advances in human tumor virology and immunology. Tokyo: University of Tokyo Press; 1971. p. 275–95.

15. Luo J, Chia KS, Chia SE, Reilly M, Tan CS, Ye W. Secular trends of nasopharyngeal carcinoma incidence in Singapore, Hong Kong and Los Angeles Chinese populations, 1973-1997. Eur J Epidemiol. 2007;22:513–21.

16. Tang LL, Chen WQ, Xue WQ, He YQ, Zheng RS, Zeng YX, et al. Global trends in incidence and mortality of nasopharyngeal carcinoma. Cancer Lett. 2016;374:22–30.

17. Limkin EJ, Blanchard P. Does East meet West? Towards a unified vision of the management of Nasopharyngeal carcinoma. Br J Radiol. 2019;92:20190068.

18. Lee AM, Foo W, Mang O, Sze WM, Chappell R, Lau WH, et al. Changing epidemiology of nasopharyngeal carcinoma in Hong Kong over a 20-year period (1980-99): an encouraging reduction in both incidence and mortality. Int J Cancer. 2003;103:680–5. https://doi.org/10.1002/ijc.10894.

19. Stelow EB, Wenig BM. Update from the 4th edition of the World Health Organization classification of head and neck tumours: nasopharynx. Head Neck Pathol. 2017;11:16–22.

20. Sinha S, Bhimji SS. Cancer, nasopharynx. Treasure Island: StatPearls; 2018.

21. Ou SH, Zell JA, Ziogas A, Anton-Culver H. Epidemiology of nasopharyngeal carcinoma in the United States: improved survival of Chinese patients within the keratinizing squamous cell carcinoma histology. Ann Oncol. 2007;18:19–35.

22. Zhang J, Shu C, Song Y, Li Q, Huang J, Ma X. Epstein-Barr virus DNA level as a novel prognostic factor in nasopharyngeal carcinoma: a meta-analysis. Medicine (Baltimore). 2016;95:e5130.

23. Leivo I. Sinonasal adenocarcinoma: update on classification, immunophenotype and molecular features. Head Neck Pathol. 2016;10:68–74.

24. D'Aguillo C, Kanumuri V, Khan M, Sanghvi S, Patel N, Baredes S, Eloy J. Demographics and survival trends in sinonasal adenocarcinoma from 1973 to 2009. Int Forum Allergy Rhinol. 2014;4:771–6.

25. Kilic S, Samarrai R, Kilic SS, Mikhael M, Baredes D, Eloy JA. Incidence and survival of sinonasal adenocarcinoma by site and histologic subtype. Acta Otolaryngol. 2018;138:415–21. https://doi.org/10.1080/00016489.2017.1401229.

26. Kuijpens J, Louwman M, Takes R, et al. Sinonasal cancer in the Netherlands: follow-up of a population based study 1989-2014 and incidence of occupation-related adenocarcinoma. Head Neck. 2018;40:2462–8.

27. Castelnuovo P, Turri-Zanoni M, Battaglia P, Antognoni P, Bossi P, Locatelli D. Sinonasal malignancies of anterior skull base: histology-driven treatment strategies. Otolaryngol Clin N Am. 2016;49:183–200.

28. Husain Q, Kanumuri VV, Svider PF. Sinonasal adenoid cystic carcinoma: systematic review of survival and treatment strategies. Otolaryngol Head Neck Surg. 2013;148(1):29–39.

29. Fraass BA, Kessler ML, Mcshan DL, Marshl H, Watson BA, Dusseau WJ, et al. Optimization and clinical use of multisegment intensity-modulated radiation therapy for high-dose conformal therapy. Semin Radiat Oncol. 1999;9:60–77.

30. Trope M, Triantafillou V, Kohanski M, et al. Adenoid cystic carcinoma of the sinonasal tract: a review of the national cancer database. Int Forum Allergy Rhinol. 2019;9:427–34.

31. Bell D, Roberts D, Kies M, Rao P, Weber RS, El-Naggar AK. Cell type-dependent biomarker expression in adenoid cystic carcinoma: biologic and therapeutic implications. Cancer. 2010;116:5749–56.

32. Miller E, Blakaj D, Swanson B, et al. Sinonasal adenoid cystic carcinoma: treatment outcomes and association with human papillomavirus. Head Neck. 2017;39:1405–11.

33. Boland JM, McPhail ED, Garcia JJ, Lewis JE, Schembri-Wismayer DJ. Detection of human papilloma virus and p16 expression in high-grade adenoid cystic carcinoma of the head and neck. Mod Pathol. 2012;25:529–36.

34. Robin TP, Jones BL, Gordon OM, Phan A, Abbott D, McDermott JD, et al. A comprehensive comparative analysis of treatment modalities for sinonasal malignancies. Cancer. 2017;123:3040–9.

35. Soldatova L, Campbell RG, Carrau RL, Prevedello DM, Wakely P Jr, Otto BA, et al. Sinonasal carcinomas with neuroendocrine features: histopathological differentiation and treatment outcomes. J Neurol Surg B Skull Base. 2016;77:456–65.

36. Thompson LD. Olfactory neuroblastoma. Head Neck Pathol. 2009;3:252–9. https://doi.org/10.1007/s12105-009-0125-2.

37. Marinelli J, Janus J, Van Gompel J, et al. Esthesioneuroblastoma with distant metastases: systematic review & meta-analysis. Head Neck. 2018;40:2295–303.

38. Kuan EC, Nasser HB, Carey RM, et al. A population-based analysis of nodal metastases in esthesioneuroblastomas of the sinonasal tract. Laryngoscope. 2019;129:1025–9.

39. Mao L, Xia YP, Zhou YN, et al. Activation of sonic hedgehog signaling pathway in olfactory neuroblastoma. Oncology. 2009;3–4:231–43.

40. Weiss GJ, Liang WS, Izatt T, et al. Paired tumor and normal whole genome sequencing of metastatic olfactory neuroblastoma. PLoS One. 2012;5:e37029.

41. Gallia GL, Zhang M, Ning Y, Haffner MC, et al. Genomic analysis identifies frequent deletions of Dystrophin in olfactory neuroblastoma. Nat Commun. 2018;9:5410.

42. Guled M, Myllykangas S, Frierson HF Jr, Mills SE, Knuutila S, Stelow EB. Array comparative genomic hybridization analysis of olfactory neuroblastoma. Mod Pathol. 2008;21:770–8.

43. Bell D, Hanna E, Weber R, et al. Neuroendocrine neoplasms of the sinonasal region. Head Neck. 2016;38:E2259–66.

44. López F, Lund VJ, Suárez C, Snyderman CH, Saba NF, Robbins KT, et al. The impact of histologic phenotype in the treatment of sinonasal cancer. Adv Ther. 2017;34:2181–98.

45. Patel T, Vazquez A, Dubal P, et al. Sinonasal neuroendocrine carcinoma: a population-based analysis of incidence and survival. Int Forum Allergy Rhinol. 2015;5:448–53. https://doi.org/10.1002/alr.21497.

46. Van der Laan T, Lepsma R, Witjes M, et al. Meta-analysis of 701 published cases of sinonasal neuroendocrine carcinoma: the importance of differentiation grade in determining treatment strategy. Oral Oncol. 2016;63:1–9.

47. Smith SR, Som P, Fahmy A, Lawson W, Sacks S, Brandwein M. A clinicopathological study of sinonasal neuroendocrine carcinoma and sinonasal undifferentiated carcinoma. Laryngoscope. 2000;110:1617–22.

48. Mitchell EH, Diaz A, Yilmaz T, et al. Multimodality treatment for sinonasal neuroendocrine carcinoma. Head Neck. 2012;34:1372–6.

49. Bell D. Sinonasal neuroendocrine neoplasms: current challenges and advances in diagnosis and treatment, with a focus on olfactory neuroblastoma. Head Neck Pathol. 2018;12:22–30.

50. Bishop JA, Guo TW, Smith DF, et al. Human papillomavirus-related carcinomas of the sinonasal tract. Am J Surg Pathol. 2013;37:185–92.

51. Khan M, Nizami S, Mirrakhimov A, et al. Primary small cell neuroendocrine carcinoma of paranasal sinuses. Case Rep Med. 2014;2014:874719. https://doi.org/10.1155/2014/874719.

52. Chambers K, Lehmann A, Remenscneider A, et al. Incidence and survival patterns of sinonasal undifferentiated carcinoma in the United States. J Neurol Surg B Skull Base. 2015;76:94–100.

53. Ahn P, Mitra N, Alonso-Basanta M, et al. Nodal metastasis and elective nodal level treatment in sinonasal small-cell and sinonasal undifferentiated carcinoma: a surveillance, epidemiology and end results analysis. Br J Radiol. 2016;89:201500488.

54. Kuan EC, Arshi A, Mallen-St Clear J, et al. Significance of tumor stage in sinonasal undifferentiated carcinoma survival: a population-based analysis. Otolaryngol Head Neck Surg. 2016;154:667–73.

55. Jeng Y, Sung M, Fang C, et al. Sinonasal undifferentiated carcinoma and nasopharyngeal-type undifferentiated carcinoma. Two clinically, biologically, and histopathologically distinct entities. Am J Surg Pathol. 2002;26:371–6.

56. Cerilli L, Holst V, Brandwein M, et al. Sinonasal undifferentiated carcinoma immunohistochemical profile and lack of EBV association. Am J Surg Pathol. 2001;25:156–63.

57. Wadsworth B, Bumpous J, Martin A, et al. Expression of p16 in sinonasal undifferentiated carcinoma (SNUC) without associated human papillomavirus (HPV). Head Neck Pathol. 2011;5:349–54.

58. Conley JJ. Melanomas of the mucous membrane of the head and neck. Laryngoscope. 1989;99:1248–54.

59. Seetharamu N, Ott PA, Pavlick AC. Mucosal melanomas: a case-based review of the literature. Oncologist. 2010;15:772–81.

60. Gal T, Silver N, Huang B. Demographics and treatment trends in sinonasal mucosal melanoma. Laryngoscope. 2011;121:2026–33.

61. Khan M, Kanumuri V, Raikundalia M, et al. Sinonasal melanoma: survival and prognostic implications based on site of involvement. Int Forum Allergy Rhinol. 2014;4:151–5.

62. Turri-Zanoni M, Medicina D, Lombardi D, et al. Sinonasal mucosal melanoma: molecular profile and therapeutic implications from a series of 32 cases. Head Neck. 2013;35:1066–77.

63. Di Maio S, Yip S, Al Zhrani GA, Alotaibi FE, Al Turki A, Kong E, et al. Novel targeted therapies in chordoma: an update. Ther Clin Risk Manag. 2015;11:873–83.

64. Amit M, Na'ara S, Binenbaum Y, Billan S, Sviri G, Cohen JT, et al. Treatment and outcome of patients with skull base chordoma: a meta-analysis. J Neurol Surg B Skull Base. 2014;75:383–90.

65. Chugh R, Tawbi H, Lucas DR, Biermann JS, Schuetze SM, Baker LH. Chordoma: the nonsarcoma primary bone tumor. Oncologist. 2007;12:1344–50.

66. Woods R, Potter J, Reid J, et al. Patterns of head and neck sarcoma in Australia. ANZ J Surg. 2018;88:901–6.

67. Wenig B. Undifferentiated malignant neoplasms of the sinonasal tract. Arch Pathol Lab Med. 2009;133:699–712.

68. Weiss SW, Goldblum JR. Rhabdomyosarcoma. In: Weiss SWW, Goldblum JR, editors. Enzinger and Weiss's soft tissue tumors. 5th ed. Edinburgh: Mosby Elsevier; 2008. p. 595–631.

69. Martins AS, Olmos D, Missiaglia E, Shipley J. Targeting the insulin-like growth factor pathway in rhabdomyosarcomas: rationale and future perspectives. Sarcoma. 2011;2011:209736.

70. Jones PS, Aghi MK, Muzikansky A, Shih HA, Barker FG 2nd, Curry WT Jr. Outcomes and patterns of care in adult skull base chondrosarcomas from the SEER database. J Clin Neurosci. 2014;21:1497–502.

71. Koch B, Karnell L, Hoffman H, Apostolakis L, et al. National cancer database report on chondrosarcoma of the head and neck. Head Neck. 2000;22:408–25.

72. Bloch O, Jian B, Yang I, et al. Cranial chondrosarcoma and recurrence. Skull Base. 2010;20:149–56.

73. Hafezi S, Seethala RR, Stelow EB, Mills SE, Leong IT, MacDuff E, et al. Ewing's family of tumors of the sinonasal tract and maxillary bone. Head Neck Pathol. 2011;5:8–16.

74. Siegal GP, Oliver WR, Reinus WR, Gilula LA, Foulkes MA, Kissane JM, Askin FB. Primary Ewing's sarcoma involving the bones of the head and neck. Cancer. 1987;60:2829–40.

75. Vaccani JP, Forte V, de Jong AL, Taylor G. Ewing's sarcoma of the head and neck in children. Int J Pediatr Otorhinolaryngol. 1999;48:209–16.

76. Desai SS, Jambhekar NA. Pathology of Ewing's sarcoma/PNET: current opinion and emerging concepts. Indian J Orthop. 2010;44:363–8.

77. Aiken AH, Glastonbury C. Imaging Hodgkin and non-Hodgkin lymphoma in the head and neck. Radiol Clin N Am. 2008;46:363–78.

78. Chan AL, Chan JC, Cheung MC, Kapadia SB. Hematolymphoid tumours. In: Barnes L, Eveson J, Reichart P, Sidransky D, editors. Pathology and genetics of head and neck tumours. World Health Organization classification of tumours. Lyon: IARC Press; 2005. p. 59–65.

79. Dubal P, Dutta R, Vazquez A, et al. A comparative population-based analysis of sinonasal diffuse large B-cell and extranodal NK/T-cell lymphomas. Laryngoscope. 2015;125:1077–83.

80. Kanumuri V, Khan M, Vazquez A, et al. Diffuse large B-cell lymphoma of the sinonasal tract: analysis of survival in 852 cases. Am J Otolaryngol. 2014;35:154–8.

81. Brzezinska K, Hammad A. Human papillomavirus-related multiphenotypic sinonasal carcinoma: a recent discovery. A case report and literature review. Head Neck Pathol. 2020;14(2):473–9. https://doi.org/10.1007/s12105-019-01069-3.

82. Chouake RJ, Cohen M, Iloreta A. Case report: HPV-related carcinoma with adenoid cystic-like features of the sinonasal tract. Laryngoscope. 2018;128:1515–7.

83. Bishop JA, Andreasen S, Hang J-F, et al. HPV-related multiphenotypic sinonasal carcinoma: an expanded series of 49 cases of the tumor formerly known as HPV-related carcinoma with adenoid cystic carcinoma-like features. Am J Surg Pathol. 2017;41:1690–701.

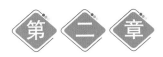

鼻腔鼻窦与颅底恶性肿瘤的放射学诊断方法

Michael Marino，Joseph M. Hoxworth，Devyani Lal，Valerie J. Lund

译者：樊韵平 齐 慧

引言

  鼻腔鼻窦恶性肿瘤和颅底肿瘤的诊断包括评估患者的症状、鼻内镜检查和影像学检查结果。与临床预判相结合的诊断方法组合可以采用系统性方法，并且针对鼻腔鼻窦恶性肿瘤（图2.1）和良性肿瘤（图2.2）进行相应调整。在大多数情况下，活检是明确诊断的必要条件，系统性诊断方法可以指导如何及从何处获取组织。

  影像学检查是评估疑似或已知鼻腔鼻窦恶性肿瘤和颅底肿瘤患者的重要组成部分。影像学检查有助于鉴别肿瘤与炎性疾病，以及良、恶性肿瘤。因此，作为完整诊断流程的一部分，影像学检查可以作为病史、体格检查和鼻内镜检查结果的补充。鼻腔鼻窦恶性肿瘤在所有头颈部肿瘤中所占比例不足5%，但这些肿瘤的病理学类型却有20多种[1, 2]。发病率低及病理学多样性可能给诊断带来困难，通过解读不同的影像学表现可以部分解决这些难题。此外，多学科团队为诊断和治疗提供了必要的影像学专业知识[3, 4]。

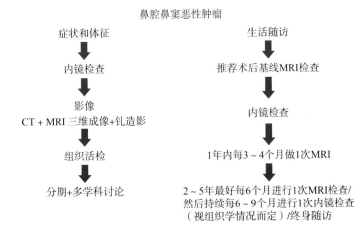

图2.1 鼻腔鼻窦恶性肿瘤的诊断和随访流程

引自《关于鼻、鼻窦和颅底肿瘤内镜治疗的欧洲立场》（European Position Paper on Endoscopic Management of Tumors of the Nose, Paranasal Sinuses, and Skull Base）[3]

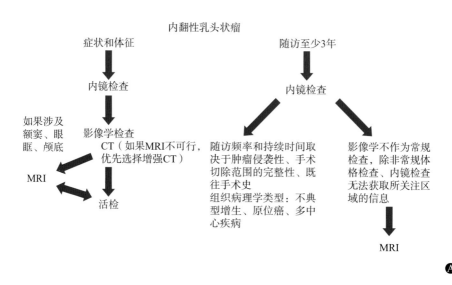

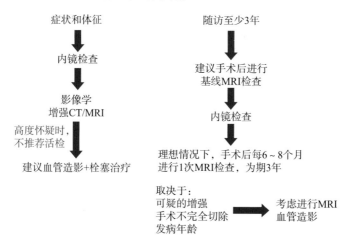

图2.2 内翻性乳头状瘤（A）和青少年血管纤维瘤（B）的诊断及随访流程

引自《关于鼻、鼻窦和颅底肿瘤内镜治疗的欧洲立场》（European Position Paper on Endoscopic Management of Tumors of the Nose, Paranasal Sinuses, and Skull Base）[3]

　　影像学检查是疾病分期的核心方法。TNM分期是最广泛适用的系统，但分期与特定的组织病理学相适应。除临床分期外，影像学还可确定解剖学累及范围，以便详细规划手术和放疗区域。现代影像技术中的高分辨率和多平面重建可评估肿瘤对机体关键结构的累及程度和性质，包括眶内和颅内侵犯、颈内动脉包绕、硬脑膜静脉窦侵犯和神经侵犯。相关影像学方法联合使用对于全面评估局部解剖受累和疾病分期及制定治疗干预措施至关重要。

鼻内镜和活检

在病史和体格检查之后，鼻内镜检查是鉴别鼻腔鼻窦肿物的最重要诊断措施。全面的内镜检查包括观察鼻腔、中鼻道、上鼻道、蝶筛隐窝和鼻咽部。前鼻镜检查是体格检查的有用部分，不过鼻内镜检查能显著提高诊断的准确性[5]。尽管相关的炎症和水肿可能会遮蔽视野，但观察到鼻腔内出现的异常肿块或病变也可指导进一步影像学检查。鼻内镜有助于描述可见肿瘤的范围，而影像学检查可确定其深部情况[6]。

大多数病例需要活检以确定组织病理学诊断。建议在活检之前做影像学检查对肿块进行评估，因为某些影像学特征可有助于提前分辨难以进行活检或有活检禁忌的病变。根据病史、内镜和影像学表现，对于高度怀疑血管纤维瘤的病例，禁止活检，血管造影和栓塞术是首选。同样，与脑膜－脑膨出相符的影像学特征也是活检的禁忌证。在具有挑战性的情况下，如血流丰富的病变或高脑脊液漏风险者，可能需要在麻醉下进行手术活检，而不宜在诊室进行活检。

治疗前活检获得的组织也可用于基因组和免疫组化分析，这些分析可能具有预后价值并有助于确定治疗靶点。已有报道，全基因组DNA甲基化分析、拷贝数分析和免疫组化已被用于鼻腔鼻窦恶性肿瘤的分类，包括肠型腺癌、嗅神经母细胞瘤和鼻腔鼻窦未分化癌（SNUC）[7-9]。利用这些技术，根据基因组学或蛋白质组学特征对肿瘤进行亚组分析可能有助于预测肿瘤的生物学行为。此外，可以基于这些特征使用单克隆抗体或小分子抑制剂进行个性化治疗。

计算机体层扫描

计算机体层扫描（computed tomography，CT）是评估鼻腔鼻窦症状的首选影像学检查方法，对提示征象的解读是鼻腔鼻窦恶性肿瘤和颅底肿瘤诊断的第一步。CT检查结果也可以指导下一步的影像学检查，特别是磁共振成像（MRI），以进一步观察软组织，并确定肿瘤的起源部位和范围。通常提示肿瘤进程的CT特征包括单侧鼻窦混浊、骨重塑/侵蚀（图2.3A）、硬化或侵袭性骨膜炎（图2.3B），以及明确的侵袭性行为（图2.3C）[6, 10]。单侧鼻窦混浊与良性和恶性肿瘤相关，其似然比分别为7.8和8[11]。当单个窦受累时，其他文献也报道了类似的关联[11]。颅底骨孔扩大可能与神经周围病变有关（图2.3D）。此外，颈部影像学检查发现的淋巴结肿大可能提示恶性疾病（图2.3E），而恶性疾病与某些组织病理学相关，如恶性黑色素瘤、鳞状细胞癌和嗅神经母细胞瘤[6]。在已知鼻腔鼻窦肿物或单侧鼻内镜检查结果的情况下，三维增强图像是首选，但如果为了对鼻腔鼻窦症状而进行筛查式扫描，也经常需要非增强图像扫描。一些附加的CT特征可被用于评估特定的病理类型和肿瘤范围以进行分期。

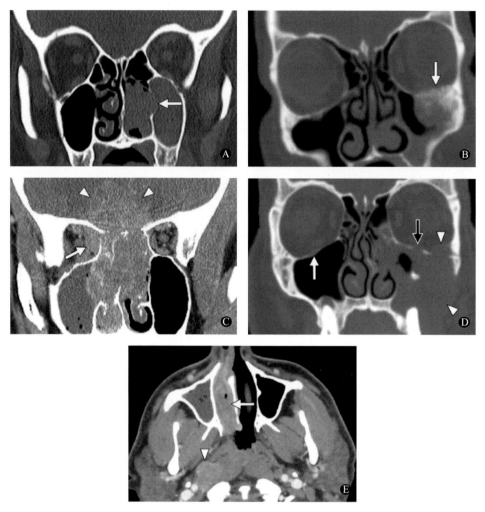

图2.3 不透明窦道内可疑恶性肿瘤的CT特征

A. 一例患鼻腔鼻窦黑色素瘤的79岁女性患者。左侧鼻腔肿物引起左侧上颌窦内侧壁平滑的骨重塑和侵蚀（箭头）。虽然黏液囊肿和良性肿瘤可引起类似的骨改变模式，但非侵袭性和惰性外观不能排除恶性。B. 一例患鳞状细胞癌的63岁男性患者。左侧上颌窦的浑浊是非特异性的，但沿左眶底的骨膜新骨形成的侵袭性模式（箭头）高度提示潜在的恶性肿瘤。C. 一例患嗅神经母细胞瘤的29岁男性患者。虽然MRI提供了良好的软组织对比，但该病例的CT清楚地显示一个较大的鼻腔鼻窦肿物侵犯了右眼眶（箭头）和前颅窝（无尾箭头）。D. 一例患鳞状细胞癌的46岁男性患者。左侧上颌窦和眶底骨质破坏（无尾箭头）提示恶性肿瘤，与正常的右侧眶下管（白色箭头）相比，左侧眶下管因癌沿神经周围扩散而异常扩张（黑色箭头）。E. 一例患嗅神经母细胞瘤的42岁女性患者。异常增大和不均匀强化的右侧咽后淋巴结（无尾箭头）与转移性疾病有关，因此显著增加了右侧鼻腔浑浊的肿块（箭头）为恶性的可能性

　　部分鼻腔鼻窦良性病变有特征性CT表现。影像学上明显的骨肥厚被认为是内翻性乳头状瘤的起源部位（图2.4A）[12, 13]。肿瘤内可见钙化，但坏死提示恶变[10]。纤维-骨性病变包括骨瘤、纤维结构不良和骨化性纤维瘤，这些病变的性质和范围可以通过CT确定。纤维结构不良常表现为"磨玻璃样"的扩张

性、弥漫性病变（图2.4B），而骨化性纤维瘤表现为边界清楚、边缘硬化的病变（图2.4C）[14]。骨瘤也是一种边界清楚的病变，通常具有均匀、致密的骨性外观（图2.4D），尽管钙化程度可能有差异[14]。青春期鼻咽血管纤维瘤具有特征性的影像学表现，无须活检（图2.4E）[15]。蝶腭孔后缘骨持续侵蚀，延伸至翼内板基底部，这提示了病变的起源部位。96%的患者存在翼管扩大或侵蚀[16]，83%的

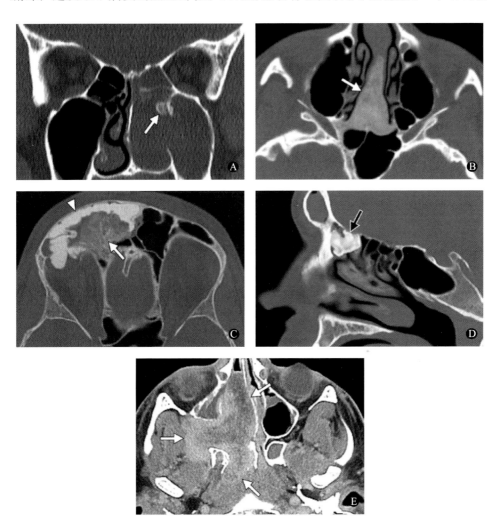

图2.4　鼻腔鼻窦良性肿块/扩张性病变的CT表现

A. 一例48岁男性内翻性乳头状瘤患者。虽然不完全特异，但在附着点的局灶性骨质增生（箭头）是内翻性乳头状瘤的一种公认特征。B. 一例21岁女性纤维结构不良患者。沿鼻中隔和基底蝶窦（箭头）的扩张性病变呈均匀的"磨玻璃样"密度，这是纤维结构不良的特征。C. 一例22岁男性骨化性纤维瘤患者。扩张的骨化性肿块重塑右额窦，前外侧（无尾箭头）致密硬化，后方（箭头）密度居中。从影像学角度来看，当同时包含骨皮质和骨松质时，"混合性"骨瘤可能具有相似的外观。D. 一例35岁男性骨瘤患者。密集钙化的额筛区肿块（箭头）与"象牙状"骨瘤相符。E. 一例16岁男性青春期血管纤维瘤患者。巨大的鼻和鼻咽肿物（箭头）使右侧蝶腭孔和翼腭窝区域增宽和重塑，最终到达颞下窝

患者延伸至蝶窦，64%的患者会出现翼上颌裂扩大并延伸至颞下窝。在轴位CT上，约80%的病例可见上颌窦后壁向前弯曲，但这必须与颞下窝缓慢生长的病变相鉴别，如神经鞘瘤、血管外皮细胞瘤或横纹肌肉瘤。这些特征与阴性上颌窦征象相结合有助于血管纤维瘤与鼻后孔息肉的鉴别。多形性腺瘤好发于鼻中隔并伴有骨质重塑[6]，而神经鞘瘤则表现为筛窦、上颌窦或鼻腔内的低密度软组织肿块[10]。

最常见的组织学恶性肿瘤是鳞状细胞癌，这也是最常见的鼻腔鼻窦恶性肿瘤之一[6, 10, 17, 18]。尽管骨侵蚀是恶性肿瘤的一般征象，但鳞状细胞癌的CT表现无特异性（图2.3B）。与鼻腔鼻窦淋巴瘤相比，鳞状细胞癌更易出现骨破坏[18]。颈部淋巴结或远处转移不常见，见于不到20%的病例，但应考虑到颈部转移[6, 10]。腺癌好发于筛窦和鼻腔上部，而鳞状细胞癌好发于上颌窦或鼻腔[19]，仅根据CT特征很难与鳞状细胞癌相鉴别。包括腺样囊性癌在内的唾液腺型肿瘤也缺乏特异性CT表现。

嗅神经母细胞瘤是起源于嗅黏膜的神经嵴来源的恶性肿瘤。尽管高级别肿瘤会导致骨质破坏（图2.3C）[6, 10]，但低级别肿瘤会扩张并伴有邻近骨质重塑。在CT上肿瘤内部也可见钙化灶[10]。在影像学上，嗅神经母细胞瘤通常见于嗅裂内部或起源于嗅裂，但已有异位病变的报道[20]。推荐进行颈部影像学检查，因为报道中发生颈部淋巴结肿大者约占23%（图2.3E）[21]。鼻腔鼻窦神经内分泌癌（SNEC）、鼻腔鼻窦未分化癌（SNUC）和NUT癌也是鼻腔鼻窦具有神经内分泌特征的恶性肿瘤。这些肿瘤具有更强的侵袭性，在CT上具有侵袭性特征，也更容易发生远处或淋巴结转移。鼻腔鼻窦黑色素瘤也是一种起源于神经嵴的肿瘤，其影像学表现常与肿瘤的侵袭性行为和高复发率无关。CT上可见均匀增强，通常可见骨质重塑（图2.3A）而非侵袭性骨质破坏[6, 10]。

非霍奇金淋巴瘤占鼻腔鼻窦淋巴瘤的绝大多数，分为B细胞淋巴瘤和T/NK细胞淋巴瘤。B细胞淋巴瘤在西方人群中更常见，而T/NK细胞淋巴瘤在亚洲人群中更常见[10,19]。B细胞淋巴瘤的常见CT表现为均匀增强的巨大肿块（图2.5A）[19]。与鳞状细胞癌相比[17]，鼻腔鼻窦淋巴瘤的肿瘤体积也往往更大。然而，T/NK细胞淋巴瘤常伴有骨和软组织的广泛破坏，易与其他破坏性疾病如肉芽肿性多血管炎和侵袭性真菌病的诊断相混淆[6]。

鼻腔鼻窦区域可能遇到的另一组恶性肿瘤是肉瘤。在最新的WHO鼻腔鼻窦肿瘤分类中骨肉瘤和软骨肉瘤已被删除，因为这些病理类型在其他分类中已有充分的描述[1]。然而，除了横纹肌肉瘤和双表型鼻腔鼻窦肉瘤等其他肉瘤性肿瘤外，骨肉瘤和软骨肉瘤也可发生在鼻腔鼻窦或颅底。

骨肉瘤与骨样基质和特征性的"日光放射状"（sunburst）骨膜反应相关（图2.5B），但并非所有病例都有这种表现[6]。软骨肉瘤好发于鼻中隔，向上延伸至前中颅底或向下延伸至硬腭，而岩斜软骨联合是颅底病变的最常见部位[22]。颅底软骨肉瘤可与脊索瘤相鉴别，由于起源于岩斜联合，软骨肉瘤更容易发生在斜坡的偏中心位置。当出现在软骨肉瘤内时，软骨样基质在CT上常呈曲线状，被描述为"环状和弧形"（图2.5C）。横纹肌肉瘤在CT上同时表现为骨重塑和骨侵蚀。这些肿瘤通常均匀、中度强化。最近定义了双表型鼻腔鼻窦癌，它同时表现出肌源性和神经特征。CT表现包括溶解型和硬化型混合，并伴有内部钙化（图2.5D）[10, 23]。双表型鼻腔鼻窦癌最常累及鼻腔和筛窦[23]。

从远处转移到鼻腔鼻窦的病灶不常见，但确实存在。肾细胞癌是鼻腔鼻窦转移最常见的原发肿瘤，但也可能发生于乳腺、肺、前列腺、睾丸和甲状腺。皮肤恶性肿瘤包括鳞状细胞癌、基底细胞癌和黑色素瘤，也可以扩散到鼻腔。来自其他部位原发灶的转移通常集中在鼻腔鼻窦的骨性结构上，并伴有糜烂性改变。在进行全身影像学分期时，应考虑这些区域。

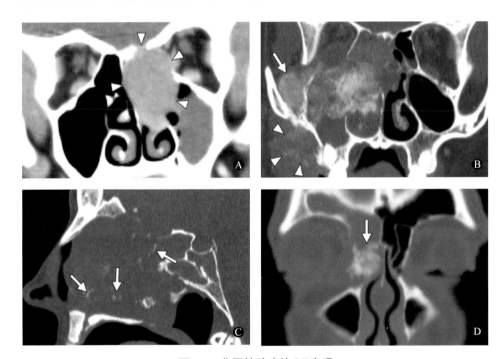

图2.5 非恶性肿瘤的CT表现

A. 一例28岁女性鼻腔鼻窦原发性弥漫大B细胞淋巴瘤患者。可见一个弥漫性强化的巨大鼻腔鼻窦肿块侵蚀纸样板、上颌窦内侧壁、鼻中隔和筛顶（无尾箭头）。类似大小的癌性肿物可能由于局灶性坏死而趋向于不均匀强化。B. 一例25岁女性上颌骨肉瘤患者。在这个破坏性鼻腔鼻窦巨大肿块中可以看到相对均匀的骨样基质（箭头）及骨膜新生骨形成的侵袭性模式（无尾箭头），这在影像学上被描述为"日光放射状"模式。C. 一例62岁女性低度恶性软骨肉瘤患者。如矢状位图所示多处钙化的鼻腔鼻窦巨大肿块，其中一些在外观上呈曲线状（箭头）。当与软骨基质相关时，后者被描述为"环状和弧形"。D. 一例58岁女性双表型鼻腔鼻窦肉瘤患者。右前鼻筛区局灶性瘤内钙化（箭头）是这种罕见肿瘤的常见特征

计算机体层扫描血管造影

计算机体层扫描血管造影（computed tomography angiography，CTA）是评估鼻腔鼻窦和颅底肿瘤的有用辅助手段，特别是考虑手术切除肿瘤时[24]。CTA可以评估肿瘤与重要骨质和血管结构（最明显的是颈内动脉）的关系（图2.6）。对引流静脉窦（如海绵窦）进行可视化观察也有可能。可根据肿瘤侵犯时血管的包绕情况或骨质受侵的情况来制订手术方案，确定手术切除的可行性。此外，利用无创CTA明确血管解剖结构有助于决定是否需要术前血管内介入治疗。三维CT重建高分辨率（轴面层厚≤1mm）CTA图像也可用于术中计算机图像引导[25]。了解血管解剖结构与肿瘤切除的关系明确扩大了内镜经鼻微创入路可达到的手术范围。

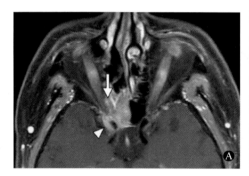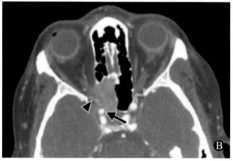

图2.6　CTA的作用（66岁女性鼻腔鼻窦未分化癌）

A. 轴位 T_1 加权脂肪抑制增强 MRI 显示，肿瘤从右侧蝶窦侵入眶尖（箭头）和右侧海绵窦（无尾箭头）。B. 无论是术前规划还是术中引导，CTA 都能清晰地显示出右侧颈内动脉（箭头）和眼动脉（无尾箭头）

磁共振成像

磁共振成像（magnetic resonance imaging，MRI）几乎是所有鼻腔鼻窦及颅底恶性肿瘤及部分良性肿瘤的必不可少的影像学检查方法。与CT相比，MRI能更好地显示肿瘤的软组织特征和范围。MRI也能更好地鉴别肿瘤与鼻窦阻塞/炎症或黏液囊肿。MRI的一系列成像序列提供了优越的软组织特征描述，并能够识别一些特定的组织学类型，但除血管纤维瘤外，要明确诊断需要依靠病理学检查。MRI与CT联合应用能够极好地识别肿瘤、判断范围、制订手术方案和确定切除可行性。

在静脉注射钆造影剂时，通常可同时获得增强前后的图像。此外，对 T_1 和 T_2 加权序列的解读有助于鉴别肿瘤类型，以及鉴别肿瘤和鼻窦残留分泌物。在无出血或蛋白含量高的情况下，滞留的分泌物在 T_1 加权像上呈低信号，在 T_2 加权像上呈高信号，而肿瘤通常为T_2低信号[10]。当蓄积的分泌物含有更多蛋白和（或）含有血液成分时，T_1和T_2信号分别增加和降低（图2.7）。除肿瘤类型外，肿瘤侵及眶骨膜和硬脑膜是最重要的预后判断因素（图2.8）[26]。增强后脂肪抑制的T_1加权像可以识别肿瘤的强化，以及肿瘤向眼眶和翼腭窝等关键含脂肪区域的侵犯情况。增强后的T_1加权像也可检测到肿瘤的颅内蔓延，并可见正常情况下分隔鼻腔和鼻窦与颅内内容物的低信号强度的骨和脑脊液的连续性丢失。然而，即使是最详细的CT和MRI也不能确定通过眶骨膜和硬脑膜的微观扩散情况，手术过程中可能需要进行冰冻切片检查来判断[3]。

在T_2加权像上，脑神经异常强化和梅克尔（Meckel）腔内脑脊液缺失提示神经周围扩散。沿神经的间断强化可代表跳跃性病变。弥散加权成像（diffusion weighted imaging，DWI）和表观扩散系数（apparent diffusion coefficient，ADC）对鉴别良、恶性肿瘤及恶性组织有一定价值[17,27,28]。研究表明，良性鼻窦肿瘤的ADC高于恶性肿瘤，敏感度和特异度均超过80%[27,28]。

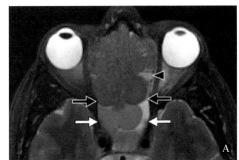
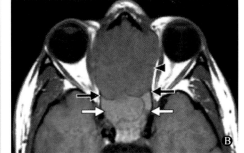
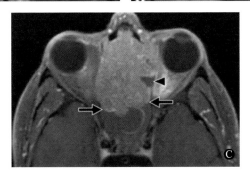

图2.7　MRI检查鉴别肿瘤和分泌物

一例44岁女性鼻腔鼻窦弥漫大B细胞淋巴瘤患者。A.轴位T_2加权脂肪抑制序列；B.轴位T_1加权序列；C.轴位T_1加权脂肪抑制序列。注意蝶窦（白色箭头）和左筛窦（黑色无尾箭头）内蓄积分泌物的信号特征如何随液体含量的不同而变化。由于蛋白质和（或）积血的增加，双侧蝶窦在T_1加权像上比单纯液体更亮，而筛窦分泌物具有与邻近肿瘤融合的中间T_1信号。相反，在T_2加权像中，右侧蝶窦的颜色比左侧深。虽然在所有三种序列上，肿瘤的后缘（黑色箭头）都很清楚，但情况并非总是如此，并可根据残留分泌物的信号特征而变化。有时，蛋白质或积血在T_1加权像上可呈极高信号，因此在不知不觉中与增强的肿瘤融合。因此，必须综合查看所有MRI序列，而不是仅仅依靠增强T_1加权像

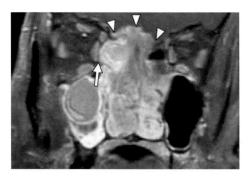

图2.8　MRI评估颅内及眼眶侵犯情况

一例41岁男性嗅神经母细胞瘤患者。冠状位MRI T₁加权增强脂肪抑制序列显示，一个较大的鼻窦肿块已侵入纸样板进入右眶内侧，但肿瘤与内直肌之间仍有一层薄薄的脂肪界限（箭头）。肿瘤也已侵入前颅底，MRI可确定硬脑膜受累程度（无尾箭头）

　　部分良性组织病理学类型可出现特征性MRI表现。内翻性乳头状瘤在T_2加权像和增强后T_1加权像上均呈脑回状或分叶状（图2.9A）[29]。肿瘤内脑回样结构的丧失提示坏死，应提醒临床医生恶性的可能性（图2.9B）。

　　纤维-骨性病变在MRI上有不同的表现，总体而言CT显示较好。然而，应该认识到纤维结构不良包含血管组织，因此在MRI上增强（图2.9C），因此如果MRI上出现扩张性骨病变（如果之前未进行过CT检查），应提示行进一步的CT评估。当以致密骨皮质为主时，骨瘤在所有MRI序列上表现为均匀低信号。骨化性纤维瘤在T_2加权像上可能表现为高信号，特别是当其主要由纤维组织组成时。青春期血管纤维瘤在T_1加权像上表现为低信号，但在T_2加权像上表现为高信号。在增强后的图像上，青春期血管纤维瘤会有明显的增强，混杂着代表流空现象的低信号区域（图2.9D）[15]。多形性腺瘤在T_2加权像上通常伴有高信号；然而，鼻腔鼻窦肿瘤通常起源于小唾液腺，细胞密度较高，信号强度中等[6, 10]。神经鞘瘤的特征性表现包括增强后图像上的"靶状"或"旋涡状"表现[10, 19]。

　　尽管一般的恶性征象对确定肿瘤的范围和分期是有用的，但鳞状细胞癌没有特异性的MRI特征。T_2加权像常呈中等信号。鳞状细胞癌的ADC也高于鼻腔鼻窦淋巴瘤[17]。眼眶或翼腭窝脂肪的侵犯是其重要特征，可以通过增强后T_1加权像脂肪抑制序列来评估。增强后T_1加权像也能更好地观察颅内侵犯情况。仅通过MRI特征，基本上无法区分腺癌与鳞状细胞癌。腺样囊性癌的一个重要特征是侵犯神经，可能见于高达50%的病例[30]。由于可能出现跳跃性病变，建议对脑神经进行全程评估。在鳞状细胞癌中，神经周围扩散很常见，在这些肿瘤中应该考虑到这点（图2.10）。

　　嗅神经母细胞瘤表现为T_1加权像上呈中等信号和T_2加权像上呈轻度高信号，增强后可以呈均匀或不均匀强化表现。肿瘤边缘的囊肿是嗅神经母细胞瘤的特征性表现（图2.11A），但这些仅见于少数病例[6]。该肿瘤可能产生广泛的独立硬脑

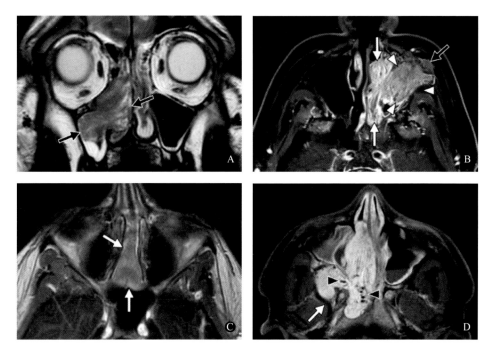

图2.9 鼻腔鼻窦良性肿块/扩张性病变的MRI表现

A.一例68岁男性内翻性乳头状瘤患者。MRI冠状位T_2加权像显示交替的高信号/低信号曲线带（箭头），这被描述为迂曲的脑回征。B.一例61岁男性患者，内翻性乳头状瘤内出现鳞状细胞癌。在MRI增强后的T_1加权脂肪抑制序列上，鼻腔内肿块的内侧有一个卷曲的脑回状结构，提示内翻性乳头状瘤（白色箭头）。然而，肿块的侧方部分（无尾箭头）增强不明显，缺乏条纹外观。此外，这部分肿块（被发现代表鳞状细胞癌）表现出更强的侵袭性，侵及左上颌窦前壁（黑色箭头）。C.一例21岁女性鼻腔鼻窦纤维结构不良患者。在MRI T_1加权增强像上，沿鼻中隔和蝶窦基底（箭头）扩张的骨性病变有增强。由于纤维结构不良常因其他原因在头部MRI检查中偶然发现，因此这一表现应提示CT检查的必要性，因为CT上的特征性磨玻璃样表现（图2.4B）可能使活检变得不必要。D.一例16岁男性血管纤维瘤患者。MRI轴位T_1加权增强后脂肪抑制序列显示肿瘤明显强化，具有显著特征性的形态与分布。蝶腭孔/翼腭窝扩大并延伸至颞下窝。来自扩大的右上颌动脉（箭头）和扩张的瘤内血管（无尾箭头）的流空表现呈暗曲线或点状结构，与它们相对于图像采集平面的方向有关

膜沉积，因此必须对整个颅腔进行成像并仔细检查（图2.11B）[31]。虽然SNEC、SNUC和NUT癌无特异性MRI表现，但这些肿瘤的影像学表现符合高度侵袭性和侵袭性生物学行为。黑色素瘤在T_1加权像上呈高信号（图2.11C），但也常呈中等信号。

同样需要注意的是，黑色素瘤在影像学（包括MRI）上可能为不成比例的良性表现。

鼻腔鼻窦淋巴瘤在T_2加权像上通常呈低信号（图2.11D），表现为巨大肿块。这些肿瘤较鳞状细胞癌在增强T_1和T_2加权像上表现得更均质[17]。如前所述，鼻腔鼻窦淋巴瘤的ADC低于鳞状细胞癌，这可能是由于淋巴瘤的细胞密度较高（图2.11E）[17]。这些特征有助于鉴别鼻腔鼻窦淋巴瘤和上皮性肿瘤，并与手术方

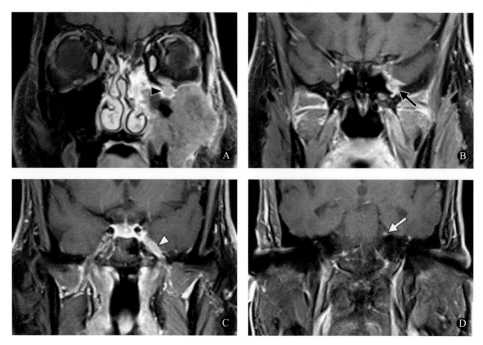

图2.10 鼻腔鼻窦肿瘤神经周围扩散的MRI检查

46岁男性左上颌窦鳞状细胞癌患者。冠状位 T_1 脂肪抑制序列能很好地显示左三叉神经周围广泛的神经扩散。肿瘤位于眶下神经（无尾箭头）（A），V_2 分支穿过圆孔（箭头）（B），可见梅克尔腔（无尾箭头）（C）和左侧三叉神经池段（箭头）（D）

案相关，因为化疗才是淋巴瘤的优先治疗方式。

不同病理类型的肉瘤，其MRI表现不同。软骨肉瘤表现为高 T_2 信号（图2.11F）和低 T_1 信号。这些病变在增强后明显强化。骨肉瘤也呈低 T_1 信号，但 T_2 加权像呈中等信号。骨肉瘤的增强图像强化程度不如软骨肉瘤。MRI在评估骨肉瘤的髓内和骨外侵犯方面可作为CT的补充[6]。横纹肌肉瘤在所有MRI序列上呈中等信号。双表型鼻腔鼻窦肉瘤在 T_1 和 T_2 加权像上表现为等信号和低信号混合[23]。多数病灶在使用钆造影剂后呈不均匀强化[23]。

在鼻腔鼻窦肿瘤的治疗后随访中，MRI非常有用（图2.1和图2.2）。MRI在软组织特征显示和多成像序列方面的优势也可应用于治疗后的复查。据报道[32]，尽管可能存在一些解释的主观差异[33]，但对肿瘤复发的阳性预测值高达84%。MRI的阳性预测值高于CT、正电子发射体层成像和鼻内镜检查[32]。

正电子发射体层成像

正电子发射体层成像（positron emission tomography，PET）在鼻腔鼻窦恶性肿瘤分期和监测中的作用正在受到重视。目前，传统的CT和MRI可以更好地对局部肿瘤进行形态学特征描述，不过PET可能有助于识别同期病变，以及将对局

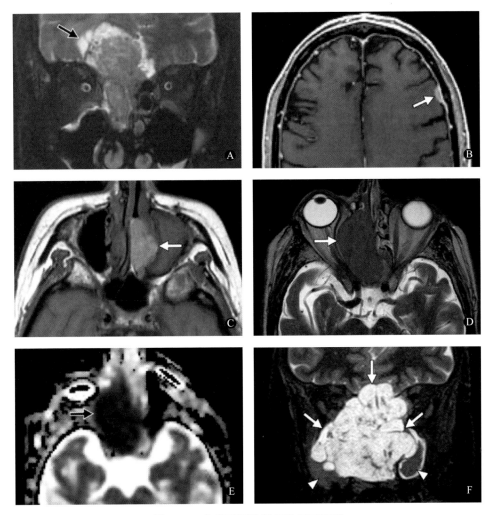

图2.11　非癌性恶性肿瘤的MRI表现

A. 一例68岁男性嗅神经母细胞瘤患者。MRI冠状位T_2加权脂肪抑制图像显示，右鼻上方一个巨大的肿块侵入颅内，并在肿瘤和额叶下方的交界处形成囊肿（箭头）。B. 一例72岁男性嗅神经母细胞瘤患者。在术后约9个月进行的影像学监测中，MRI轴向T_1加权增强图像（箭头）显示，左侧额部有一小块硬脑膜植入物。C. 一例79岁女性鼻腔鼻窦黑色素瘤患者。MRI轴位T_1加权像显示左鼻腔肿块平滑地重塑左上颌窦内侧壁（箭头）。肿块内的高亮信号可归因于固有的黑色素T_1高信号，先前的瘤内出血也可能是原因之一。D. 一例84岁男性弥漫大B细胞淋巴瘤患者。在MRI轴位T_2加权像上，右侧鼻腔鼻窦的一个巨大肿块正在压迫眶纸板（箭头）。请注意，该肿块具有非常光滑的外观，对于这种体量的肿瘤而言，这更像是淋巴瘤的特征。此外，肿块的T_2信号相当暗（类似脑信号）。淋巴瘤是一种细胞密度很高、核质比高的肿瘤，这导致了此种T_2低信号模式，并且ADC降低。E、F. 一例62岁女性鼻腔鼻窦低度恶性软骨肉瘤患者。MRI冠状位T_2加权脂肪抑制图像显示肿瘤呈明显的T_2高信号（箭头），类似于脑脊液。请注意，与上颌窦内的蛋白性分泌物（无尾箭头）相比，肿瘤的亮度要高得多部和远处转移的评估统合到一项检查中。PET与体格检查和鼻内镜检查结合，也可能在治疗后的持续监测中发挥作用。头颈部PET最常用的是^{18}F-脱氧葡萄糖PET（^{18}F-FDG PET），并与CT图像融合。PET/MRI用于鼻腔鼻窦恶性肿瘤的检查也被广泛研究，以获得这些肿瘤的软组织特征。

PET/CT

与标准CT和MRI相比，PET/CT在鼻腔鼻窦恶性肿瘤分期中的效用是相互矛盾的[34-36]。最近一项对89例患者进行的连续研究表明，PET/CT对远处转移的敏感度为81%，特异度为99%，对区域淋巴结转移的敏感度为83%[34]，特异度为96%。3例患者还检出了第二原发肿瘤[34]。相反，在之前的一项研究中，在47例患者中[36]，PET/CT仅导致1例的分期上调。原发肿瘤的最大标准摄取值（SUV）与是否存在转移无关[35]。在使用PET/CT进行术前分期的研究中，一个复杂的因素是肿瘤组织病理学的多样性。考虑到原发肿瘤的明确诊断需要病理学检查，作为一种分期方式，PET/CT可能更适用于转移率更高的侵袭性肿瘤的病理对照（图2.12）。评估远处和区域转移的替代策略包括颈部和胸部CT筛查。

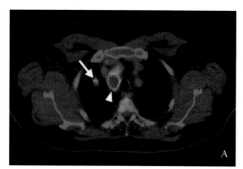 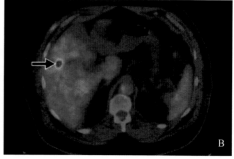

图2.12　PET/CT分期

一名新诊断为鼻腔鼻窦黑色素瘤的61岁男性，胸部（A）和腹部（B）的轴位PET/CT图像显示右肺上叶（白色箭头）、上纵隔（无尾箭头）和肝脏（黑色箭头）的FDG摄取增加，并伴有全身转移

PET/CT应用于鼻腔鼻窦恶性肿瘤治疗后监测，在文献中得到了更广泛的支持，尽管其特异性和阳性预测值仍然较低[33, 37]。

在34例颅底恶性肿瘤患者中，PET/CT的敏感度和阴性预测值为100%，特异度为40%，阳性预测值为53.8%[37]。PET/CT诊断疾病复发的特异性较差，主要是由于治疗后鼻腔鼻窦炎症的假阳性较多。相反，PET/CT阴性则具有较高的敏感度和阴性预测值，提示无复发。对于持续性鼻窦炎症，可能需要不同于头颈部其他部位的SUV阈值以提高特异性[33, 37]。在另一项研究中，PET/CT对复发的诊断率在治疗后约3个月和18个月时最高[38]。

PET/MRI

PET/MRI已被用于头颈部肿瘤和鼻腔鼻窦恶性肿瘤的分期及可切除性判定[39-41]。这种方法的优点是将MRI的软组织细节与PET诊断局部和远处转移的能力相结合。PET/MRI与PET/CT在鉴别神经侵犯和颅底侵犯方面具有相似的敏感性及特异性[39]。在头颈部肿瘤分期中，两种方法的诊断准确性也相似[40]。目前关于PET/MRI在鼻腔鼻窦恶性肿瘤诊断、分期和监测中的应用报道仍然有限，并且不是这些肿瘤标准评估的一部分。尽管如此，PET和MRI的综合优势可能与颅底肿瘤相关，对于这一模式积累的经验也在增加（图2.13）。

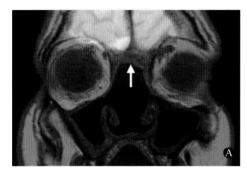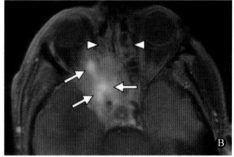

图2.13 PET/MRI进行治疗后评估

PET与MRI同步采集可以使成像数据的配准更准确。A.一名49岁男性患者，有嗅神经母细胞瘤的治疗史。PET与MRI冠状位T₁加权配准图像显示手术野没有提示局部肿瘤复发的FDG摄取增加（箭头）。B.一名47岁男性患者，有滤泡树突状细胞肉瘤治疗史。PET和MRI轴位T₁加权对比后脂肪抑制图像显示肿瘤复发相关的右侧眶尖、蝶窦和海绵窦的FDG摄取增加（箭头）。注意，增强的筛窦黏膜未显示异常放射性示踪剂摄取的证据（无尾箭头）

介入神经放射学

介入神经放射学（interventional neuroradiology）是某些肿瘤组织学类型或血管解剖结构受累时的选择手段。血管造影可描绘这些肿瘤的血供情况（图2.14A），还可对青春期血管纤维瘤进行术前栓塞（图2.14B）[42, 43]。对于其他影像学检查不能完全评估鼻腔鼻窦和颅底血管解剖结构的复杂情况，可能就需要进行血管造影[24]。当存在明显的动脉包裹[24]时，球囊闭塞试验（可能还有术前栓塞）也是一个考虑选项。最后，假性动脉瘤形成是鼻腔鼻窦和颅底恶性肿瘤治疗后的潜在并发症。虽然通过CTA可以做出初步诊断，但要全面了解其特征需要进行血管造影。

血管内介入（如栓塞或血流导向装置）是治疗假性动脉瘤的选择，可与血管造影联合实施。

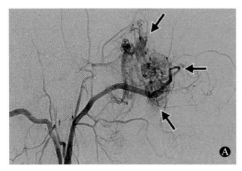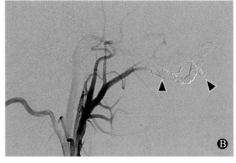

图2.14 血管造影和肿瘤栓塞

一名青春期血管纤维瘤16岁男性患者。A.通过向右侧颈外动脉选择性注射造影剂，头部侧位数字减影血管造影（前方对应图像右侧）显示肿瘤的广泛血管（箭头）主要来源于上颌动脉。B.通过向右侧颈外动脉选择性注射造影剂，头部侧位数字减影血管造影（前方对应图像的右侧）显示了间隔弹簧圈栓塞（无尾箭头），肿瘤的血管不再明显

影像导航手术（image-guided surgery）

术中计算机影像导航是内镜经鼻切除鼻腔鼻窦恶性肿瘤的重要可选择手段。轴向层厚≤1mm的高分辨率CT图像可用于计算机影像导航。CTA图像集可用于术中导航[25]，识别重要血管结构。CT-MRI联合影像导航也是可行的，高分辨率MRI自动与CT图像融合，并将其作为配准参考标准[44]。CT-MRI融合导航技术可以在肿瘤切除过程中充分利用MRI的软组织细节信息。对于如何在内镜下更好地完整切除颅底肿瘤，术中CT和MRI均已被研究[45, 46]。在一定比例的病例中，虽然从更新的术中图像获得的信息导致了进一步手术切除的决定，但目前不支持常规使用这些技术。

参 考 文 献

1. El-Naggar AK, Chan JKC, Grandis JR, Takata T, Slootweg PJ. WHO classification of head and neck tumours. 4th ed. Lyon: International Agency for Research on Cancer; 2017. 347 p.
2. Bossi P, Farina D, Gatta G, Lombardi D, Nicolai P, Orlandi E. Paranasal sinus cancer. Crit Rev Oncol Hematol. 2016;98:45–61.
3. Lund VJ, Stammberger H, Nicolai P, Castelnuovo P, Beal T, Beham A, et al. European position paper on endoscopic management of tumours of the nose, paranasal sinuses and skull base. Rhinol Suppl. 2010;22:1–143.
4. Wang EW, Zanation AM, Gardner PA, Schwartz TH, Eloy JA, Adappa ND, et al. ICAR: endoscopic skull-base surgery. Int Forum Allergy Rhinol. 2019;9(S3):S145–365.
5. Rimmer J, Hellings P, Lund VJ, Alobid I, Beale T, Dassi C, et al. European position paper on diagnostic tools in rhinology. Rhinology. 2019;57(Suppl S28):1–41.
6. Madani G, Beale TJ, Lund VJ. Imaging of sinonasal tumors. Semin Ultrasound CT MR. 2009;30(1):25–38.
7. Lopez-Hernandez A, Perez-Escuredo J, Vivanco B, Garcia-Inclan C, Potes-Ares S, Cabal VN, et al. Genomic profiling of intestinal-type sinonasal adenocarcinoma reveals subgroups of patients with distinct clinical outcomes. Head Neck. 2018;40(2):259–73.

8. Capper D, Engel NW, Stichel D, Lechner M, Gloss S, Schmid S, et al. DNA methylation-based reclassification of olfactory neuroblastoma. Acta Neuropathol. 2018;136(2):255–71.

9. Dogan S, Vasudevaraja V, Xu B, Serrano J, Ptashkin RN, Jung HJ, et al. DNA methylation-based classification of sinonasal undifferentiated carcinoma. Mod Pathol. 2019;32(10):1447–59.

10. Agarwal M, Policeni B. Sinonasal neoplasms. Semin Roentgenol. 2019;54(3):244–57.

11. Eckhoff A, Cox D, Luk L, Maidman S, Wise SK, DelGaudio JM. Unilateral versus bilateral sinonasal disease: considerations in differential diagnosis and workup. Laryngoscope. 2020;130(4):E116–21.

12. Lee DK, Chung SK, Dhong HJ, Kim HY, Kim HJ, Bok KH. Focal hyperostosis on CT of sinonasal inverted papilloma as a predictor of tumor origin. AJNR Am J Neuroradiol. 2007;28(4):618–21.

13. Savy L, Lloyd G, Lund VJ, Howard D. Optimum imaging for inverted papilloma. J Laryngol Otol. 2000;114(11):891–3.

14. Agarwal M, Michel MA. Sino-orbital pathologies: an approach to diagnosis and identifying complications. Appl Radiol. 2017;46(8):8–20.

15. Lloyd G, Howard D, Lund VJ, Savy L. Imaging for juvenile angiofibroma. J Laryngol Otol. 2000;114(9):727–30.

16. Howard DJ, Lloyd G, Lund V. Recurrence and its avoidance in juvenile angiofibroma. Laryngoscope. 2001;111(9):1509–11.

17. Kim SH, Mun SJ, Kim HJ, Kim SL, Kim SD, Cho KS. Differential diagnosis of sinonasal lymphoma and squamous cell carcinoma on CT, MRI, and PET/CT. Otolaryngol Head Neck Surg. 2018;159(3):494–500.

18. Harbo G, Grau C, Bundgaard T, Overgaard M, Elbrond O, Sogaard H, et al. Cancer of the nasal cavity and paranasal sinuses. A clinico-pathological study of 277 patients. Acta Oncol. 1997;36(1):45–50.

19. McCollister KB, Hopper BD, Michel MA. Sinonasal neoplasms: update on classification, imaging features, and management. Appl Radiol. 2015;44(12):7–15.

20. Wormald R, Lennon P, O'Dwyer TP. Ectopic olfactory neuroblastoma: report of four cases and a review of the literature. Eur Arch Otorhinolaryngol. 2011;268(4):555–60.

21. Zanation AM, Ferlito A, Rinaldo A, Gore MR, Lund VJ, McKinney KA, et al. When, how and why to treat the neck in patients with esthesioneuroblastoma: a review. Eur Arch Otorhinolaryngol. 2010;267(11):1667–71.

22. Awad M, Gogos AJ, Kaye AH. Skull base chondrosarcoma. J Clin Neurosci. 2016;24:1–5.

23. Miglani A, Lal D, Weindling SM, Wood CP, Hoxworth JM. Imaging characteristics and clinical outcomes of biphenotypic sinonasal sarcoma. Laryngoscope Investig Otolaryngol. 2019;4(5):484–8.

24. Liu JK, Wong A, Eloy JA. Combined endoscopic and open approaches in the management of sinonasal and ventral skull base malignancies. Otolaryngol Clin N Am. 2017;50(2):331–46.

25. Leong JL, Batra PS, Citardi MJ. Three-dimensional computed tomography angiography of the internal carotid artery for preoperative evaluation of sinonasal lesions and intraoperative surgical navigation. Laryngoscope. 2005;115(9):1618–23.

26. Howard DJ, Lund VJ, Wei WI. Craniofacial resection for tumors of the nasal cavity and paranasal sinuses: a 25-year experience. Head Neck. 2006;28(10):867–73.

27. El-Gerby KM, El-Anwar MW. Differentiating benign from malignant sinonasal lesions: feasibility of diffusion weighted MRI. Int Arch Otorhinolaryngol. 2017;21(4):358–65.

28. Wang F, Sha Y, Zhao M, Wan H, Zhang F, Cheng Y, et al. High-resolution diffusion-weighted imaging improves the diagnostic accuracy of dynamic contrast-enhanced sinonasal magnetic resonance imaging. J Comput Assist Tomogr. 2017;41(2):199–205.

29. Hennessey PT, Reh DD. Benign sinonasal neoplasms. Am J Rhinol Allergy. 2013;27(3_suppl):S31–S4.

30. Bakst RL, Glastonbury CM, Parvathaneni U, Katabi N, Hu KS, Yom SS. Perineural invasion and perineural tumor spread in head and neck cancer. Int J Radiat Oncol Biol Phys. 2019;103(5):1109–24.

31. Rimmer J, Lund VJ, Beale T, Wei WI, Howard D. Olfactory neuroblastoma: a 35-year experience and suggested follow-up protocol. Laryngoscope. 2014;124(7):1542–9.

32. Khalili S, Worrall DM, Brooks S, Morris SM, Farquhar D, Newman JG, et al. Endoscopy versus imaging: analysis of surveillance methods in sinonasal malignancy. Head Neck. 2016;38(8):1229–33.

33. Workman AD, Palmer JN, Adappa ND. Posttreatment surveillance for sinonasal malignancy. Curr Opin Otolaryngol Head Neck Surg. 2017;25(1):86–92.

34. Ozturk K, Gencturk M, Rischall M, Caicedo-Granados E, Li F, Cayci Z. Role of whole-body (18)F-FDG PET/CT in screening for metastases in newly diagnosed sinonasal malignancies. AJR Am J Roentgenol. 2019;212(6):1–8.

35. Ramakrishnan VR, Lee JY, O'Malley BW Jr, Palmer JN, Chiu AG. 18-FDG-PET in the initial staging of sinonasal malignancy. Laryngoscope. 2013;123(12):2962–6.

36. Gil Z, Even-Sapir E, Margalit N, Fliss DM. Integrated PET/CT system for staging and surveillance of skull base tumors. Head Neck. 2007;29(6):537–45.

37. Harvey RJ, Pitzer G, Nissman DB, Buchmann L, Rumboldt Z, Day T, et al. PET/CT in the assessment of previously treated skull base malignancies. Head Neck. 2010;32(1):76–84.

38. Ozturk K, Gencturk M, Caicedo-Granados E, Li F, Cayci Z. Appropriate timing of surveillance intervals with whole-body (18)F-FDG PET/CT following treatment for sinonasal malignancies. Eur J Radiol. 2019;118:75–80.

39. Sekine T, Barbosa FG, Delso G, Burger IA, Stolzmann P, Ter Voert EE, et al. Local resectability assessment of head and neck cancer: positron emission tomography/MRI versus positron emission tomography/CT. Head Neck. 2017;39(8):1550–8.

40. Sekine T, de Galiza Barbosa F, Kuhn FP, Burger IA, Stolzmann P, Huber GF, et al. PET+MR versus PET/CT in the initial staging of head and neck cancer, using a trimodality PET/CT+MR system. Clin Imaging. 2017;42:232–9.

41. Meerwein CM, Hüllner M, Braun R, Soyka MB, Morand GB, Holzmann D. Current concepts in advanced sinonasal mucosal melanoma: a single institution experience. Eur Arch Otorhinolaryngol. 2019;276(8):2259–65.

42. Lopez F, Triantafyllou A, Snyderman CH, Hunt JL, Suarez C, Lund VJ, et al. Nasal juvenile angiofibroma: current perspectives with emphasis on management. Head Neck. 2017;39(5):1033–45.

43. Wu AW, Mowry SE, Vinuela F, Abemayor E, Wang MB. Bilateral vascular supply in juvenile nasopharyngeal angiofibromas. Laryngoscope. 2011;121(3):639–43.

44. Chiu AG, Palmer JN, Cohen N. Use of image-guided computed tomography-magnetic resonance fusion for complex endoscopic sinus and skull base surgery. Laryngoscope. 2005;115(4):753–5.

45. Batra PS, Manes RP, Ryan MW, Marple BF. Prospective evaluation of intraoperative computed tomography imaging for endoscopic sinonasal and skull-base surgery. Int Forum Allergy Rhinol. 2011;1(6):481–7.

46. Riley CA, Soneru CP, Tabaee A, Kacker A, Anand VK, Schwartz TH. Technological and ideological innovations in endoscopic skull base surgery. World Neurosurg. 2019:S1878-8750(19)30220-7. https://doi.org/10.1016/j.wneu.2019.01.120.

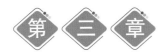

鼻腔鼻窦与颅底恶性肿瘤的病理学

Ying-Hsia Chu，Peter M. Sadow，William C. Faquin

译者：樊韵平　高云飞　刘海燕

引言

在一个相对较小的解剖空间内，鼻腔鼻窦发生了各式各样的肿瘤。在2017年WHO分类（表3.1）[1]中，根据假定的细胞来源类型或分化方向，将鼻腔鼻旁窦和颅底的原发性恶性肿瘤分为六大类：鼻腔鼻窦癌（上皮源性肿瘤）、唾液腺型肿瘤（salivary-type neoplasia）、神经外胚层/黑色素细胞瘤（neuroectodermal/melanocytic tumors）、间叶性肿瘤（mesenchymal neoplasms）、血液淋巴系统恶性肿瘤（hematolymphoid malignancies）和畸胎瘤（teratocarcinomas）。鼻腔鼻窦癌总体上不常见，在美国其占该部位所有癌症的不足1%，占上呼吸消化道癌症的不足3%。最常见的组织学类型是鳞状细胞癌（占鼻腔鼻窦癌的40%）、腺癌（13%）、黑色素瘤（12%）、淋巴瘤（11%）、腺样囊性癌（7%）、未分化癌（7%）和嗅神经母细胞瘤（4%）[2]。

活检以确定组织学诊断是鼻腔鼻窦癌治疗的第一步，因为不同类型肿瘤的治疗方法有很大差异。在当前的美国国家综合癌症网络（NCCN）指南中，鼻腔鼻窦癌（包括鳞状细胞癌、腺癌、神经内分泌癌）、嗅神经母细胞瘤和唾液腺型肿瘤采用类似方法治疗，包括首选切除和根据情况辅助放化疗。在确定可能需要辅助治疗的关键显微特征方面，病理学家发挥着重要作用。这些特征包括高组织学分级、阳性切缘、神经周围和（或）淋巴血管侵犯、结外侵犯及某些组织学类型，如具有神经内分泌特征的鼻腔鼻窦未分化癌（SNUC）、神经内分泌癌（NEC）和高级别嗅神经内分泌癌。

尽管进行了积极的临床干预，鼻腔鼻窦癌患者的总体预后仍然不容乐观，在最近的一项研究中[3]，5年、10年和20年生存率分别为45.7%、32.2%和16.4%。这反映了以下事实[4]：在初次确诊时，高达51%的患者处于疾病晚期（Ⅲ～Ⅳ期），50%为局部晚期（T3～T4）肿瘤，6%有淋巴结受累（N1～N2），6%有远处转移。随着鼻腔鼻窦癌中可作为治疗靶点的异常基因不断被发现，新型靶向疗法的研发给改善患者预后带来了希望。例如，伊马替尼治疗黏膜黑色素瘤，以及最近发现的鼻腔鼻窦未分化癌中*IDH2*复发突变，本章稍后将对此进行讨论。

表3.1　WHO鼻腔鼻窦和颅底恶性肿瘤分类

癌	软组织恶性肿瘤
角化型鳞状细胞癌	纤维肉瘤
非角化型鳞状细胞癌	未分化多形性肉瘤
梭形细胞鳞状细胞癌	平滑肌肉瘤
淋巴上皮样癌	横纹肌肉瘤（未特指）
鼻腔鼻窦未分化癌	胚胎型横纹肌肉瘤
NUT癌	腺泡型横纹肌肉瘤
神经内分泌癌	多形性横纹肌肉瘤（成人型）
小细胞神经内分泌癌	梭形细胞型横纹肌肉瘤
大细胞神经内分泌癌	血管肉瘤
腺癌	恶性外周神经鞘瘤
肠型腺癌	双表型鼻窦肉瘤
非肠型腺癌	滑膜肉瘤
唾液腺型肿瘤	**边缘性/低度恶性软组织肿瘤**
神经外胚层/黑色素细胞瘤	韧带样纤维瘤病
黏膜黑色素瘤	鼻窦血管球周细胞瘤
嗅神经母细胞瘤	孤立性纤维瘤
尤因肉瘤/外周原始神经外胚层瘤	上皮样血管内皮瘤
造血淋巴系统肿瘤	**畸胎瘤**
结外T/NK细胞淋巴瘤	
骨外浆细胞瘤	

注：本表按原书翻译，分类可能不全，具体请参考WHO官方分类。

鳞状细胞癌

定义和临床背景

　　鳞状细胞癌是一组具有鳞状分化的上皮性恶性肿瘤。鳞状细胞癌是鼻腔鼻窦癌中最常见的组织学类型，占病例的40%，大多数病例在60～70岁发病，男女比例约为2∶1。报道表明该病致病危险因素包括吸烟和工业暴露，如木材和皮革粉尘[5]。发生于鼻腔和鼻窦的肿瘤病例约各占一半。10%～20%的初诊患者有淋巴结受累[6]。

病理学

　　鼻腔鼻窦鳞状细胞癌可能存在各种组织学亚型，主要有角化型（50%的病例）和非角化型（33%），但也有变异型，如基底样型（7%）、乳头型（5%）、腺鳞型（5%）和梭形细胞型（2%）[6]。角化型鳞状细胞癌具有不规则的肿瘤细胞巢、丰富的角蛋白、明亮的嗜酸性细胞质，并存在细胞间桥（图3.1）。非角化型的特征是巢状至带状生长模式和嗜碱性、不成熟核质比升高，以及丰富的核分裂象（图3.2A）。所有亚型的鳞状细胞癌均弥漫性表达全细胞角蛋白（AE1/AE3）

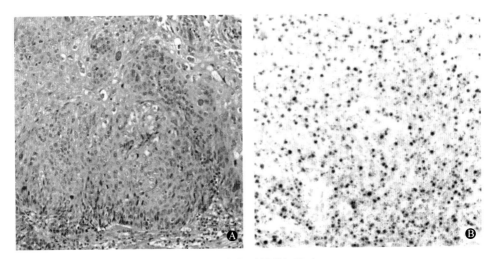

图3.1　角化型鳞状细胞癌

A.肿瘤细胞呈巢状生长，中度不等核，大量嗜酸性细胞质；B.只有约4%的病例与高危型人乳头状瘤病毒（HPV）相关，如原位杂交显色图所示为HPV-16型和HPV-18型

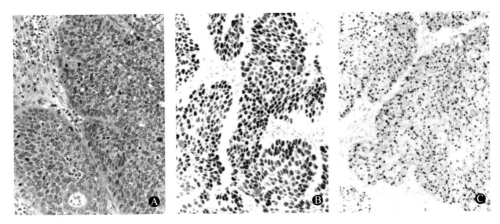

图3.2　非角化型鳞状细胞癌

显示不成熟鳞状细胞呈分叶状生长模式，基质内有平滑而拥挤的交界面，并有丰富的核分裂象（A）。细胞核弥漫性表达p40（B）。在约41%的病例中，可以通过PCR或原位杂交显色（C，用HPV-16型和HPV-18型探针）检测到高危型HPV

和高分子量角蛋白，如角蛋白5/6、P40（图3.2B）和P63。高危型HPV的检出率因组织学类型而异，最常见的是乳头型（80%），其次是腺鳞型（67%）、基底样型（46%）、非角化型（41%；图3.2C）和角化型（4%；图3.1B）[6]。然而，HPV在这些癌症中的临床意义尚不确定。

治疗和预后

鼻腔鼻窦鳞状细胞癌的治疗包括手术切除和辅助放疗。总体临床预后较差，5年和10年总生存率分别为30%和21%[7]。尽管总体预后较差，但50岁以上的患者，尤其是黑种人和（或）处于疾病晚期的患者预后尤其不理想[7]。此外，一些亚型，如基底细胞样鳞状细胞癌和腺鳞状细胞癌，往往更具侵袭性。对于高危型HPV状态，一些研究提示HPV阳性病例的生存率更高[8, 9]；然而，与口咽鳞状细胞癌相比，这种关联的结论性要低得多。

非唾液腺型鼻腔鼻窦腺癌

定义和临床背景

鼻腔鼻窦腺癌包括一组具有腺样分化的异质性肿瘤，可能起源于两种来源——黏膜下浆黏液腺和表面呼吸道上皮。前者引起各种唾液腺型肿瘤，其中最常见的是腺样囊性癌，这将在本章进行讨论。起源于呼吸道上皮的肿瘤构成了鼻腔鼻窦非唾液腺型腺癌的范畴，并进一步分为肠型和非肠型。1988～2010年在监测、流行病学和最终结果（SEER）数据库325例鼻腔鼻窦腺癌患者中，300例（92.3%）为非肠型，25例（7.7%）为肠型[10]。这两种类型主要发生在60～70岁。有趣的是，约80%的非唾液腺型鼻腔鼻窦腺癌发生于白种人，13%发生于非裔美国人，其他种族的发生率很低。确诊时仅30.8%的患者为局限性病变，而大多数患者已出现肿瘤的远处播散[10]。

研究发现，肠型鼻腔鼻窦腺癌与长期暴露于木屑粉尘之间有很强的相关性[11]，与皮革和纺织粉尘及甲醛暴露也有关。在最近117例与木屑粉尘有关的肠型鼻腔鼻窦腺癌病例中，接触木屑粉尘的持续时间为5～62年，而潜伏期为15～73年[11]。95%以上与木屑粉尘有关的病例为男性。而非肠型鼻腔鼻窦腺癌无已知的危险因素，也无性别倾向。

病理学

肠型鼻腔鼻窦腺癌类似于胃肠道腺癌，由深染的柱状肿瘤细胞组成，有不同程度的黏蛋白生成和频繁坏死，即所谓的肠型"脏坏死"（dirty necrosis，图3.3A）。Barnes[12]提出5种主要的腺瘤排列方式：乳头型、结肠型、实性型、黏液型和混合型。乳头型类似于绒毛状结肠腺瘤（图3.3A），而黏液型类似于黏

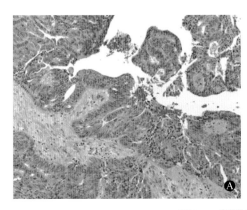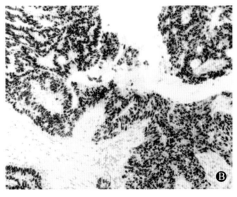

图3.3　肠型鼻腔鼻窦腺癌

肿瘤细胞呈乳头状生长、呈柱状、细胞核细长、呈假复层、类似于结直肠腺癌（A）。细胞核弥漫性表达CDX2（B）

液（胶体）型结直肠腺癌，具有丰富的黏液蛋白池，其中含有分散的肿瘤细胞。通过免疫组化，肿瘤细胞CK20、CDX2（图3.3B）、SATB-2、绒毛蛋白（villin）和MUC2呈阳性，而CK7的表达情况不定。考虑到两者组织形态学和免疫表型的重叠，包括结肠镜检查结果在内的临床信息对于排除胃肠道原发性转移性腺癌的可能性至关重要。值得注意的是，对于肠型鼻腔鼻窦腺癌，CDX2在鼻腔鼻窦区域并不完全具有特异性。在鼻腔鼻窦未分化癌（38%）、鳞状细胞癌（10%）、唾液腺型肿瘤（10%）和小细胞癌（50%）中也可能表达CDX2，但不表达CK20[13]。尽管其形态学与结直肠腺癌相似，但*BRAF*、*KRAS*和*EGFR*突变及微卫星不稳定在肠型鼻腔鼻窦腺癌中罕见。相反，*TP53*突变通常见于高达86%的患者[14]。

非肠型鼻腔鼻窦腺癌是一个诊断术语，包括缺乏肠道标志物（CK20、CDX2、SATB-2、绒毛蛋白和MUC2）表达的所有非唾液腺型鼻腔鼻窦腺癌。其形态学表现多样，包括具有嗜酸细胞性、黏液性或透明细胞特征的高级别和低级别肿瘤（图3.4）。CK7在细胞质中弥漫性表达，偶见DOG1的尖腔染色（图3.4D）。其分子基础是高度异质性的，我们对此知之甚少。近年来，包括*ETV6-NTRK3*在内的*ETV6*基因重排也有报道[15]。

治疗和预后

非唾液腺型鼻腔鼻窦腺癌的治疗主要包括手术和放疗（RT）。在1988～2010年的SEER研究中[10]，非肠型和肠型鼻腔鼻窦腺癌的5年疾病特异性生存率分别为71.2%和69.3%，两者差异无统计学意义。来自意大利的一项包括30例肠型病例的单中心病例系列报道，5年总生存率、疾病特异性生存率、无病生存率和无复发生存率分别为72.7%、78%、67.9%和69.2%[16]，与SEER数据相似。该意大利机构随后发表了包含22例非肠型鼻腔鼻窦腺癌患者的另外一个病例系列，

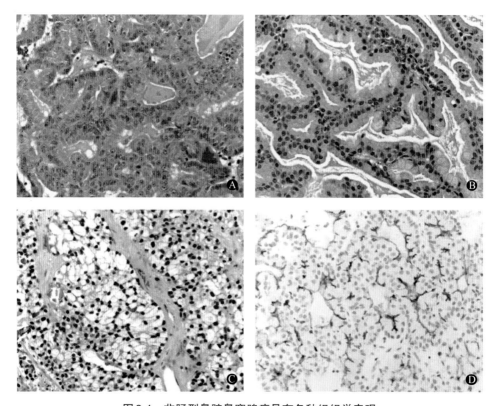

图3.4 非肠型鼻腔鼻窦腺癌具有各种组织学表现

如颗粒状和嗜酸细胞性（A）、黏液性（B）和透明细胞性（C）。偶有可能对DOG1有腺腔免疫反应性（D），
类似于唾液腺型腺泡细胞癌的染色模式

其中5年总生存率、疾病特异性生存率和无复发生存率分别为95.2%、95.2%和90.4%[17]。黑种人、年龄≥75岁、鼻窦受累、手术切除、高组织学分级、手术切缘阳性及局部晚期或复发性疾病与较短的生存期相关[10, 16, 17]。

腺样囊性癌

定义和临床背景

原发性小唾液腺癌约占鼻腔鼻窦癌的10%，其中腺样囊性癌是最常见的组织学类型（占63%），其次是黏液表皮样癌（8%）和多形性腺瘤（5%）[18]。根据2004～2012年SEER数据库的最新分析，鼻腔鼻窦腺样囊性癌患者的平均就诊年龄为59.6岁，性别分布大致相当[19]。大多数患者就诊时处于局部晚期（T4期49%，T3期23%，T2期26%，T1期3%[20]），上颌窦是最常见的原发部位。在诊断时，淋巴结转移和远处转移的发生率分别为3.6%和3.7%[19]。

病理学

腺样囊性癌由兼具导管和肌上皮分化的肿瘤细胞组成，这些细胞会形成不同比例的筛状、管状和实性生长模式。特征性的筛状模式表现为基底样细胞的巢状结构，其中包含多个"瑞士奶酪"样的穿孔间隙（图3.5）。腔隙内有嗜酸性胞质和边界清晰的导管型细胞排列，并布满肌上皮型肿瘤细胞产生的嗜碱性透明物质。管状结构由管状管细胞形成的双层小管组成，管状管细胞被肌上皮细胞基底层包围。在组织学级别较高的肿瘤中，实性成分通常很明显，由无明显管腔形成的基底样上皮细胞片组成。

多数病例神经侵犯明显。极少数情况下可能会发生向未分化癌的高级别转化。

通过免疫组织化学染色，可依据导管成分CD117阳性表达，肌上皮成分肌上皮标志物（S-100、calponin、CK5/6、平滑肌肌动蛋白、P63）阳性表达，区分两者。t（6；9）*MYB-NFIB*病例中，约80%的MYB核染色阳性，而在易位阴性病例

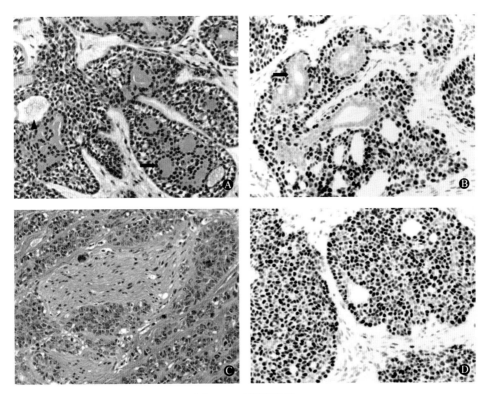

图3.5　腺样囊性癌

经典的肿瘤表现为由基底样细胞巢形成的筛状结构，其中包含多个穿孔的间隙（A）。这些间隙要么内衬有胞质嗜酸性、边界清晰的导管型细胞（黑色箭头），要么布满由周围肌上皮型肿瘤细胞产生的嗜碱性透明物质（无尾箭头）。P63的免疫组织化学染色可突出肌上皮成分，但在导管成分中呈阴性（箭头）（B）。神经侵犯通常明显（C）。在一个*MYB*重排病例中，导管和肌上皮成分均显示MYB在细胞核中的过表达（D）

中[21]，约33%的MYB核染色阳性。约63%的鼻腔鼻窦腺样囊性癌存在*MYB-NFIB*易位[21]。

一个极具挑战性的鉴别诊断难题，即腺样囊性癌与一种新近描述的疾病实体的鉴别，该疾病实体为HPV相关的多表型鼻腔鼻窦癌（HPV-MSC）。与腺样囊性癌相似，HPV-MSC的特征是肌上皮和导管分化的形态学及免疫表型证据，常形成筛状和管状区域。然而，HPV-MSC独有的特征包括黏膜上皮表面不典型增生、明显的鳞状成分，以及存在高危型HPV，最常见的是HPV-33型，可通过PCR或原位杂交显色检测到。

治疗和预后

腺样囊性癌一般采用三联疗法治疗。目前，确诊后3年、2年和5年*的总生存率分别为91%、83%和61%[19]。据报道，预测不良生存率的临床病理特征包括原发灶位于额窦或混合部位、切缘阳性、神经或淋巴血管受累侵犯、居住在城市、高组织学分级和疾病晚期[19, 21]。

黏膜黑色素瘤

定义和临床背景

黏膜黑色素瘤起源于黏膜内的黑色素细胞，这些黑色素细胞在正常情况下存在，但在呼吸道上皮基底部和黏膜下浆黏液腺中往往不明显。年龄70～79岁人群发病率最高，男女发病率相当。大多数病例表现为鼻腔或鼻中隔的息肉样肿块。

病理学

黏膜黑色素瘤的特征是弥漫性片状上皮样肿瘤细胞，具有明显的核仁、数量不等的嗜酸性细胞质和活跃的有丝分裂活性（图3.6）。少数情况下，肿瘤细胞可表现为梭形或浆细胞样。黑色素的产生量是可变的，大约一半的病例是无黑色素型。免疫表型：肿瘤细胞表达S-100、HMB-45、Melan-A、酪氨酸酶、SOX10、MITF。每种标志物的染色强度可能在不同病例中存在差异，因此同时使用2～3种黑色素细胞标志物可能会提高总体的敏感性。

黏膜黑色素瘤的遗传特征不同于皮肤和眼部黑色素瘤。最常见的突变是*NRAS*（19%）和*KIT*（8%）基因[22]。*BRAF* V600E突变存在于大多数皮肤黑色素瘤中，但仅存在于3%的黏膜黑色素瘤中[22]。眼部黑色素瘤中常见的突变（如*BAP1*、*GNAQ*和*GNA11*突变）在黏膜黑色素瘤中罕见。

---

* 此处原文表述可能有误。

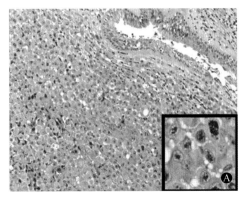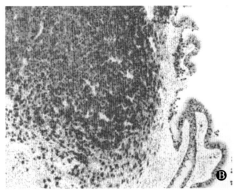

图3.6　黏膜黑色素瘤

由弥漫性生长的具有明显核仁的上皮样肿瘤细胞组成（A，小图）。Melan-A免疫染色突出了呈浸润性生长的肿瘤和邻近的原位黑色素瘤（B）

治疗和预后

黏膜黑色素瘤采用手术和放射治疗。转移性和不可切除的病例可接受免疫检查点抑制剂治疗。存在*KIT*突变的病例可考虑使用伊马替尼治疗，但耐药情况较常见[23]。在最近的一项研究中，原发性鼻腔鼻窦黏膜黑色素瘤的3年、5年和15年总生存率分别为50%、33%和14.3%[24]。在美国癌症联合委员会（AJCC）现行分期系统（第8版）中，所有鼻腔鼻窦黏膜黑色素瘤均被归为T3期或T4期。鼻腔起源和较低的疾病分期（T3）与较高的生存率相关[24]。

嗅神经母细胞瘤

定义和临床背景

嗅神经母细胞瘤（ONB）又称鼻腔神经胶质瘤（esthesioneuroblastoma），起源于鼻腔上方靠近筛板的嗅上皮内的双极神经元。患者的年龄范围很广，从幼儿到90岁左右的老人，平均年龄为53岁，男性略多见（男女比例约为1.4∶1）。初次就诊时，分别有19%、29%、18%和34%的患者处于Kadish分期A期、B期、C期和D期[25]。

病理学

嗅神经母细胞瘤可以通过Hyams系统，根据细胞的结构、有丝分裂活性、核多形性、纤维基质、菊形团形成和坏死情况分级为Ⅰ级、Ⅱ级、Ⅲ级和Ⅳ级[1]。低倍镜下，低级别肿瘤表现为边界清楚的黏膜下肿瘤巢，其间被水肿的低细胞间质分隔（图3.7）。高倍镜下，肿瘤巢由均匀的肿瘤细胞组成，肿瘤细胞具有小圆形细胞核、点状染色质和少量颗粒状细胞质，细胞排列紧密，偶尔形成围绕神经

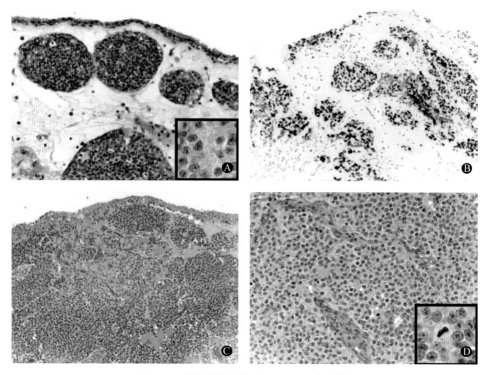

图3.7　嗅神经母细胞瘤Hyams Ⅰ级病例

边界清晰的黏膜下肿瘤小叶由均匀的小圆形细胞组成（A）。肿瘤小叶主要是实性的，散布着包含中枢神经毡的 Homer-Wright 假菊形团（图 A 中的局部放大图）。除了神经内分泌标志物，大多数嗅神经母细胞瘤还弥漫性表达 NKX2.2（B）。Hyams Ⅱ级病例显示模糊的分叶状弥漫性模式（C），有丝分裂活性增加（图 D 中的局部放大图）。细胞多形性不明显，并且有丰富的纤维基质形成（D）

毡核心的假菊形团（Homer-Wright假菊形团）。

　　随着组织学分级的增加，肿瘤失去巢状结构，逐渐形成片状结构，神经毡消失。同时，通常还会出现有丝分裂活性增强、坏死和核多形性等情况。具有真正中央管腔的深染肿瘤细胞形成的菊形团（Flexner-Wintersteiner菊形团）多见于 Hyams Ⅲ～Ⅳ级肿瘤。免疫组化显示肿瘤细胞弥漫性表达神经内分泌标志物（突触素、嗜铬粒蛋白、CD56、神经元特异性烯醇化酶）。此外，NKX2.2在80%的病例中表达。支持细胞S-100阳性，主要分布于低级别病例肿瘤巢的边缘。约1/3的病例局灶性表达低分子量细胞角蛋白，如Cam5.2和CK18[1]。

治疗和预后

　　嗅神经母细胞瘤采用三联疗法治疗。根据对1973～2014年病例的SEER分析，其5年总生存率和癌症特异性生存率分别为69%和78%[26]。较高的总生存率和癌症特异性生存率与较低的年龄、较低的临床分期和外科干预相关[26]。Hyams分级较高（Ⅲ～Ⅳ级）则预测总生存率较低[27]。

尤因肉瘤 / 外周原始神经外胚层瘤

定义和临床背景

尤因肉瘤肿瘤家族（ESFT）包括一组具有特征性*EWSR1*基因重排并表现出不同程度的神经外胚层分化的圆细胞肉瘤。其组织学表现多样，包括传统（未分化）尤因肉瘤和具有更明显神经外胚层分化的病例（外周原始神经外胚层瘤，pPNET）。只有5%～10%的ESFT发生在头颈部，包括颅面骨（49%）、软组织和神经（33%）、鼻腔鼻窦（4%）、眼眶（2%）和腮腺（2%）[28]。原发性头颈部ESFT（HN-ESFT）患者的平均发病年龄为25岁，性别分布相当。与其他部位ESFT相比，HN-ESFT的发病年龄更小、肿瘤更小、诊断时多为局限性[28]。

病理学

约95%的HN-ESFT是传统尤因肉瘤，由染色质均匀分布的疏松小叶状、小核仁、少量淡染的细胞质和细胞边界不清的单一圆形肿瘤细胞组成。外周原始神经外胚层瘤占HN-ESFT的5%，其特征是神经外胚层型菊形团形成，包括中枢神经毡（Homer-Wright菊形团）或真腔（Flexner-Wintersteiner菊形团）。

免疫组化显示ESFT特征性的膜CD99阳性，以及FLI1和NKX2.2的核表达。其他局灶性阳性的免疫染色包括一些角蛋白和突触素；如果最初检测到突触素阳性，可能让人误以为是嗅神经母细胞瘤。

ESFT的诊断需要通过荧光原位杂交或逆转录聚合酶链反应证实*EWSR1*基因相互易位。约85%的EFST由t（11；22）（q24；q12）引起，t（11；22）（q24；q12）将*EWSR1*的转录调节结构域和FLI1的DNA结合结构域结合到由*EWSR1*和*FLI1*基因的融合序列编码的EWSR1-FLI1癌蛋白中。EWSR1-FLI1是一种异常转录因子，靶向多种基因，如*NKX2.2*、*DAX-1*、*GLI1*和转录因子FOX家族[29]。ESFT的少数亚型与*EWSR1*易位相关，如*EWSR1-ERG*、*EWSR1-ETV1*、*EWSR1-ETV4*和*EWSR1-FEV*。

釉质瘤样尤因肉瘤（ALES）是一种罕见但值得注意的头颈部变异型，目前日益受到重视。ALES是一种好发于青壮年的头颈部肿瘤，包括鼻腔鼻窦、腮腺和甲状腺[30]。ALES的特殊之处包括明显的上皮分化形态和免疫表型证据。大多数报道的病例表现为肿瘤细胞的巢状生长模式，伴有周围栅栏状和局灶性角化（图3.8A，B）。全细胞角蛋白、p40（图3.8C）和突触素（图3.8D）呈弥漫性强表达，导致该肿瘤容易被误诊为鳞状细胞癌（SCC）或神经内分泌癌（NEC）。诊断的关键是ALES会表达CD99（图3.8E）和NKX2.2，而SCC和NEC不表达。ALES存在*EWSR1-FLI1*易位，诊断需要进行分子构象确认[30]。

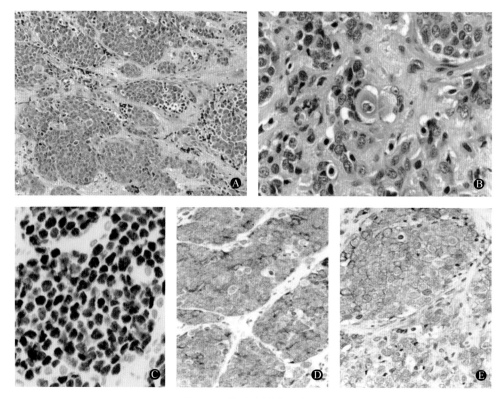

图3.8　釉质瘤样尤因肉瘤

单一肿瘤细胞呈巢状生长（A）。存在局灶性角化（B）。p40（C）和突触素（D）呈弥漫性免疫阳性，可能会导致误诊为鳞状细胞癌或神经内分泌癌。然而，膜性CD99染色显示该病变属于ESFT（E）

治疗和预后

根据最近对1993～2013年SEER数据库的分析，原发性头颈部尤因肉瘤的10年总生存率为69%，显著高于其他部位的尤因肉瘤（54%）[28]。研究还发现，年龄较大、黑种人/西班牙裔、肿瘤较大和存在远处转移病灶与预后较差相关[28]。

横纹肌肉瘤

定义和临床背景

原发性肉瘤占鼻腔鼻窦恶性肿瘤的比例不足5%，在儿童和成人中，横纹肌肉瘤（RMS）是最常见的组织学类型（总体占33%），其次是骨肉瘤（26%）、软骨肉瘤（19%）、纤维肉瘤（11%）、尤因肉瘤（4%）和平滑肌肉瘤（4%）[31]。横纹肌肉瘤的典型表现为黏膜下息肉样肿块。总体发病率在10岁前最高，无性别差异。

病理学

胚胎型、腺泡型和梭形细胞型横纹肌肉瘤均可发生于鼻腔鼻窦。在儿童患者中，胚胎型横纹肌肉瘤是最主要的类型，其特征是从原始的圆形至短梭形细胞，缺乏细胞质，呈弥漫性生长。可能存在核偏位和胞质呈强嗜酸性的横纹肌母细胞。在葡萄形胚胎型横纹肌肉瘤中，有一个上皮下肿瘤细胞聚集的带，通常称为"形成层"（图3.9A、B）。在成人患者中，腺泡型横纹肌肉瘤最常见。（*PAX3-FOXO1*）或t（1；13）（*PAX7-FOXO1*）易位是腺泡型横纹肌肉瘤的组织学特征，腺泡状生长模式中有纤细的纤维间隔，由单一的圆形肿瘤细胞分隔（图3.9C、D）。罕见的梭形细胞亚型表现为梭形细胞呈束状生长，细胞核细长。诊断的关键是鉴别有丝分裂活性增强和胞质呈强嗜酸性的散在分布的梭形肿瘤细胞。所有三种亚型的结蛋白、肌细胞生成素、MYOD1和肌特异性肌动蛋白的免疫组织化学均呈阳性。

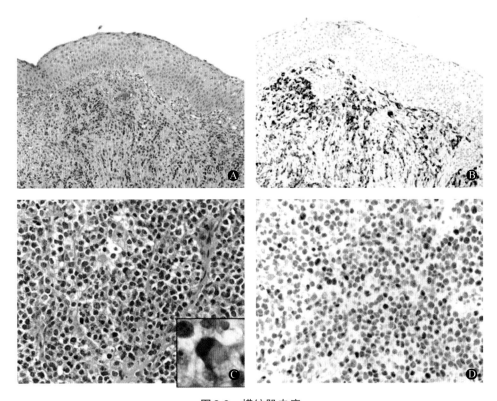

图3.9　横纹肌肉瘤

A、B.胚胎型显示肿瘤细胞聚集在上皮下区（A），更容易用结蛋白免疫染色识别（B）。这种腺泡型横纹肌肉瘤（C、D）含有t（2;13）（q35;q14）、*PAX3/FOXO1*易位。从形态学上看，肿瘤由形态单一的小圆形细胞组成，细胞质稀少，被纤细的纤维隔膜分成模糊的小叶状结构（C）。存在散在分布的横纹肌母细胞，具有偏心的细胞核和强嗜酸性细胞质（C，局部放大图）。MYOD1呈弥漫性核表达（D）。

治疗和预后

鼻腔鼻窦横纹肌肉瘤以手术和放化疗为主，总体预后较差。在美国成人中，根据2004～2013年的一项全国性研究，该病5年总生存率为28.4%[32]。年龄<35岁和局部病变与总生存率较高相关[32]。根据最近对1973～2013年[33] SEER数据库资料的分析，在儿童患者中，5年、10年和20年的疾病特异性生存率分别为53%、41%和22%[33]。

结外NK/T细胞淋巴瘤（ENKTL）

定义和临床背景

几乎所有原发性鼻腔鼻窦淋巴瘤都是非霍奇金淋巴瘤。其主要的组织学亚型因地理区域和解剖部位而异。在美国和欧洲，弥漫大B细胞淋巴瘤是最常见的组织学类型，上颌窦是最常见的原发部位。在东亚和中南美洲的原住民中，ENKTL在鼻腔鼻窦淋巴瘤中占比居多，且有发生于鼻腔的倾向。

鼻型ENKTL普遍与致癌性EB病毒相关。这种侵袭性肿瘤的曾用名"致命性中线肉芽肿"简明地总结了其临床特征。大多数患者表现为鼻塞和鼻出血。晚期病例可能有面部中央的瘀斑、溃疡或眼眶受累。

病理学

ENKTL的组织学特征：①具有混合性炎症的弥漫性形态；②血管中心/血管浸润性肿瘤生长导致广泛坏死（图3.10）。肿瘤细胞大，细胞核折叠，大小不一，有小核仁。免疫组化显示肿瘤细胞呈细胞毒性表型，表达CD3、CD56、TIA1、颗粒酶B和穿孔素。CD4、CD5和CD8一般为阴性。EBER原位杂交显色的阳性结果对于诊断至关重要。具有相似病理特征但无EB病毒感染的病例被认为是外周T细胞淋巴瘤（非特指型）[1]。

ENKTL可能容易被误诊为反应性或血管炎性过程（如肉芽肿性多血管炎），尤其对于小块活检标本，因为存在坏死和混合性炎症浸润，可能掩盖了肿瘤细胞的存在。因此，临床上保持高度怀疑及对可疑病例进行EBER原位杂交筛查实际是有益的。淋巴上皮癌（LEC）是鼻腔鼻窦另一种EB病毒阳性肿瘤。LEC的肿瘤细胞较大，核仁明显，免疫组化染色示全细胞角蛋白、细胞角蛋白5/6、p40阳性。

治疗和预后

ENKTL患者一般接受放疗和化疗。最近的一项荟萃分析提示，与诱导化疗后进行放疗的序贯疗法相比[34]，预先联合放疗和化疗有生存获益。其他有利的预后因素包括低临床分期（Ann Arbor Ⅰ/Ⅱ期）和年龄<60岁。在最近的一项

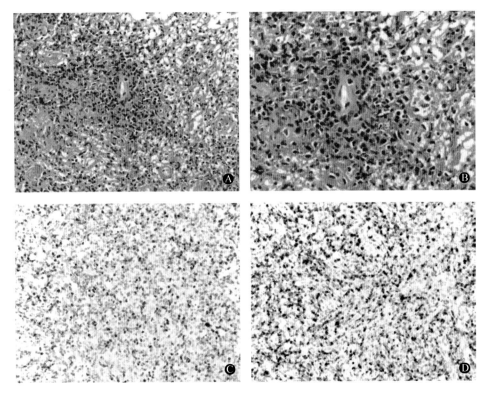

图3.10　鼻型结外NK/T细胞淋巴瘤

在低倍镜下，纤维质背景中可见大量淋巴细胞浸润（A）。在高倍镜下，大多数淋巴细胞体积较大，有中等程度的细胞异型性和不规则的核膜，有小血管内的血管中心浸润（B）。病变淋巴细胞 EBER（C，原位杂交）和颗粒酶 B（D，免疫组化）阳性

研究中，76%的患者为Ann Arbor Ⅰ/Ⅱ期，5年无进展生存率和总生存率分别为49.9%和54.8%[35]。

鼻腔鼻窦未分化癌

定义和临床背景

目前，鼻腔鼻窦未分化癌（SNUC）是一种排除性诊断，在做出诊断之前，需要考虑的形态学相似疾病越来越多。1986年，Frierson等在一系列局部晚期、高度致死性鼻腔鼻窦肿瘤中首次描述了该肿瘤，肿瘤由巢状、小梁状和片状的中等大小肿瘤细胞组成，具有上皮分化（细胞角蛋白阳性）和高级别细胞学特征[36]。发病率约为0.2/100万，占鼻腔鼻窦癌的3%～5%。患者年龄为20～80岁，男女比例约为2：1[37]。美国约80%的病例为白种人。鼻腔和筛窦是最常见的受累部位。初次就诊时，80%以上的患者为T4期，约16%的患者为淋巴结转移[38]。

病理学

在组织学上，SNUC由巢状、小梁状和片状的形态较为单一的细胞构成，细胞核深染至囊泡状，通常有明显的核仁（图3.11）。根据定义，其没有鳞状或腺样分化。有丝分裂活性和坏死常大量存在。免疫组化：肿瘤细胞全细胞角蛋白、CK7阳性，鳞状细胞标志物CK5/6、p40阴性。神经内分泌标志物（突触素和嗜铬粒蛋白）可能局灶性表达，但不应像神经内分泌癌那样呈现强烈且弥漫性的表达。HPV和EBV原位杂交通常为阴性。

最近，在超过80%的SNUC和50%的大细胞神经内分泌癌（LCNEC）中发现了异柠檬酸脱氢酶2（IDH2）催化位点残基R172的反复突变，提示SNUC和LCNEC可能形成一个在遗传学上相似的疾病谱系[39]。*IDH2* R172突变也发生在血管免疫母细胞性淋巴瘤、急性髓系白血病、少突胶质细胞瘤、星形细胞瘤、肝内胆管癌和软骨肉瘤。突变的IDH酶在将异柠檬酸转化为α-酮戊二酸（α-KG）时失去了其生理功能；相反，它获得了新的催化能力，能将α-KG转化为致癌代谢物2-羟基戊二酸（2-HG）。2-HG是一种结构上与α-KG相似的拮抗剂，在细胞内蓄积2-HG可抑制几种α-KG依赖的表观遗传修饰酶，包括DNA去甲基化酶和组蛋白赖氨酸去甲基化酶，以及alkB同源物（ALKBH）DNA修复酶。因此，存在*IDH2*突变的肿瘤具有特征性的整体超甲基化表型，这一表型最近在SNUC中得到了证实[40]。这种超甲基化基因组状态被认为阻碍了细胞分化，导致这些肿瘤的形态未分化。

SNUC的鉴别诊断范围很广泛。几种非上皮性肿瘤可能有局灶性至弥漫性细胞角蛋白表达，包括腺泡型横纹肌肉瘤（全细胞角蛋白OSCAR阳性率50%，Cam5.2阳性率52%）、黏膜黑色素瘤（AE3阳性率33%，CK7阳性率25%，EMA

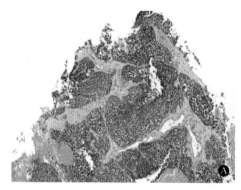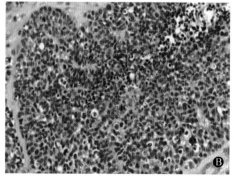

图3.11　鼻腔鼻窦未分化癌

这种浸润性肿瘤完全由有丝分裂活跃的片状圆形细胞组成，缺乏鳞状或腺样分化［低倍镜（A）；高倍镜（B）］。免疫表型：AE1/AE3、Cam5.2、CK7呈弥漫表达。肿瘤细胞的神经内分泌标志物和黑色素细胞标志物及结蛋白、CD45、CD99、EBER和高危型HPV均为阴性。INI1和BRG1被保留，NUT染色呈阴性（关于这三种染色的详细内容参见第十二章）

阳性率22%）和嗅神经母细胞瘤（CK18阳性率43%，Cam5.2阳性率36%）。

　　如前所述，釉质瘤样尤因肉瘤是一种罕见的*EWSR1*重排肿瘤，其特征是细胞学上形态单一、未分化，以及AE1/AE3、p40、突触素和尤因肉瘤标志物（CD99、NKX2.2）的弥漫性免疫反应。最近，过去属于SNUC类别的几组鼻腔鼻窦高级别癌现已被重新分类为独立的分子定义实体，其中包括NUT癌（根据*NUTM1*基因重排定义）、*SMARCB1*缺陷型鼻腔鼻窦癌（根据*SMARCB1*基因缺失导致的SMARCB1/INI1表达缺失定义）和*SMARCA4*缺陷型鼻腔鼻窦癌（根据*SMARCA4*基因有害突变导致的SMARCA4/BRG1表达缺失定义）。此外，高级别HPV和EBV相关癌、实体变异型腺样囊性癌和神经内分泌癌也在高级别鼻腔鼻窦肿瘤鉴别列表中。图3.12概述了细胞角蛋白阳性、具有圆形细胞形态的低分化鼻腔鼻窦

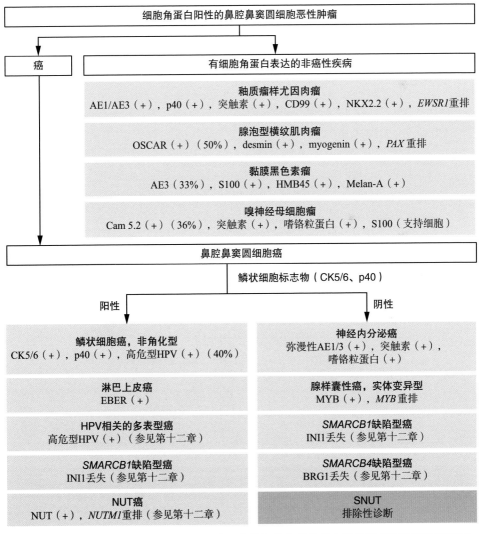

图3.12　细胞角蛋白阳性、具有圆形细胞形态的低分化鼻腔鼻窦恶性肿瘤的鉴别诊断流程

恶性肿瘤的鉴别诊断流程。

治疗和预后

SNUC是一种侵袭性肿瘤，病死率高。根据最近对美国全国数据的分析[37]，所有患者的中位生存期为22.1个月。确诊后3年、5年和10年总生存率分别为44.3%、34.9%和31.3%。放疗及手术与放疗联合均与生存率提高相关[37]。最近*IDH2*热点突变的发现增加了靶向治疗的可能性。

恩那尼布是一种突变型IDH2抑制剂，目前已被美国食品药品监督管理局（FDA）批准用于治疗携带*IDH2* R172突变的急性髓系白血病。针对胶质瘤和其他实体瘤的数项Ⅰ期和Ⅱ期临床试验正在进行中（http：//www.clinicaltrials.gov/）。

参考文献

1. El-Naggar AK, Grandis JR, Takata T, Slootweg PJ, editors. WHO classification of head and neck tumours. Lyon: International Agency for Research on Cancer; 2017.
2. Grau C, et al. Sino-nasal cancer in Denmark 1982-1991--a nationwide survey (in eng). Acta Oncol. 2001;40(1):19–23. https://doi.org/10.1080/028418601750070993.
3. Gore MR. Survival in sinonasal and middle ear malignancies: a population-based study using the SEER 1973–2015 database (in eng). BMC Ear Nose Throat Disord. 2018;18:13. https://doi.org/10.1186/s12901-018-0061-4.
4. Kilic S, Samarrai R, Kilic SS, Mikhael M, Baredes S, Eloy JA. Incidence and survival of sinonasal adenocarcinoma by site and histologic subtype (in eng). Acta Otolaryngol. 2018;138(4):415–21. https://doi.org/10.1080/00016489.2017.1401229.
5. Llorente JL, Lopez F, Suarez C, Hermsen MA. Sinonasal carcinoma: clinical, pathological, genetic and therapeutic advances (in eng). Nat Rev Clin Oncol. 2014;11(8):460–72. https://doi.org/10.1038/nrclinonc.2014.97.
6. Lewis JS Jr. Sinonasal squamous cell carcinoma: a review with emphasis on emerging histologic subtypes and the role of human papillomavirus (in eng). Head Neck Pathol. 2016;10(1):60–7. https://doi.org/10.1007/s12105-016-0692-y.
7. Ansa B, et al. Paranasal sinus squamous cell carcinoma incidence and survival based on Surveillance, Epidemiology, and End Results data, 1973 to 2009 (in eng). Cancer. 2013;119(14):2602–10. https://doi.org/10.1002/cncr.28108.
8. Bishop JA, et al. Human papillomavirus-related carcinomas of the sinonasal tract (in eng). Am J Surg Pathol. 2013;37(2):185–92. https://doi.org/10.1097/PAS.0b013e3182698673.
9. Jiromaru R, et al. HPV-related sinonasal carcinoma: clinicopathologic features, diagnostic utility of p16 and Rb immunohistochemistry, and EGFR copy number alteration (in eng). Am J Surg Pathol. 2020;44(3):305–15. https://doi.org/10.1097/pas.0000000000001410.
10. Chen MM, Roman SA, Sosa JA, Judson BL. Predictors of survival in sinonasal adenocarcinoma (in eng). J Neurol Surg B Skull Base. 2015;76(3):208–13. https://doi.org/10.1055/s-0034-1543995.
11. Donhuijsen K, Kollecker I, Petersen P, Gassler N, Wolf J, Schroeder HG. Clinical and morphological aspects of adenocarcinomas of the intestinal type in the inner nose: a retrospective multicenter analysis (in eng). Eur Arch Otorhinolaryngol. 2016;273(10):3207–13. https://doi.org/10.1007/s00405-016-3987-4.
12. Barnes L. Intestinal-type adenocarcinoma of the nasal cavity and paranasal sinuses (in eng). Am J Surg Pathol. 1986;10(3):192–202. https://doi.org/10.1097/00000478-198603000-00006.
13. Tilson MP, Gallia GL, Bishop JA. Among sinonasal tumors, CDX-2 immunoexpression is not restricted to intestinal-type adenocarcinomas (in eng). Head Neck Pathol. 2014;8(1):59–65. https://doi.org/10.1007/s12105-013-0475-7.
14. Holmila R, et al. Mutations in TP53 tumor suppressor gene in wood dust-related sinonasal

cancer (in eng). Int J Cancer. 2010;127(3):578–88. https://doi.org/10.1002/ijc.25064.

15. Andreasen S, et al. ETV6 gene rearrangements characterize a morphologically distinct subset of sinonasal low-grade non-intestinal-type adenocarcinoma: a novel translocation-associated carcinoma restricted to the sinonasal tract (in eng). Am J Surg Pathol. 2017;41(11):1552–60. https://doi.org/10.1097/pas.0000000000000912.

16. Antognoni P, et al. Endoscopic resection followed by adjuvant radiotherapy for sinonasal intestinal-type adenocarcinoma: retrospective analysis of 30 consecutive patients (in eng). Head Neck. 2015;37(5):677–84. https://doi.org/10.1002/hed.23660.

17. Bignami M, et al. Sinonasal non-intestinal-type adenocarcinoma: a retrospective review of 22 patients (in eng). World Neurosurg. 2018;120:e962–9. https://doi.org/10.1016/j.wneu.2018.08.201.

18. Hay AJ, Migliacci J, Karassawa Zanoni D, McGill M, Patel S, Ganly I. Minor salivary gland tumors of the head and neck-Memorial Sloan Kettering experience: incidence and outcomes by site and histological type (in eng). Cancer. 2019;125(19):3354–66. https://doi.org/10.1002/cncr.32208.

19. Trope M, et al. Adenoid cystic carcinoma of the sinonasal tract: a review of the national cancer database (in eng). Int Forum Allergy Rhinol. 2019;9(4):427–34. https://doi.org/10.1002/alr.22255.

20. Rhee CS, et al. Adenoid cystic carcinoma of the sinonasal tract: treatment results (in eng). Laryngoscope. 2006;116(6):982–6. https://doi.org/10.1097/01.mlg.0000216900.03188.48.

21. Thompson LD, et al. Sinonasal tract and nasopharyngeal adenoid cystic carcinoma: a clinicopathologic and immunophenotypic study of 86 cases (in eng). Head Neck Pathol. 2014;8(1):88–109. https://doi.org/10.1007/s12105-013-0487-3.

22. Zebary A, Jangard M, Omholt K, Ragnarsson-Olding B, Hansson J. KIT, NRAS and BRAF mutations in sinonasal mucosal melanoma: a study of 56 cases (in eng). Br J Cancer. 2013;109(3):559–64. https://doi.org/10.1038/bjc.2013.373.

23. Hodi FS, et al. Imatinib for melanomas harboring mutationally activated or amplified KIT arising on mucosal, acral, and chronically sun-damaged skin (in eng). J Clin Oncol. 2013;31(26):3182–90. https://doi.org/10.1200/jco.2012.47.7836.

24. Dreno M, et al. Sinonasal mucosal melanoma: a 44-case study and literature analysis (in eng). Eur Ann Otorhinolaryngol Head Neck Dis. 2017;134(4):237–42. https://doi.org/10.1016/j.anorl.2017.02.003.

25. Cranmer LD, Chau B, Rockhill JK, Ferreira M Jr, Liao JJ. Chemotherapy in esthesioneuroblastoma/olfactory neuroblastoma: an analysis of the surveillance epidemiology and end results (SEER) 1973-2015 database (in eng). Am J Clin Oncol. 2020;43(3):203–9. https://doi.org/10.1097/coc.0000000000000649.

26. Yin Z, et al. Age distribution and age-related outcomes of olfactory neuroblastoma: a population-based analysis (in eng). Cancer Manag Res. 2018;10:1359–64. https://doi.org/10.2147/cmar.s151945.

27. Van Gompel JJ, et al. Long-term outcome of esthesioneuroblastoma: hyams grade predicts patient survival (in eng). J Neurol Surg B Skull Base. 2012;73(5):331–6. https://doi.org/10.1055/s-0032-1321512.

28. Ellis MA, Gerry DR, Neskey DM, Lentsch EJ. Ewing sarcoma of the head and neck (in eng). Ann Otol Rhinol Laryngol. 2017;126(3):179–84. https://doi.org/10.1177/0003489416681322.

29. Cidre-Aranaz F, Alonso J. EWS/FLI1 target genes and therapeutic opportunities in Ewing sarcoma (in eng). Front Oncol. 2015;5:162. https://doi.org/10.3389/fonc.2015.00162.

30. Bishop JA, Alaggio R, Zhang L, Seethala RR, Antonescu CR. Adamantinoma-like Ewing family tumors of the head and neck: a pitfall in the differential diagnosis of basaloid and myoepithelial carcinomas (in eng). Am J Surg Pathol. 2015;39(9):1267–74. https://doi.org/10.1097/pas.0000000000000460.

31. Kauke M, Safi AF, Grandoch A, Nickenig HJ, Zoller J, Kreppel M. Sarcomas of the sinonasal tract (in eng). Head Neck. 2018;40(6):1279–86. https://doi.org/10.1002/hed.25108.

32. Stepan K, et al. Outcomes in adult sinonasal rhabdomyosarcoma (in eng). Otolaryngol Head Neck Surg. 2017;157(1):135–41. https://doi.org/10.1177/0194599817696287.

33. Chung SY, Unsal AA, Kilic S, Baredes S, Liu JK, Eloy JA. Pediatric sinonasal malignancies: a population-based analysis (in eng). Int J Pediatr Otorhinolaryngol. 2017;98:97–102. https://doi.org/10.1016/j.ijporl.2017.04.032.

34. Hu S, Zhou D, Zhang W. The optimal timing of radiotherapy in the combined modality

therapy for limited-stage extranodal NK/T cell lymphoma (ENKTL): a systematic review and meta-analysis (in eng). Ann Hematol. 2018;97(12):2279–87. https://doi.org/10.1007/s00277-018-3479-2.

35. Su YJ, et al. Extranodal NK/T-cell lymphoma, nasal type: clinical features, outcome, and prognostic factors in 101 cases (in eng). Eur J Haematol. 2018;101(3):379–88. https://doi.org/10.1111/ejh.13126.

36. Frierson HF, Mills SE, Fechner RE, Taxy JB, Levine PA. Sinonasal undifferentiated carcinoma. An aggressive neoplasm derived from schneiderian epithelium and distinct from olfactory neuroblastoma (in eng). Am J Surg Pathol. 1986;10(11):771–9.

37. Chambers KJ, et al. Incidence and survival patterns of sinonasal undifferentiated carcinoma in the United States (in eng). J Neurol Surg B Skull Base. 2015;76(2):94–100. https://doi.org/10.1055/s-0034-1390016.

38. Lin EM, et al. Sinonasal undifferentiated carcinoma: a 13-year experience at a single institution (in eng). Skull Base. 2010;20(2):61–7. https://doi.org/10.1055/s-0029-1236165.

39. Dogan S, et al. Frequent IDH2 R172 mutations in undifferentiated and poorly-differentiated sinonasal carcinomas (in eng). J Pathol. 2017;242(4):400–8. https://doi.org/10.1002/path.4915.

40. Dogan S, et al. DNA methylation-based classification of sinonasal undifferentiated carcinoma (in eng). Mod Pathol. 2019;32(10):1447–59. https://doi.org/10.1038/s41379-019-0285-x.

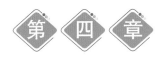

鼻腔鼻窦肿瘤的开放手术

Keonho Albert Kong，Stephen C. Hernandez，
Kevin E. McLaughlin，Daniel W. Nuss
译者：樊韵平　高云飞　涂　翔

引言

对鼻腔鼻窦病理学的相关描述可以追溯至公元前5世纪，当时希波克拉底观察到"如果一个人的头部有疼痛点并伴有剧烈头痛，从鼻子流出脓液或液体可以消除疾病"[1]。意大利博洛尼亚的解剖学家和外科医生Berenger del Carpi在16世纪早期首次描述了鼻窦的存在[1]。从那时起，开放入路一直是治疗鼻腔鼻窦和前颅底病变的主要方法。事实上，本章中描述的许多方法是一个多世纪以来鼻腔鼻窦外科的支柱。1968年，Alfred Ketcham提出了颅内-面部联合入路，扩大了伴有颅内侵犯的鼻腔鼻窦病变的治疗选择，进一步扩大了开放手术的适应证，从而基本上创建了前颅底外科[2]。

20世纪70年代，奥地利外科医生Walter Messerklinger提出鼻内镜鼻窦手术（endoscopic sinonasal surgery，ESS）的概念，使鼻外科和颅底外科领域发生了革命性变化[3]。之后，ESS由Walter Messerklinger的学生Heinz Stammberger进一步推广[4]，并最终由David Kennedy引入文献，他在1985年首次描述了功能性内镜鼻窦手术[5]。在过去30年里，鼻内镜技术在鼻科学领域取得了不断发展和应用。高分辨率成像和影像导航技术的出现进一步推动了内镜技术在耳鼻咽喉科的普及。角度镜、内镜大功率动力钻、刨削器和微型器械的发展与改进进一步扩大了内镜技术的应用范围，并将其应用范围拓展到以前难以想象的区域[6]。

尽管最初其在肿瘤手术方面遇到了显著的阻力，但现在，与开放手术相比，内镜手术治疗各种鼻腔鼻窦恶性肿瘤的可行性在文献中得到了充分证明[7-10]。这导致对开放手术入路的需求显著减少，但在处理鼻腔鼻窦病变时，开放手术入路仍然有用武之地。一些复杂的病例可能需要联合内镜和开放手术使患者最大程度获益。因此，对于任何鼻科医生或颅底外科医生来说，掌握这些技术是很重要的。

本章对各种鼻腔鼻窦和前外侧颅底的开放手术入路技术与适应证进行了综

述，还讨论了每种技术的优点和局限性，以及可能产生的效果和并发症。

开放上颌窦的入路：Caldwell-Luc 手术

该入路可用于治疗位于上颌窦前/下/外侧的良性或恶性肿瘤，或经上颌窦通道进入上颌窦之后区域（颞下窝/翼腭窝/岩尖）。

历史背景

经尖牙窝上颌窦钻孔术治疗上颌窦炎最早由 Christopher Heath 于 1889 年提出[11]。随后，分别在 1893 年、1894 年和 1897 年由 George Caldwell、Scanes Spicer 和 Henri Luc 描述了通过下鼻道开窗于鼻腔的手术[11]。在现代，随着对上颌窦内黏液纤毛自然流动和黏液清除的进一步理解，这一方法已被抛弃[3, 12]。因此，在很大程度上使用最初描述的 Caldwell-Luc 手术治疗鼻窦炎已经过时。

然而，对于鼻腔鼻窦肿瘤的治疗，上颌窦的 Caldwell-Luc 入路仍然有效。可经此途径进入上颌窦的前/下/外侧，这对鼻腔鼻窦肿瘤（如内翻性乳头状瘤）的手术有帮助；或为鼻内镜经上颌窦通道进入颞下窝/翼腭窝[13, 14] 和（或）岩尖提供便利[15]。

手术技术：Caldwell-Luc 入路

Caldwell-Luc 入路可在全身麻醉或局部麻醉下进行，镇静或不镇静均可。作者倾向于在可能的情况下采用全身麻醉。患者取平卧位，将含血管收缩剂的局麻药沿着牙龈颊龈沟进行黏膜下注射。

在牙龈缘向上 1cm 的龈颊沟处做切口，这有利于缝合切口。切开黏膜后，直达肌肉，通过肌肉深面到达骨面，切开骨膜，在骨膜深面将组织在骨膜下平面向上掀起至眶下孔水平。在眶下神经出眶孔处应注意保护神经。在尖牙窝处用凿子凿开前壁骨质进入上颌窦，保护尖牙根。用 Kerrison 咬骨钳从梨状孔至上颌窦外侧壁间加宽上颌窦开窗。

在肿瘤病情允许的情况下，应尽量保留上颌窦黏膜，不建议像以往那样完全切除上颌窦黏膜。但如果必须完全切除，则应注意眶下神经在眶底同各管内的走行，因为该神经经常裂开或仅被非常薄的骨覆盖。

过去，内移下鼻甲后，在下鼻道内用弯曲的鼠尾锉创建一个鼻窗，但是现今不再建议这样做。一旦肿瘤被完全切除，通过拉拢唇部和面颊部的软组织来闭合伤口，并用 2-0 或 3-0 的薇乔缝线以间断的水平褥式方式缝合切口。

Caldwell-Luc 入路的并发症

一项对 670 例患者进行的单机构回顾性病历审查表明，Caldwell-Luc 入路最常见的并发症是面部水肿[16]。可以用冰敷来改善这种情况，通常在 1 周内缓解。其他并发症包括V₂感觉异常（9.1%）、口窦瘘（1.1%）、伤口裂开（1.5%）、泪囊炎（2.6%）和牙失活（0.4%）[16]。手术的长期并发症包括持续性上颌窦炎[17-19]，一项研究结果表明再次手术率为6.8%[18]。

Denker入路

对于位于上颌窦前内侧部或需要经鼻外侧壁进入鼻腔的上颌窦肿瘤，可考虑采用该入路。Denker手术（或经唇下入路的上颌骨前内侧切除术）于1906年由Alfred Denker首次描述[20]。1908年，Sturmann和Canfield也将其描述为经鼻内入路[21, 22]。这一方法包括Caldwell-Luc入路的经唇下切口向内侧延伸，还包括唇系带，并去除梨状孔的厚骨以贯通上颌窦和鼻腔。在很大程度上，该手术的开放入路已被鼻内镜入路所取代，现在通常称为改良内镜Denker入路[23, 24]（图4.1）。

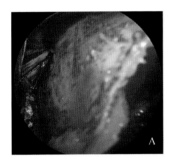
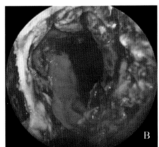
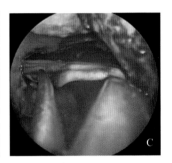

图4.1　右侧改良Denker入路

A. 在上颌骨前表面的骨膜下剥离，并识别眶下神经血管束。B. 切除梨状孔，从而进入上颌骨前外侧。C. 在该病例中，V₂从眶下孔切除至圆孔，显示该患者有低分化癌侵犯神经，伴有多发性脑神经病变

上颌骨切除术

对于侵犯鼻窦前壁或接近（或累及）颅底、眼眶或穹隆的局部晚期上颌窦肿瘤（T3期或T4期），可考虑采用该方法。

历史背景

如果肿瘤不适合前面提到的手术入路或内镜手术，则可能需要进行开放式上颌骨切除术。这些病例往往分期更高、情况更复杂，常累及或接近眼眶或颅底。Joseph Gensoul于1927年在未实施麻醉的情况下为一名17岁男孩施行了首例全上颌骨切除术[25]。最早有记载的上颌骨内侧切除病例之一是1841年由Liston[26]报道的。这一手术在美国历史上具有重要意义，因为美国总统格罗弗·克利夫兰（Grover Cleveland）于1893年在Oneil游艇上秘密接受了一次左硬腭/上颌"上皮瘤"手术[27, 28]。上颌骨肿瘤的大小和累及结构是影响上颌骨切除范围的重要因素。因此，切除产生的缺损是多种多样的，分类方面也有多种尝试[29-31]。在我们

的经验中，Brown 分型是应用最广泛的分型方法[31]。

许多切口都被描述为开放式上颌骨切除术，主要是为了改善潜在的美容效果而不影响手术可暴露范围[32-35]。最常用的手术切口是鼻侧切开术、鼻侧切开术＋上唇裂开、Weber-Ferguson 切口和面中部脱套入路。

面中部脱套入路避免了任何面部皮肤切口，可用于病变未超过眶底水平的病例。本章将重点介绍通过 Weber-Ferguson 切口进行全上颌骨切除术的手术技术。值得注意的是，已有关于内镜辅助上颌骨切除术的描述，在某些情况下也可以考虑采用这种方法[36, 37]。

手术技术：Weber-Ferguson 切口方法

术前应进行全面的头颈科检查，包括详尽的脑神经检查和视力检查（如果预计保留眼眶）。充分了解面中部/颅底解剖结构和内部的三维关系是该手术安全进行的必要条件。下文将介绍全上颌骨切除、伴/不伴眶内容物剜除术。该入路也可用于上颌骨近全切除、上颌骨上部结构切除或其他术式。

该手术在全身麻醉下进行。患者向拟行上颌骨切除术的一侧旋转 180° 或 90°，这样可以使手术区域远离麻醉团队和他们的设备。对手术部位进行准备和覆盖，以便充分暴露。手术视野应包括整个面部和双侧颈部。行双侧暂时性睑缘缝合以保护眼睛。

对于 Weber-Ferguson 切口，标记外侧鼻翼和鼻外侧壁到内眦高度，这是鼻侧切开术的标准做法。将切口线围绕鼻翼、鼻底进入鼻槛，并垂直向下顺延至鼻小柱外侧边缘，再延伸至人中外侧脊，最后裂开上唇。在内眦水平标记一条睑状下切口线以连接鼻侧切开术的切口。沿设计的切口线皮下注射含有血管收缩剂的局麻药。

迅速进行睑状下切口，穿过眼轮匝肌，以显露深层的眶隔，然后在眶隔前平面进行分离，直至眶下缘下方水平。锐性切开侧鼻切开术切口，向下切至上颌骨前部的骨膜。

电刀沿着同侧上唇切开唇下黏膜，并沿龈颊沟向外侧延伸。自上颌骨前部游离皮下组织和面部肌肉组织。如果肿瘤已经穿透上颌窦前壁，则应将受累软组织与主标本一起切除。在眶下孔处辨认眶下神经和血管。如果担心神经受累，可以切除眶下神经的远段。

沿上颌骨向外侧翻起软组织瓣，绕上颌结节向尾端约至翼上颌裂水平。内侧缘在硬腭和软腭上（根据肿瘤的范围而定），外侧缘与唇下切口相连。如果要保留软腭，就在这一步将软腭与硬腭分开。如果要保住眼眶，在眶缘切开骨膜，将眶周与眶内容物从眶底抬起。泪囊位于泪前嵴和泪后嵴之间的泪囊窝。如果没有受到肿瘤侵犯，则横行切断后尽可能拉至远离肿瘤。眶周内侧从眶壁向眶尖剥离。辨认、夹闭和切断筛前动脉。确定筛后动脉，可以结扎，也可以不结扎。额筛缝线有助于识别筛前动脉、筛后动脉及前颅底的大致位置。

一旦确定所有的黏膜/软组织边缘，即进行截骨手术。骨切除范围与肿瘤范围和肿瘤病理类型紧密相关。对于需要治疗的病变，应选择合适的切缘进行切除。根据外科医生的偏好，可以使用多种器械进行截骨。第一条截骨线通过下眶缘和外侧颧上颌骨柱。在截骨过程中，使用弹性拉钩对眶内容物进行优先保护。这个切口在眶下裂后方。

下一个切骨线是通过同侧鼻骨、泪嵴和眶内壁。通常在筛后动脉的前方切开。手术时应该谨慎关注前颅底情况，通常可以在额筛缝线以下几毫米终止，以避免无意中侵入颅底。然后进行腭部截骨术。如果硬腭切除越过中线，那么必须进行部分鼻中隔切除术，以使标本能够松动。

最后一个截骨线是在上颌结节后方，将切除标本与翼突板离断。如果确保所有前面的软组织连接已经被良好分离，并且所有其他截骨术已经完全到位，这一步就会变得容易很多。最后的截骨术通常从外侧而不是内侧进行，以便能够更好地控制上颌动脉。这个截骨术是在翼上颌裂处，在进入翼上颌裂前结扎上颌动脉。此时，向下方和内侧扭动标本可以将剩余的深部软组织松脱。一旦取出标本，颞下窝内容物就暴露出来。如果需要，此时可以辨认出第Ⅲ脑神经（V_3）并取病理切缘。

值得注意的是，除了上颌结节截骨线外，上述手术步骤的顺序并非固定不变，可以为了适应肿瘤不同区域的累及情况而进行相应调整。

重建上颌骨缺损的具体方法不在本章的讨论范围之内。然而，上颌骨切除术后的重建和闭合需要兼顾功能及美容效果。这一般包括恢复面部轮廓/对称性，通过修复腭部缺损将手术对吞咽功能的影响降至最低，以及为眶内容物提供足够的支撑以避免眶内容物下坠。

眶内容物剜除术

当恶性肿瘤侵犯眶周、眼外肌和（或）眶脂肪时需要行眶内容物剜除术，这取决于肿瘤的具体组织学类型，且存在一定程度的争议。这大部分可以通过影像学和体格检查确定，但有时必须在术中做出决定。当病理情况允许时，眼睑可以保留，以优化美容效果。眼睑切口在上睑的睑缘上皱褶和下睑的睫状下皱褶处。皮肤从睑板上剥离直至眶缘水平。除附着于上颌骨标本的部位外，环状切开骨膜。应辨认并控制眶上神经和滑车上神经及血管蒂。在骨膜下向后剥离至眶尖，这一操作是环绕进行的，保留与上颌骨切除标本相连附的部位，以达到整块切除的目的。在眶尖处切断眼外肌和视神经。在眶尖处对眶血管进行电凝处理，将眶尖内容物尽量向后横切，并将眶内容物脱出。当肿瘤病理需要时，传统的上颌骨切除术可以扩展至包括眶内容物剜除术和前颅面切除术（图4.2）。

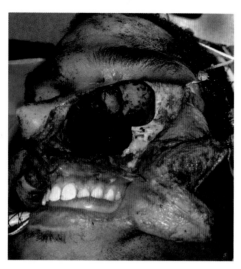

图4.2 经面入路的上颌骨切除术，包括眶内容物剜除术和额下开颅术，用于治疗巨大的嗅神经母细胞瘤。采用股前外侧游离皮瓣进行重建修复

并发症

上颌骨全切除术的并发症包括感染、出血/鼻出血、面部不对称/外观畸形、面部麻木、溢泪、口窦瘘、眼球下坠、视力改变、腭咽闭合不全、脑脊液漏、嗅觉减退和需要再次手术[38]。

额窦和筛窦入路

历史背景

额窦手术的历史错综复杂，甚至在内镜技术普及之前，额窦手术鼻外入路和鼻内入路的流行程度就一直在交替变化。对额窦病变治疗的描述可以追溯至1870年，Wells报道了第1例针对黏液囊肿的额窦手术[39, 40]。1884年，Alexander Ogsten首次详细描述了额窦的外部入路，他使用了前额正中垂直切口，暴露了额窦前壁骨质，并使用了环钻来引流急性感染[40, 41]。然而，由于鼻额流出道的关闭，这种手术的失败率很高[42, 43]。20世纪20年代，Lynch通过眶周内侧切口进行筛窦切除术，彻底切除了眶纸板、上颌骨额突和额窦底，从而推广了额筛复合体的外入路[44]。然而，这种方法也有20%～33%的失败率[40]，这使得采用骨成形瓣的闭塞性手术得到普及。在20世纪的大部分时间里，额窦肿瘤通过骨成形瓣和脂肪闭塞术从外部入路进行治疗，正如Goodale和Montgomery在20世纪60年代所描述的[45]。在2010年，Moe等描述了通过各种经眼眶途径进入眶周4个象限的系统方法[46]。即使考虑内镜技术和器械的出现与完善，外部入路对于进入额窦和前颅底仍然有价值。

手术技术：Lynch外入路额筛切除术

对于原发于筛窦内的、任何局限于筛窦内或穿过眶内壁进入眼眶的肿瘤，均可考虑此入路。

在内眦和鼻根之间做弧形切口。切口应向外侧上方弯曲，宜在同侧眼眉下方，尾端在泪囊前方。局部皮下注射麻醉剂加血管收缩剂。切开皮肤和皮下组织。这一步经常遇到内眦动脉的分支。切开内眦韧带，切口向下锐性剥离到骨膜。使用Cottle骨膜剥离子沿眶内壁在骨膜下平面进行解剖。辨认泪囊位置并将其从泪囊嵴内剥出。囊和眶内容物用可调式板形牵开器轻轻地向外侧拉开。

沿眶内壁分离眶周骨膜。应注意保持眶周骨膜的完整，破坏眶骨膜会导致眶脂肪和内容物的疝出，增加手术难度，也会导致眶内水肿迁延。与全上颌骨切除术相似，辨认额筛缝并注意保持手术分离在此缝以下，以避免不慎穿入颅底。筛前动脉位于泪前嵴后约24mm处，筛后动脉位于筛前动脉后12mm处。视神经位于筛后动脉后约6mm处。

如果需要，可结扎筛前动脉以充分显露术区。充分暴露眶纸板后，用Cottle骨膜剥离子在筛前动脉水平前方、额筛缝线下方进入筛窦。使用Kerrison咬骨钳从前方切除眶内侧壁直至泪嵴，可使这条通道增宽。眶内侧壁的切除可以在泪囊窝水平继续向上延伸以切除同侧额窦底，从而进入其下内侧部。通过该入路可以完全进入前、后筛腔，并在直视下切除鼻中隔。如果要切除中鼻甲，应保留其与颅底附着面约1cm的垂直板，以避免撕脱颅底筛样板。可在额隐窝内放置支架或引流管，以维持其开口并最大限度地降低再狭窄的可能性。最后，使用透明尼龙线缝合复位内眦肌腱。对于深部组织用4-0薇乔线呈埋藏间断状封闭。用5-0尼龙线严密缝合皮肤。

经眼眶入路

Moe和同事描述了到达眼眶所有4个象限的手术方法，读者可以参考[46]。本章将不再复述内眦后外侧入路和经结膜入路。

泪阜入路

该入路可用于眶内侧壁、眶内侧部的肿瘤，以及到达前颅底的筛窦/眶内通道。这项技术建立了通往泪道后方和侧方的通道[46]。虽然这种方法可以作为外路/开放方法进行，但为了提高可视性，可能首选内镜入路。

在角膜上覆盖一层润滑的角膜保护罩。泪道探头置于上、下泪小管中以防被不慎切断。将探针向内缩回，将眼球轻轻地向外拉。用细剪刀在泪阜内侧的结膜和皮肤交界处做切口。沿着内眦肌腱后腹的边缘向上和向下延伸切口，因为这一肌腱附着于泪后嵴。如果需要进入眶底或眶缘，结膜切口可进一步向下穿过下睑结膜。在泪后嵴后方切开骨膜。使用Cottle骨膜剥离子将骨膜从眶内壁抬起,这一步类似于上述Lynch外入路手术。辨认筛前动脉和筛后动脉,并烧灼切断。可采用与本章前文所述Lynch外入路手术相似的技术显露眶内壁并进入筛窦。

上睑皱襞入路

该入路可进入眼眶内侧上象限,可用于眶顶骨折、额窦病变和前颅窝病变[46]。在上睑皱襞做切口,类似于上睑成形术。切口是通过眼轮匝肌进行的。前睑板/前隔膜(皮肤肌肉)瓣向上翻起至眶缘。该区域的隔膜通常较薄,难以全程看清;因此,将解剖范围扩大到肌肉深层是必要的。如果眶隔受到侵犯,上睑提肌腱膜有损伤则有上睑下垂的风险。

一旦到达眶上缘,识别和保留眶上神经、滑车上神经血管蒂,然后在眶缘的下缘切开骨膜。在骨膜下对骨结构进行解剖。当上斜肌附着于额骨中心凹时可在软骨滑车处骨膜下松解上斜肌,以增加其内侧的暴露范围[47]。与泪阜入路相似,可辨认出筛动脉对其进行夹闭或结扎、分离。一旦实现了广泛暴露,如果需要,可以掀起额窦前壁的骨成形瓣以显露额窦后壁。颅底/筛板甚至额下颅底外侧部分也可通过该入路进入。传统上,将上斜肌重新悬吊以模拟其原有的骨附着,然而有研究表明,仅对该肌肉进行简单的重新对位,而不采用侵入性技术,术后复视风险不大[48]。用可吸收缝线重新缝合眼轮匝肌并仔细闭合皮肤,以达到最大限度的美容效果。

手术技术:骨成形瓣

单侧或双侧额窦肿瘤可考虑采用该入路。它可能对累及额窦后壁的肿瘤特别有用,因为该入路可提供广泛的额窦暴露视野。

骨瓣技术可为双侧额窦腔提供广阔的入路。该手术在全身麻醉下进行,可通过鸥翼入路、额中入路或冠状入路进行。鸥翼入路是在双侧眉上方做弧形切口,在鼻根的中线处汇合。鸥翼入路由于美容效果欠佳和眶上神经/滑车上神经血管束损伤风险而不再受欢迎。它还可能导致眼眉的部分脱失。

额中入路也可能会造成非常明显的、难看的瘢痕。切断眶上神经/滑车上神经远端分支可导致额部麻木。然而,在以下情况可以考虑这些切口:由于患者合并症而希望缩短手术时间,皱纹较深和前额头皮明显松弛的老年患者或秃头患者(图4.3)。

冠状入路仍然是该手术的主要入路。患者取仰卧位,头部位于麻醉机相反方向。使用角膜屏障或行睑缘缝合以保护双眼。用圈枕或梅菲尔德(Mayfield)头部支架固定头部。切口线从一侧耳轮脚到另一侧耳轮脚,一般至少在发际线后2~3cm处,但可规划到顶点水平上方。可规划各种切口线,从线形、W形到几何折线形不等。将头发用橡皮筋绑在计划切口两侧(图4.4)。整个面部、头皮和

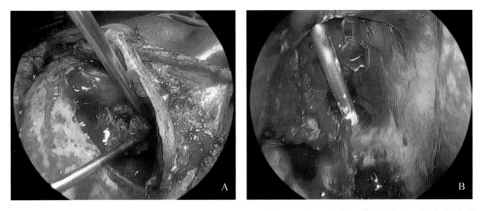

图 4.3 患者有广泛的心脏病史，围手术期风险高。患有巨大鼻腔鼻窦肿瘤且伴有额窦骨
质侵蚀

A.同一入路的内镜照片，骨成形瓣被翻起，以便快速切除额窦内的肿瘤。这些入路通常可与内镜经鼻入
　路相结合，以达到完全切除。B.这是右侧鼻腔的内镜照片，吸引装置从开放入路进入额窦

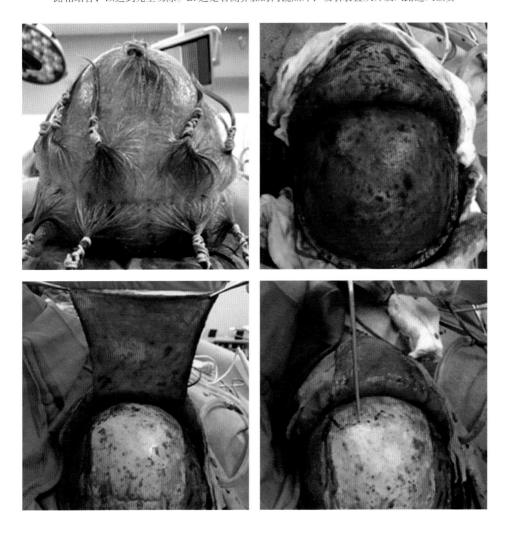

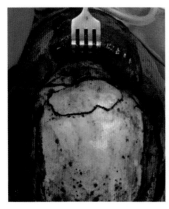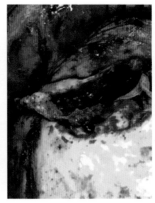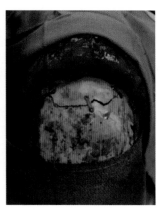

图4.4 额窦外侧部内翻性乳头状瘤的冠状入路

图片详细展示了帽状腱膜下头皮瓣的制作过程，如有需要，可以切取骨膜瓣。在影像引导下可以进行计划中的截骨术，截骨术后可以在额窦内见到肿瘤。复位骨瓣后，用颅骨修补钛螺钉固定。将头皮皮瓣复位并进行多层缝合

双耳均需要备皮。如果计划进行脂肪填塞，腹部也要备皮以获取脂肪。这可以在腹部左下象限（避免与阑尾切除手术的瘢痕混淆）或脐周区域进行。

在皮肤的毛囊之间做一冠状切口，切口为略向前的斜面，以减少切口线处的脱发。沿切口线放置Raney夹以减少皮缘出血。

单极电灼应避免靠近毛囊，以防止脱发。头皮皮瓣在帽状腱膜下翻起。应仔细剥离帽状腱膜瓣，使其与疏松结缔组织分离，疏松组织留置在骨膜上。头皮皮瓣也从帽状腱膜下平面的切口向后翻起到头顶。当皮瓣向外侧掀起时，分离的层面应保持在与帽状腱膜相邻的颞顶筋膜深处，以免损伤面神经额支。根据需要显露的范围，可将皮瓣剥离到眶缘上的水平。应尽可能多地保留颅骨骨膜，以备需要带血管蒂皮瓣重建时使用。骨膜存活率高，切开范围可至颅顶。不过，根据作者的经验，当皮瓣到达颅顶时，其轴向主血供变得越来越不确定。将骨膜剥离至眶上缘，将头皮瓣向前方/下方反折，并用皮肤钩或缝线固定。用湿纱布覆盖颅骨瓣以防止干燥。任何钻孔或剥离额窦前壁时必须注意滑车上神经血管蒂，以保全骨膜的血供。此时，进行前壁截骨术以获取骨瓣。这一步可以用精细的骨刀、高速钻头或磨钻头来切骨。既往多用X线胶片制成1∶1的模板，消毒后带上手术台，以指导截骨。不过，现在更常用影像引导的导航技术（图4.4）。

额窦前壁骨形成瓣与其被覆的颅骨骨膜贴合，以维持血供。另一种选择是将前壁的骨瓣推移到后壁以安全保存。

如果为完整切除肿瘤必须切除额窦后壁并开颅，这时应清除所有的额窦黏膜，防止术后形成黏液囊肿。可用腹部脂肪或颞肌闭塞额窦引流道（值得注意的是，由于后期继发感染的可能性大，不建议将羟基磷灰石用于鼻窦填塞）。如果有脑脊液漏，则行硬脑膜重建，并用颅骨膜瓣或帽状腱膜−颅骨膜瓣加强。然后

用微型钛板将骨形成瓣固定到原来的位置。如果不使用钛板，可以将颅骨膜瓣归位。通常，在头皮上穿孔以引流，并减少无效腔和血肿/血清肿的形成。如果帽状腱膜瓣仍然存在，则用3-0薇乔线间断缝合。深层皮下组织采用3-0薇乔线多层缝合，皮肤采用外科缝合钉多层缝合。

并发症

并发症包括血肿/血清肿、感染、额部轮廓畸形、切口周围秃发、头皮感觉异常、骨瓣骨髓炎及吸收、面神经额支无力、视觉障碍等。

颞下窝入路和鼻咽入路

历史背景

很多鼻腔鼻窦病变需要进入颞下窝。1961年，Fairbanks-Barbosa首次介绍了上颌窦晚期鼻腔鼻窦肿瘤的颞下窝入路[49]。此后，人们描述了多种改良术式和方法[50-53]。值得注意的是，1979年，Fisch描述了三种类型的颞下入路：A型、B型和C型。1987年，Sekhar及其同事描述了一种耳前－颞下入路，用于颞下窝手术[51]。1989年Arriaga和Janecka[52]提出了面部移位术。

外入路鼻咽切除术本身就很困难，原因是解剖结构上的隐匿导致无法广泛显露术野，并且此区域内存在许多重要的结构，外科医师必须仔细规避这些结构。由于鼻咽切除术通常是在初次放化疗后进行的挽救性手术，因此难度更大。Fisch于1983年提出C型颞下入路可用于鼻咽肿瘤[53]。该入路穿过颞下窝进入鼻咽部。Wei等在1991年描述了上颌外旋入路，由于其操作简单而被广泛接受[54]。上颌外旋入路和鼻内镜入路是目前最常用的鼻咽切除技术[55]。

耳前－颞下窝入路

该入路适用于颞下窝起源的肿瘤和蝶骨大翼或前颞骨起源的颅内肿瘤，但其不能满足安全切除整个颞骨或控制颞骨内面神经、颈静脉球的需要。

横贯头皮顶点的半冠状或冠状切口连接同侧耳前切口并向下延伸。如果需要近端控制颈动脉，可单独做颈部切口。切口通过皮下组织、帽状筋膜瓣和骨膜延伸。如本章前文所述，皮瓣在骨膜下平面向前抬起。保全颞浅动脉前支，以维持头皮皮瓣的血管供应。暴露颞肌后，在颞深筋膜浅层切开，加深剥离平面，在颞脂肪垫深面剥离。在颞脂肪垫的深处操作可以保护面神经额支，该神经位于颞深筋膜浅层。

通过将脂肪组织垫反折到骨膜下平面的前方来暴露眶颧（orbitozygomatic，OZ）复合体。从它的周围结构中把OZ游离出来，这样就能够进入它的深面。从颧骨两侧、眼眶外侧剥起骨膜，暴露出从眶顶到眶下裂的区域。在颧骨根部、颧额缝线和颧颌支撑处进行斜切，以游离OZ骨性部分。将这部分保存在生理盐水中，以便在手术结束时进行重建。使用标准腮腺切除术可以识别并保留面神经的主干。颞肌在颞上线与颅骨离断并在它与冠状突的连接处向下翻转。如果在手术结束时需要复位颞肌，则在颞上线处留下一圈筋膜。

在暴露颞下窝后，可以开始着手切除肿瘤。根据肿瘤的范围可进行颞下颅骨切除术。如本章后面所述，眶颧部开颅术也可进行。如果涉及颈内动脉的岩部，必须脱位或切除下颌髁突才能进入关节窝。颈内动脉走行于下颌关节窝内侧，因此可能需要行颞下开颅术来暴露颅窝的上方，从而最大限度地减少动脉的损伤风险。如果可能的话，尽力保留关节囊和关节软骨。如果髁突脱位，必须分离茎突下颌韧带和蝶骨下颌韧带的附着部，以允许松动下颌骨。

肿瘤切除完成后，通过重建板和固定开颅骨瓣来重建骨性OZ。颞肌在颞上线外与残留的筋膜重新缝合连接。它也可以作为旋转皮瓣来覆盖暴露的结构，如颈动脉。皮肤切口以精细整形的方式缝合。

上颌骨外旋

鼻咽、蝶窦和同侧颞下窝肿瘤切除可考虑采用该入路。手术在全身麻醉下进行。患者取仰卧位，整个面部都在手术准备区域。行眼睑缝合以保护双眼。

采用本章前面描述的Weber-Ferguson切口。上颌骨前壁处的薄骨可被用于截骨。剩余的颊部皮肤肌肉瓣应保持骨膜完整附着于上颌骨前壁，以保证骨块的血液供应。用摆动锯截骨。第一条截骨线是在颧骨到上颌骨的移行处，然后通过鼻突沿着上颌骨的前壁向内延伸。将摆动锯插入上颌窦盲视下切断上颌窦后壁。在此过程中眶下神经被切断，而眶底/眶下缘保持完整。掀开黏骨膜，在中线暴露硬腭骨质，使用摆锯完成腭部截骨术。最后一次截骨是将上颌结节与翼突板离断。这是通过经口插入弯曲的骨刀来完成的。腭大血管一般在此过程中被切断。骨性上颌骨现在是游离的，可以侧向旋转，像一本书一样打开，同时仍然与颊瓣和咬肌相连。这为鼻咽、双侧咽鼓管和同侧颞下窝的全部显露提供了广阔的通路，包括进入走行于颈动脉管的颈内动脉。肿瘤切除后可切除同侧下鼻甲，剥离其黏膜进行游离移植，覆盖在鼻腔内暴露的骨表面以促进愈合。然后将上颌骨旋回解剖位置。使用微型钛板骨性固定，将上颌骨固定回颧骨和对侧上颌骨。牙托安装在上颌牙槽嵴上以加强复位的准确性。多层缝合，闭合皮肤切口。

颅面切除术/经颅入路

历史背景

跨越边界进入前、中颅底及颞下窝和（或）眼眶的较大的鼻腔鼻窦恶性肿瘤可能不适合单纯内镜下切除。对于此类病例，可能需要行颅面切除。在这些治疗中，多学科密切合作至关重要。

虽然Ketcham在1963年推广了经颅面联合入路切除的现代理念，但更早期的理念可以追溯至1905年，当时Krause提出了通过切除额骨经颅前窝进入垂体的设想[2, 56]。手术设备和影像学方面的改进使得手术更加精准，也使对复杂病变进行手术成为可能[57]。颅面切除术的总体死亡率为4.5%，并发症发生率为33%[57]。目前已开发和介绍了许多方法。根据手术切除需要进行颅底区域（前、中、后）入路分类。我们将主要集中于介绍用于进入前、中颅底的部分开放手术技术。

扩大的额入路

该入路最初由Derome于1972年描述为"经基底入路"，并由Raveh于1978年进行改良，并纳入了双侧眶额筛旁截骨术[58, 59]。匹兹堡大学（University of Pittsburgh）团队发表了关于该入路及其应用范围的临床系列研究，指出其死亡率为2.2%[58]。该入路可广泛暴露双侧筛窦、蝶窦、斜坡和眶顶等侧颅底，适用于累及颅前窝、颅中窝、颅后窝的中线鼻腔鼻窦肿瘤，同时对大脑的牵拉作用最小[58]。其局限性包括双侧嗅觉神经必须去神经化，视神经、海绵窦、岩尖、舌下管和展神经的侧伸受限[58]。该入路可与其他入路，（如面中部脱套术或LeFort截骨术）联合，用于上颌骨、眼眶和下斜坡更广泛的肿瘤。

该手术可在全身麻醉下进行。患者头部位置与麻醉团队相反。双侧行睑板缝合或用角膜屏障以保护眼睛。用梅菲尔德头夹固定头部。对上面部和头皮进行术前准备并铺巾。双冠状切口暴露至眶缘以下，保留骨膜，如本章前面所述。双侧眶上神经血管蒂使用Kerrison钳子或精细骨刀从各自的孔或管中松解。在颧额缝外侧，鼻额缝中线下方进一步剥离头皮瓣。如果肿瘤需要更宽的截骨范围，可以将双侧颞肌的前缘分离，并用缝线向后牵拉。眶周从眶骨的内/上/外侧壁掀起到眶尖。识别筛前动脉并双侧结扎，也可结扎筛后动脉以减少肿瘤的血供。

神经导航被用于勾画额窦。用高速摆锯在额骨上进行截骨，额骨正位于额窦上边缘水平以下。将截骨向眶顶外侧和下方延伸（同时使用可延展的带状拉钩保护眶周），沿眶内壁进入泪嵴前方的鼻上颌沟。水平截骨是通过鼻根向前向后的方向进行的。这个截骨线略微向上倾斜，直接进入鸡冠前面的前颅底。使用凿骨刀轻轻地分离并移除骨段。对于累及颅中窝和斜坡的肿瘤，可在顶部及额筛缝水平进一步向后方切除筛骨，同时环切嗅沟硬脑膜，显露蝶骨平台。通过这种显露，视神经管的骨性内侧壁也可以去骨化，从而显露双侧视神经和视交叉。在重建和闭合额窦之前，应先颅骨化。

缺损的重建不在本章的讨论范围之内，但注意事项应包括硬脑膜缺损的严密闭合和颅底多层闭合。除非眶内壁的大部分（＞50%）被切除，否则通常不需要重建。如果使用骨膜瓣，则切除眶额骨下段的一小段，以防止其血管蒂受压。眶额骨块用微型钛板固定。双冠状切口关闭参见本章前面所述。

扩大额入路的并发症

匹兹堡大学团队的病例系列研究表明，并发症包括脑脊液漏、额叶挫伤/水肿、颞叶血肿、硬膜外脓肿或感染、咽鼓管瘘、神经功能恶化、癫痫发作、体重下降和脑神经病变（据报道有第 II～VII、IX、X 和 XII 对脑神经病变），死亡率为 2.2%[58]。

改良眶颧开颅术

作为翼点入路的扩展，改良眶颧（OZ）开颅术于1982年由 John Jane 首次描述[60]。该入路可广泛暴露前中颅窝、基底尖区、鞍上和鞍旁区、眼眶、海绵窦和上斜坡[61,62]。因此，在鼻腔鼻窦恶性肿瘤已扩展到这些区域中的一个或多个的病例中是有用的。自那以后，OZ 开颅术经历了多次改进。该手术应在与神经外科同事进行跨学科合作的情况下开展。本章将介绍由 Delashaw 及其同事描述的一片式改良眶上 OZ 开颅术[63]。

该手术在全身麻醉下进行。将患者与麻醉团队成角度摆放，头部牢固固定并向对侧旋转15°～45°。将患者置于轻度的反 Trendelenburg 体位，使患者头部高于心脏的水平。

皮肤切口开始于颧骨根部，距耳屏前约1cm处。切口略向前，并在发际线内继续向外侧延伸至对侧瞳孔中线。切口不宜延伸至颧骨下方，以免损伤面神经额支。如果需要行游离皮瓣微血管重建，应注意保留颞浅动脉。头皮皮瓣在帽状腱膜下分离。将颅骨骨膜瓣掀起到上眶缘，并被保留，以用于重建颅底缺损。识别和保留眶上神经血管蒂，并与眶周组织一起向下反折。如果蒂部穿过骨孔，就打开这个孔直到眶上缘，然后轻轻地将蒂剥离出来。将眶周组织从眶缘后2～3cm处掀起至眶骨外。颞肌筋膜和肌肉在骨膜下平面被翻起离开颅骨，并与头皮瓣一起向前反折，而颞肌筋膜附着在颞上线的腱膜上。剥离和暴露眶缘与额颧缝处的颧骨。

第一个钻孔（McCarty 钻孔）大约放置在额蝶缝后约1cm的额颧缝。这个钻孔暴露了眶周和额叶硬脑膜。另一个钻孔位于颞骨的鳞状部分，即在颧骨根部的上方。第三个钻孔也是最后一个钻孔位于额后区颞上线附近。使用带有脚踏板的高速电钻进行骨瓣切割，所有切割都在硬膜外平面进行。第一条切口线是从颞部的钻孔到后额部的钻孔。第二条切口线是从 McCarty 钻孔到蝶骨翼。第三条切口线是从颞部的钻孔到蝶骨翼的前方。侧切钻头用于在颧骨上通过额颧缝进行骨性切割，并连接到 McCarty 钻孔。同样的钻头用于削薄眶上切迹或孔处的上眼眶缘。用骨刀松解蝶骨翼的附着。然后将骨刀沿眶缘放置，骨折线穿过前眶顶。然后骨瓣被轻轻地向前反折，并向前裂开，远离硬脑膜和眶周。此步骤的阻力应该相对较小。这样可以显露前中颅底和颞眶带。颞眶带是沿着颞上叶的硬脑膜，它穿过眶上裂时与眶周相连。该带由两层组成，限制了进入前床突、硬膜外海绵窦和视神经孔的通道。把它横行切断（通常用小剪刀），以便颞叶向后回缩并进入这些结构。

重建时，修补硬脑膜缺损。如果穿过额窦后壁，在硬脑膜与额窦之间铺设骨膜瓣。将成骨瓣放回原位并用微型钛板固定。必须特别小心以确保眶周或眶内容物不受更换骨瓣的冲击。

该入路的并发症包括眼眶卡压、面神经额支麻痹、卒中、癫痫发作和脑神经病变。

面部移位术

1989年Moises Arriaga和Ivo Janecka首次描述了面部移位术的解剖学基础[64]。首次临床系列试验随后于1990年开展[52]。利用颅面拆解的概念和原理，该入路可以直接和广泛显露鼻咽、颞下窝（ITF）、斜坡、蝶窦和海绵窦、眶上裂及前中颅底[64]。它最初是作为颅底原发性肿瘤的治疗方法而开发的，也适用于某些延伸至颅底的晚期鼻腔鼻窦肿瘤。

手术过程在全身麻醉下进行。患者平卧，头部远离麻醉团队。将气管插管放置在手术对侧，并使用牙科钢丝固定上颌牙或用牙弓丝固定下颌牙。除非预期有广泛的颅内显微切割，一般不用固定钉固定头部。常规行同侧面神经监测以监测面神经额支。

整个面部经过消毒处理并置于手术区域内。在需要控制颈动脉近端的情况下，颈部也应包括在手术范围内。切口包括鼻侧切开切口、延伸到耳前的半冠状切口和眼睑下穹窿切口。这些切口是连续的，并由横跨面部颧骨区的水平切口连接起来（图4.5）。

按上述方法设计切口并注射局麻药和血管收缩剂。水平切口首先在颧骨水平穿过太阳穴，从外眦到耳前皱襞。切口是通过皮肤和皮下组织进行的。此时应辨认面神经额支，露出5～10mm。通常有3～6个独立的分支穿过这个区域以支配额肌。眼轮匝肌的分支一般在这条线以下，因此它的功能得以保留。通过放大镜放大和神经监测来识别所有穿过这个切口的额支。这些分支被逐一切断，用7-0尼龙缝线标记，以便在手术结束时进行神经缝合。预计术后会出现暂时性额肌无力，但只要外科医生在切断神经分支时操作谨慎，在重新接上神经分支时细致认真，额肌基本都会恢复。

带蒂的软组织瓣（蒂位于下方）在腮腺咬肌筋膜水平被翻起到腭水平。这使得解剖层面深入腮腺并避免损伤面神经下部分支。咬肌直接显露，通过这种方式可以到达下颌的髁突和冠状突。如果病理上需要确定面神经的主干，耳前部分的切口可以向下延伸成一个改良的Blair切口，可以按照腮腺切除术的常规方式找到标准的切口。

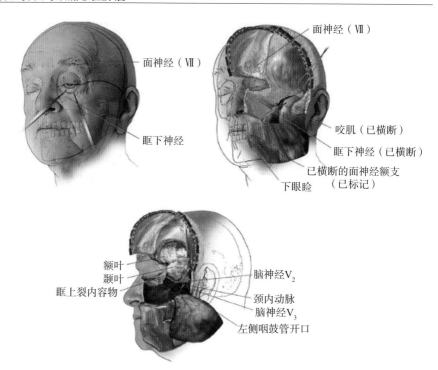

图4.5　面部移位术的切口和皮瓣示意图

（经允许引自：Nuss et al. *Master Techniques in Otolaryngology-Head and Neck Surgery：Skull Base Surgery*）

鼻侧切开术的切口在内眦水平旁进行。切口深至骨膜。鼻翼在梨状孔处松解，露出下鼻腔。

通过在内侧做一个睑结膜切口来分离内眦，然后连接到鼻侧切开切口的上缘，从而松弛下睑。切口通过外眦向外侧延伸。它在这里加深到眶缘和眶底，并在骨膜下解剖以充分游离下睑及其骨骼附件。在泪嵴内分辨泪囊和鼻泪管，并尽可能向远端锐性分离。术者应注意内眦韧带的初始位置，以便手术收尾时复位。

上颌骨前软组织在骨膜下平面被解离到上颌牙列上方的水平。识别眶下神经并切断。如未被肿瘤侵犯，可在手术收尾时按标记缝线进行神经缝合。

接着做一个半冠状切口，如本章前面所述。头皮皮瓣在帽状腱膜下平面翻起，并掀起骨膜瓣以备可能的重建用途。使用Cottle骨膜剥离子在骨膜下平面解剖眼眶，使眶周与眶内、外、下骨架分离。眶下裂用器械进行探触，以便于截骨。

一旦面部软组织封套层完全游离，按计划进行截骨术以游离眶、上颌和颧骨（orbital，maxillary，and zygomatic，OMZ）。使用往复锯或用精细切割钻头进行骨切割。应使用最薄的刀片或最小的钻头，以尽可能多地保留骨骼。在眶底进行截骨术，从眶下裂向内侧顺延至纸样板/泪嵴并进入筛窦。在颧额缝和颧弓根处进行附加截骨术，以断开颧颞交界部。要完全松解OMZ，必须从颧骨的起点松解咬肌，颞肌在颧骨下表面的松散附着也必须松解。通过上颌LeFort截骨术进入上颌窦。如果保留了眶下神经，要将眶下神经孔磨大，并将近端神经段从其附着处松解。一旦所有的截骨术完成，用骨刀轻轻撬开和释放上颌骨外侧附着的软组织。将OMZ安全地放置在抗生素溶液中，并储存在远离手术野的地方，以便后续用于重建。

随着OMZ被切除，颞肌可从它在颞上线的附着线处分离。在骨膜下平面较低位置可以做到锐性分离。如果要进行游离皮瓣微血管重建，此时应辨别并保留颞浅动静脉。整个颞肌应作为一个整体向上翻起，尽可能向下反折。颞肌本身也可用于血管化重建。如果病理需要颞下窝或鼻咽入路，则可以在下颌颈水平进行冠状突基底部截骨，以进一步增加肌肉下拉程度。术中用湿纱布保护颞肌。

此时可见上颌窦后壁和内侧壁，可以用Kerrison钳逐步切除。在上颌动脉穿过ITF进入翼上颌裂时可以被识别，在其移行为蝶腭动脉处进行结扎。在颅底和腭部通过翼板进行截骨术。可以使用往复锯、Kerrison钳或线锯来完成。

此时，整个同侧上颌骨、鼻腔、筛窦和蝶窦、鼻咽、双侧咽鼓管、斜坡、眶骨、圆孔和颞下窝可以被广泛显露。

如果病灶扩展到颅内，这时应有神经外科医生共同加入手术，实施额颞或颞部开颅术。根据需要，可进入同侧弓状隆起和膝状神经节、卵圆孔、圆孔、眶下裂和眶上裂、眶尖和海绵窦，以及颈内动脉的颈段、岩段和海绵窦段。

关闭硬脑膜和保护颈动脉是重建过程中至关重要的考量。建议采用带血管蒂皮瓣重建中颅窝底，这可以通过颅骨膜瓣或颞肌瓣来完成。显露的颈动脉应用带血管的组织覆盖，重植OMZ。必须将骨部与邻近的健康/带血管骨固定在一起，并用带血管组织良好地覆盖和包裹，以最大限度地提高其成活的机会。颞肌瓣也常用于此；如无法保存或因其他原因无法获得，应考虑采用显微血管游离皮瓣。

将眶下神经引入原位的眶下管，用6-0尼龙线缝合固定，然后用微型钛板固定OMZ。眶周膜和眶内容物应精心归位于眼眶内，以避免其内容物在骨性节段之间发生嵌顿。切断的鼻泪管也归于原位，以保全其引流功能。置入Crawford支架维持上、下泪小管通畅。采用缝线悬吊软组织瓣，以促进内、外眦无张力复位。用永久性缝线重新悬吊内眦韧带。为了获得最佳的美容效果，这些结构的精确复位是必要的。用6-0快速吸收铬线松散地修补结膜。可以进行暂时性睑板缝合以支撑眼睑并抵消来自颊瓣的重力。

对于面神经上支，采用7-0或8-0尼龙线初期缝合或用神经套管技术进行修复，然后以多层精细的方式闭合切口。

面部移位术的并发症

并发症包括瘢痕形成、面部不对称、瘢痕挛缩导致下睑外翻或退缩、外观改变、颞部凹陷、头皮麻木和明显张口困难等。面肌无力或面中部感觉异常可由重新缝合的脑神经再生不完全引起。在极少数情况下，OMZ 的骨髓炎也可发生。其他并发症包括颈动脉裸露、大血管损伤和脑脊液漏。

结论

在内镜技术出现之前，鼻腔和颅底开放手术一直是治疗鼻腔鼻窦恶性病变的主要方法。内镜设备和影像学方面的发展降低了开放手术的使用率。然而，这些开放手术可以为鼻腔鼻窦及其邻近结构提供广泛的入路。对于不适合内镜切除的较大或广泛的肿瘤切除，开放入路尤其有价值。应仔细评估病变位置和受累结构，以指导所采取的方法。

参 考 文 献

1. Lund V. The evolution of surgery on the maxillary sinus for chronic rhinosinusitis. Laryngoscope. 2002;112(3):415–9.
2. Ketcham AS, Van Buren JM. Tumors of the paranasal sinuses: a therapeutic challenge. Am J Surg. 1985;150(4):406–13. https://doi.org/10.1016/0002-9610(85)90145-x.
3. Messerklinger W. Endoscopy of the nose. Urban & Schwarzenburg: Baltimore; 1978.
4. Husain Q, Patel SK, Soni RS, et al. Celebrating the golden anniversary of anterior skull base surgery: reflections on the past 50 years and its historical evolution. Laryngoscope. 2013;123(1):64–72.
5. Kennedy DW. Functional endoscopic sinus surgery. Technique. Arch Otolaryngol. 1985;111(10):643–9.
6. Kassam A, Snyderman CH, Mintz A, et al. Expanded endonasal approach: the rostrocaudal axis. Part I. Crista galli to the sella turcica. Neurosurg Focus. 2005;19(1):E3.
7. Kilic S, Kilic SS, Baredes S, et al. Comparison of endoscopic and open resection of sinonasal squamous cell carcinoma: a propensity score-matched analysis of 652 patients. Int Forum Allergy Rhinol. 2018;8(3):4221–434.
8. Povolotskiy R, Farber NI, Bavier RD, et al. Endoscopic versus open resection of non-squamous cell carcinoma sinonasal malignancies. Laryngoscope. 2019. https://doi.org/10.1002/lary.28270. [Epub ahead of print].
9. Farber NI, Bavier RD, Crippen MM, et al. Comparing endoscopic resection and open resection for management of sinonasal mucosal melanoma. Int Forum Allergy Rhinol. 2019;9(12):1492–8. https://doi.org/10.1002/alr.22422. Epub 2019 Nov 22.
10. Mortuaire G, Leroy X, Vandenhende-Szymanski C, et al. Comparison of endoscopic and external resections for sinonasal intestinal-type adenocarcinoma. Eur Arch Otorhinolaryngol. 2016;273(12):4343–50. https://doi.org/10.1007/s00405-016-4181-4. Epub 2016 Jun 30.
11. Macbeth R. Caldwell-Luc operation 1952–1966. Arch Otolaryngol. 1968;87(6):630–6.
12. Stammberger H, Posawetz W. Functional endoscopic sinus surgery. Concept, indications and results of the Messerklinger technique. Eur Arch Otorhinolaryngol. 1990;247(2):63–76.
13. Xue Z, Liu J, Bi ZY, et al. Evolution of transmaxillary approach to tumors in pterygopalatine fossa and infratemporal fossa: anatomic simulation and clinical practice. Chin Med J. 2019;132(7):798–804. https://doi.org/10.1097/CM9.0000000000000142.
14. Zwagerman NT, Zenonos G, Lieber S, et al. Endoscopic transnasal skull base surgery: pushing the boundaries. J Neuro-Oncol. 2016;130(2):319–30. Epub 2016 Oct 20.
15. Patel CR, Wang EW, Fernandez-Miranda JC, et al. Contralateral transmaxillary corridor: an augmented endoscopic approach to the petrous apex. J Neurosurg. 2018 Jul;129(1):211–9. https://doi.org/10.3171/2017.4.JNS162483. Epub 2017 Oct 20.
16. Defreitas J, Lucente FE. The Caldwell-Luc procedure: institutional review of 670 cases: 1975–1985. Laryngoscope. 1988;98(12):1297–300.

17. Han JK, Smith TL, Loehrl TA, et al. Surgical revision of the post-Caldwell-Luc maxillary sinus. Am J Rhinol. 2005;19(5):478–82.
18. Narkio-Makela M, Qvarnberg Y. Endoscopic sinus surgery or Caldwell-Luc operation in the treatment of chronic and recurrent maxillary sinusitis. Acta Otolaryngol Suppl. 1997;529:177–80.
19. Penttila M, Rautiainen M, Pukander J, et al. Functional vs. radical maxillary sugery. Failures after functional endoscopic sinus surgery. Acta Otolaryngol Suppl. 1997;529:173–6.
20. Denker A. Ein Neuer Weg Fur Operation der Malignen Nasentumoren. Munch Med Wochenschr. 1906;20:953–6.
21. Canfield R. The submucous resection of the lateral nasal wall in chronic empyema of the antrum, ethmoid and sphenoid. J Am Med Assoc. 1908;LI:1136–41.
22. Sturmann D. Die Intranasale Eroffnung der Kieferhohle. Berliner Klinische Wochenschrift. 1908;45:1273–4.
23. Upadhyay S, Dolci RL, Buohligah L, et al. Effect of incremental endoscopic maxillectomy on surgical exposure of the pterygopalatine and infratemporal fossae. J Neurol Surg B Skull Base. 2016 Feb;77(1):66–74. https://doi.org/10.1055/s-0035-1564057. Epub 2015 Sep 9.
24. Lee JT, Yoo F, Wang M, et al. Modified endoscopic Denker approach in management of inverted papilloma of the anterior maxillary sinus. Int Forum Allergy Rhinol. 2020;10(4):533–8. https://doi.org/10.1002/alr.22513. Epub 2020 Feb 27.
25. Benmoussa N, Kerner J, Josset P, et al. A 1842 skull from Dupuytren's museum of Paris: an original artifact of Joseph Gensoul first maxillectomy technique. Eur Arch Otorhinolaryngol. 2017;274(1):175–9. https://doi.org/10.1007/s00405-016-4192-1. Epub 2016 Jul 4.
26. Myhre M, Michaels L. Nasopharyngeal angiofibroma treated in 1841 by maxillectomy. J Otolaryngol. 1987;16(6):390–2.
27. Ehrhardt JD Jr, O'Leary JP. The clandestine operations performed on president Grover Cleveland and the rationale for surgical secrecy. Am Surg. 2018;84(9):1484–8.
28. Carlson ER, Reddi SP. Oral cancer and United States presidents. J Oral Maxillofac Surg. 2002;60(2):190–3.
29. Spiro RH, Strong EW, Shah JP. Maxillectomy and its classification. Head Neck. 1997;19(4):309–14.
30. Aramany MA. Basic principles of obturator design for partially edentulous patients. Part I: classification. J Prosthet Dent. 2001;86(6):559–61.
31. Brown JS, Rogers SN, McNally DN, et al. A modified classification for the maxillectomy defect. Head Neck. 2000;22(1):17–26.
32. Osborne JE, Clayton M, Fenwick JD. The Leeds modified Weber-Fergusson incision. J Laryngol Otol. 1987;101(5):465–6.
33. Goyal A, Tyagi I, Jain S, et al. Transconjunctival incision for total maxillectomy – an alternative for subciliary incision. Br J Oral Maxillofac Surg. 2011;49(6):442–6. https://doi.org/10.1016/j.bjoms.2010.07.002. Epub 2010 Jul 31.
34. Vural E, Hanna E. Extended lateral rhinotomy incision for total maxillectomy. Otolaryngol Head Neck Surg. 2000;123(4):512–3.
35. Sobol SM, Wood B, Levine H. An approach to total maxillectomy with emphasis on orbital preservation. Plast Reconstr Surg. 1982;69(6):945–50.
36. Liu Z, Yu H, Wang D, et al. Combined transoral and endoscopic approach for total maxillectomy: a pioneering report. J Neurol Surg B Skull Base. 2013;74(3):160–5. https://doi.org/10.1055/s-0033-1338260. Epub 2013 Mar 15.
37. Rivera-Serrano CM, Terre-Falcon R, Duvvuri U. Combined approach for extensive maxillectomy: technique and cadaveric dissection. Am J Otolaryngol. 2011;32(5):417–21. https://doi.org/10.1016/j.amjoto.2010.07.023. Epub 2010 Sep 18.
38. Sweeney AR, Walker B, Bhrany AD, et al. Ophthalmic changes following maxillectomy with or without postoperative radiation therapy. J Craniofac Surg. 2019;30(5):1448–51. https://doi.org/10.1097/SCS.0000000000005437.
39. Wells R. Abscess of the frontal sinus. Lancet. 1870;1:694–5.
40. Jacobs JB. 100 years of frontal sinus surgery. Laryngoscope. 1997;107(11 Pt 2):1–36.
41. Ogsten A. Trephining the frontal sinus for catarrhal diseases. Med Chron. 1884;3:235–8.
42. Coakley CG. Frontal sinusitis: diagnosis, treatment, and results. Trans Am Laryngol Rhinol Otol Soc. 1905;11:101–35.

43. Logan-Turner A. The operative treatment of chronic suppuration of the frontal sinus. J Am Med Assoc. 1905;60:407–41.

44. Lynch RC. The technique of a radical frontal sinus operation which has given me the best results. Laryngoscope. 1921;31:1–5.

45. Goodale RL, Montgomery WW. Anterior osteoplastic frontal sinus operation. Five years' experience. Ann Otol Thinol Laryngol. 1961;70:860–80.

46. Moe KS, Bergeron CM, Ellenbogen RG. Transorbital neuroendoscopic surgery. Neurosurgery. 2010;67(3 Suppl Operative):ons16–28. https://doi.org/10.1227/01. NEU.0000373431.08464.43.

47. Gassner HG, Schwan F, Schebesch KM. Minimally invasive surgery of the anterior skull base: transorbital approaches. GMS Curr Top Otorhinolaryngol Head Neck Surg. 2016;14:Doc03. https://doi.org/10.3205/cto000118. eCollection 2015.

48. Haug RH. Management of the trochlea of the superior oblique muscle in the repair of orbital roof trauma. J Oral Maxillofac Surg. 2000;58(6):602–6.

49. Barbosa JF. Surgery of extensive cancer of paranasal sinuses. Presentation of a new technique. Arch Otolaryngol. 1961;73:129–38. https://doi.org/10.1001/archotol.1961.00740020135001.

50. Terz JJ, Young HF, Lawrence W Jr. Combined craniofacial resection for locally advanced carcinoma of the head and neck II. Carcinoma of the paranasal sinuses. Am J Surg. 1980;140(5):618–24. https://doi.org/10.1016/0002-9610(80)90043-4.

51. Sekhar LN, Schramm VL Jr, Jones NF. Subtemporal-preauricular infratemporal fossa aprroach to large lateral and posterior cranial base neoplasms. J Neurosurg. 1987;67(4):488–99. https://doi.org/10.3171/jns.1987.67.4.0488.

52. Janecka IP, Sen CN, Sekhar LN, et al. Facial translocation: a new approach to the cranial base. Otolaryngol Head Neck Surg. 1990;103(3):413–9.

53. Fisch U. The infratemporal fossa approach for nasopharyngeal tumors. Laryngoscope. 1983;93(1):36–44. https://doi.org/10.1288/00005537-198301000-00007.

54. Wei WI, Lam KH, Sham JS. New approach to the nasopharynx: the maxillary swing approach. Head Neck. 1991;13(3):200–7. https://doi.org/10.1002/hed.2880130306.

55. Roger V, Patron V, Moreau S, et al. Extended endonasal approach versus maxillary swing approach to the parapharyngeal space. Head Neck. 2018;40(6):1120–30. https://doi. org/10.1002/hed.25092. Epub 2018 Jan 31.

56. Frazier CH. An approach to the hypophysis through the anterior cranial fossa. Ann Surg. 1913;57(2):145–50.

57. Ganly I, Patel SG, Singh B, et al. Craniofacial resection for malignant paranasal sinus tumors: report of an international collaborative study. Head Neck. 2005;27(7):575–84.

58. Sekhar LN, Nanda A, Sen CN, et al. The extended frontal approach to tumors of the anterior, middle, and posterior skull base. J Neurosurg. 1992;76(2):198–206.

59. Raveh J, Turk JB, Ladrach K, et al. Extended anterior subcranial approach for skull base tumors: long-term results. J Neurosurg. 1995;82(6):1002–10.

60. Jane JA, Park TS, Pobereskin LH, et al. The supraorbital approach: technical note. Neurosurgery. 1982;11(4):537–42.

61. Lemole GM, Henn JS, Zabramski JM, et al. Modifications to the orbitozygomatic approach. Technical note. J Neurosurg. 2003;99(5):924–30.

62. Pellerin P, Lesoin F, Dhellemmes P, et al. Usefulness of the orbitofrontomalar approach associated with bone reconstruction for frontotemporosphenoid meningiomas. Neurosurgery. 1984;15(5):715–8.

63. Balasingam V, Noguchi A, McMenomey SO, et al. Modified osteoplastic orbitozygomatic craniotomy. Technical note. J Neurosurg. 2005;102(5):940–4.

64. Arriaga MA, Janecka IP. Facial translocation approach to the cranial base: the anatomic basis. Skull Base Surg. 1991;1(1):26–33.

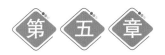

鼻旁窦切除术后重建与修复

Avinash V. Mantravadi，Michael G. Moore，Jessica A. Yesensky

译者：洪海裕 樊韵平 廖振鹏 张 俊

引言

　　鼻旁窦和腭颌区的重建与修复在多个专业领域、不同阶段有着悠久而丰富的演变历史。第一颗固定式牙科修复体早在公元前2500年就被发现了，Lusitanus因在1560年描述了现在广为人知的腭闭孔器而闻名[1]。多年来，腭闭孔器与其他假体被用于分隔口腔与鼻腔，以维持正常的语言与吞咽构造，恢复面中部的形态，从而取得了良好效果。随着现代成像模式和手术切除技术的发展，包括前颌骨、颧骨体、眶底和颅底等结构在内的延伸切除范围的扩大，假体修复的局限性更加明显。此外，由于年龄因素或先前治疗，如翼板切除、前颌骨大部分切除的功能限制导致无法使用腭闭孔器，或者患者希望使用无须拆卸的假体，这些因素促进了新的重建技术的发展。20世纪80～90年代，微血管游离组织移植的迅速扩展显著增加了重建方式的多样性。最近，因植入材料、三维（3D）建模与虚拟手术计划方面的进展，为整形外科医生提供了更多的工具。但是腭闭孔器和假体仍被广泛用于面中部术后，以提供良好的功能修复与整形修复，然而近年来，局部皮瓣和游离组织移植术的使用急剧增加。这为可能遇到各种类型组织缺损的外科医生提供了同样多样化的重建选择。

缺损分析

　　鼻窦恶性肿瘤切除后，缺损的类型、范围和复杂性取决于若干因素，如原发病灶的大小、位置与组织病理学特征。此外，在考虑重建时，必须考虑到患者的个体化因素，包括内科合并症、体型、牙齿状况，以及既往局部放射治疗或拟定的辅助化疗。

　　任何重建的目标都是创造一个安全、稳定的伤口，以便使患者尽可能地恢复到患病前的状态。修复的目的包括建立口腔与鼻窦腔的分隔，实现颅底缺损密封修复，修复包括眶底在内的上颌骨支柱系统的支撑结构，维持口腔功能与功能性牙列以保证术后咀嚼、吞咽与言语功能，消灭所有无效腔，以及重新悬吊有活力的面部软组织，努力优化术后面部外观（图5.1）。

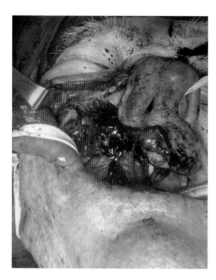

图5.1　该术中图片展示了右侧上颌窦鳞状细胞癌（T3N1M0）患者行面部切除术后的缺损。注意侧面与前面凸起的部分被保留下来，但是眶底的中央部分（已植入一钛制眶底植入物）及一半的硬腭缺失。本例患者使用大腿前外侧（ALT）肌皮游离瓣进行重建，以修复腭部缺损，并为右侧鼻腔外侧侧壁提供内衬，同时消除右侧颊部无效腔

由于鼻窦肿瘤切除术后可能导致伤口异质性，精确的缺损分析对于优化修复质量至关重要。多个上颌骨切除术后缺损分类系统已经开发出来，旨在指导修复[2, 3]。在确定修复方法之前，应评估以下内容：面中部和（或）眼眶支撑结构缺失、被覆结构缺失［腭和（或）鼻黏膜、皮肤］、有无暴露或切除硬脑膜、有无前部（前颌骨和鼻棘）或侧部（颧骨）的突出部分，以及剩余的上颌牙数量。

在以下内容中，我们将概述重建的方法，从几乎不需要附加手术的假体修复到使用复合游离组织移植的复杂多成分修复。在某些情况下，为了达到最佳效果，需要联合使用这些技术。

修复与重建方法

假体修复

对于缺损累及上颌骨下部和硬腭的患者，使用牙科闭孔器修复可能是不错的选择。事实上，在控制缺损的纵向范围与使用辅助治疗时，上颌骨切除术后使用闭孔器的患者在"健康相关生活质量"量表评分上与使用皮瓣重建的患者相比没有明显差异[4]。闭孔器的优点包括既能精准闭合口腔-鼻腔通道，更能密切监测术区的局部复发情况。

虽然该方法可适用于许多个体，但仍需要满足若干标准。首先，必须保留足

够稳定的上颌牙，以承载修复体。Okay等概述了哪些缺损最适合假体修复，哪些只能做限制性修复[3]。在没有足够多上颌后牙的情况下，同侧尖牙的维持已被证明可以通过最小化咀嚼产生的支点力来显著提高保持稳定闭孔的能力。在患者无牙或缺乏足够的牙齿来支撑闭孔器的情况下，与传统闭孔器相比，使用骨整合植入物可改善咀嚼和口腔功能，并减轻咀嚼不适感[5]。另一个要求是有充分的眶内容物局部支撑，因为当眶底被切除时，上颌闭孔器并不适合用于辅助眼眶支撑。

　　除了功能性上颌闭孔器，在进行眼眶内容物剜出术和（或）全鼻切除的情况下，假体也可用于帮助装饰。在这些情况下，使用未受影响的正常解剖结构的镜像图像往往有助于获得最真实的效果。假体可用黏合剂、外部装置（如眼镜臂），甚至用与骨整合植入物结合的扣环固定。

　　在考虑使用闭孔器的情况下，于最初的肿瘤学评估之后，让患者尽快接受义齿修复医生的检查以获得牙齿印模是非常重要的。通过这个牙齿印模可以制造一个石膏模型，该模型可勾勒出拟定的切除范围轮廓（图5.2）。随后，义齿修复医生与外科医生之间需要密切沟通，制作可在术中放置的假体，以便患者在术后恢复口服营养补充。假体的制作可能需要1～2周，因此义齿修复医生的早期参与对于避免延误治疗至关重要。此外，如果需要放置骨整合植入物，则口腔外科医生也应参与治疗计划。

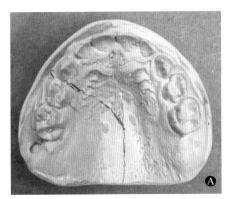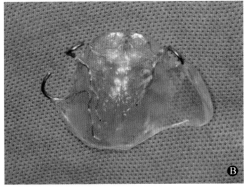

图5.2　该图展示了由右后上颌窦肿瘤的牙齿印模产生的石膏模型。拟定切除范围使用铅笔勾勒出来，保留同侧尖牙并扩大至腭中线处（A）；该图显示了拟切除术后放置的外科闭孔器。注意用于将假体固定在患者剩余牙列上的金属扣环（B）（经Dr. Ben Anderson, Indianapolis许可使用）

　　近年来的技术进步使更快、更精确的假体修复成为可能。虚拟手术计划可以模拟切除手术，未受影响的解剖结构的镜像图像可以用于准确评估拟使用的闭孔器，必要时还可协助植入物的放置。计算机辅助手术的广泛使用也极大地丰富了义齿修复医生的治疗手段，因为在某些机构它可在短短24小时内生成所需的材料[6]。此外，其他人还提及了切除术后立即行CT检查，使用3D打印制造外科闭孔器，避免了术前印模的需要[7]。

颅底重建

对于累及前颅底的鼻窦切除术，硬脑膜密封重建对于避免出现脑脊液鼻漏、气颅及脑膜炎至关重要。无论如何，有必要确保周围黏膜已被切除干净，以保证密封修复并避免黏液囊肿的形成。当使用内镜进行肿物切除与重建时，小的缺损可以通过逐层缝合来修复，通常使用同种异体组织移植，然后进行游离黏膜移植物覆盖。游离黏膜移植物的供体部位包括中鼻甲或下鼻甲、鼻底或鼻中隔。对于蝶窦的缺损，游离脂肪移植可用于增强同种异体移植物的闭合，或在使用带蒂皮瓣覆盖之前消灭无效腔。

对于导致大量脑脊液鼻漏的较大的内镜下缺损，使用鼻中隔黏骨膜翻转黏膜瓣能彻底实现可靠修复的能力[8, 9]（图5.3）。该技术利用蝶腭动脉的鼻中隔后支保证充足的血供，并已被证明可以提供牢固修复，脑脊液鼻漏的发生率为3.2% ~ 5%[10, 11]。该技术的主要局限性与其翻转弧度有关，翻转黏膜瓣可能无法覆盖延伸至额窦的缺损。若既往曾行较大鼻中隔手术或局部外照射放射治疗，皮瓣质量和存活能力则可能不太理想。此外，当肿瘤累及鼻中隔时，必须仔细把控切缘，确保移植物上没有残留病变。这种移植物可以在单侧或双侧鼻腔获取，通常需要进行鼻中隔后缘切除术以保证合适的移植物放置。组织密封剂与可吸收填塞材料通常在愈合初期用于固定修复部位。虽然单侧组织获取通常耐受性良好，对长期生活质量影响不大，但报道的并发症包括鼻中隔穿孔、软骨坏死、长期结痂、皮瓣蒂部损伤和持续脑脊液鼻漏等[12]。内镜下修补大面积缺损的其他辅助手段包括隧道式颅周与颞顶筋膜（TPF）修补，以及中鼻甲、下鼻甲黏膜瓣翻转修补[13-15]。

当采用开放术式时，较小的硬脑膜缺损，如筛板切除后出现的缺损，可以一期修复，然后再进行二期加固。在开放性前颅底修补中，最常使用的区域皮瓣是

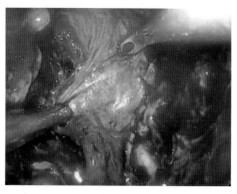

图5.3　该术中图片显示右侧鼻中隔黏膜瓣翻转修补累及蝶骨平台的肿块切除术所致大量脑脊液鼻漏（经 Dr. Jonathon Ting，Indianapolis许可使用）

颅周或额肌皮瓣[16, 17]。这些皮瓣可以通过开放手术或内镜下手术获取，提供一个薄而柔韧的组织层，其血供来自眶上和耳上血管。因此，既往有重大前额手术是使用这些皮瓣的禁忌证，因为该处皮瓣蒂部可能会受到影响。此外，在既往接受过体外放射治疗的情况下，皮瓣的可靠性可能会降低。在进行眶内容物剜出术时，可以根据对侧的血管蒂情况使用皮瓣，但这可能会影响移植物的健康状态，而且翻转弧度可能更有限。无论如何，如果需要使用这种皮瓣，就必须制作一个隧道，以便将移植物经隧道送至修补区域，通常需要对额窦进行颅骨化处理，否则鼻额引流会受到影响。

对于更多的外侧缺损或未跨越中线的缺损，可以使用TPF和（或）颞肌皮瓣修复。TPF皮瓣血供来源于颞浅动脉，颞浅动脉同时也是相同组织层的颅盖骨皮瓣的侧支血供。这些移植物可在头皮的中线部位获取，并翻转到位协助重建（图5.4）。在保留眶内容物的情况下，移植物可以通过翼腭窝隧道放入[18]。

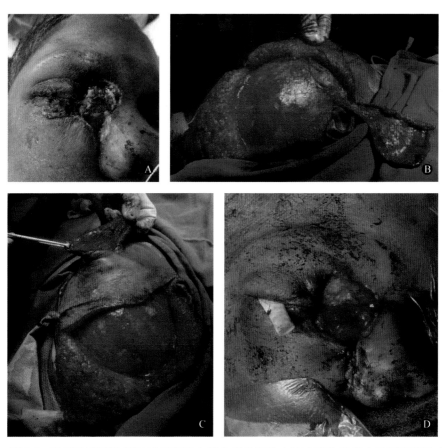

图5.4 这些临床图片展示了患者在右侧上颌骨切除＋眶内容物剜出＋前颅底切除＋游离皮瓣修补术后出现持续性脑脊液鼻漏，使用了右侧颞顶筋膜（TPF）皮瓣进行修补（A）。TPF在颞浅血管上获取（B）并翻转到位，通过隧道进入右侧颞部皮下平面（C）以清除右上眶无效腔（D）

对于较大的开放性缺损，尤其是伴有眶内容物剜出术和（或）切除被覆皮肤的缺损，可能需要游离组织移植。在这些情况下，通常对硬脑膜缺损进行精确的分层修复，并考虑使用硬性支撑物进行加固，如鼻中隔软骨、游离骨移植、钛网甚至翻转血管化骨[19, 20]。然后可以使用软组织游离皮瓣消除鼻窦/眼眶无效腔，以加固重建部位，并在需要辅助治疗时提供更安全稳定的伤口（图5.5）。

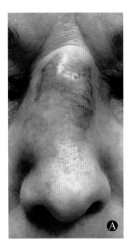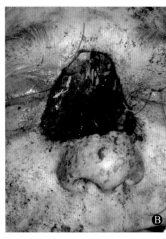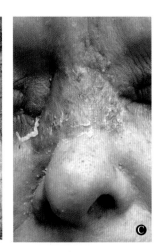

图5.5 这些临床图片展示了一名累及双侧鼻背与内眦的晚期鳞状细胞癌患者（A）。肿瘤切除术需行开放性前颅面切除术，并保留眼眶内容物。由于鼻部皮肤被切除，前颅底在筛板切除的部位用直接缝合方法修复了硬脑膜小缺损（B）。然后使用股外侧肌筋膜游离皮瓣与中厚皮片进行加固。随后患者在辅助放疗后伤口愈合良好（C）

在颅底重建时，是否进行腰椎蛛网膜下腔置管引流仍存在争议。支持者认为脑脊液分流降低了重建压力，增加了实现水密闭合的机会。而反对者指出存在与引流相关的潜在并发症风险，如气颅和感染。迄今为止，还没有高质量数据来证明这两种方法的显著优越性。笔者倾向于避免使用引流，除非在手术时存在无法以水密闭合方式修复的区域，或者是出现难治性脑脊液鼻漏或已知的颅内压升高的情况。

无论使用哪种方法，实现密封修复颅底对于减少围手术期并发症至关重要。主刀医生必须综合缺损、患者及其他治疗相关因素，为患者选择最佳的个性化手术方法。

腭部重建

手术医生、整形外科医生及义齿修复医生已提出多种缺损分类方案[2, 3, 21, 22]用于描述复杂的缺损，并有助于重建算法以恢复功能和提高美学效果。

腭上颌重建的首要目的是分隔口、鼻窦腔及牙体修复。孤立的腭上颌缺损不影响上颌骨结构提供面中部突起与眼眶支撑的功能。这些缺损传统上是使用假体修补的，但游离组织移植的进步已使其成为重建复杂面中部缺损的重要选择。微血管游离皮瓣手术可以单独移植软组织或同时移植骨与软组织至缺损部位。使用义齿或种植牙的术后修补在皮瓣选择中起着关键作用。软组织皮瓣可以闭合和分隔口腔与鼻窦腔，但可能无法支撑假体。含骨组织的皮瓣为假体提供闭合与稳定的基底和（或）支撑种植牙。

材料的选择基于缺损大小、位置、剩余牙列而定。拟订方案根据已切除的牙槽与腭骨数量对缺损进行了分类。随着缺损的逐渐增大，剩余腭部与用于支撑牙列的质量与数量都会下降，这会影响重建算法[23]。因此，仔细制订缺损与重建方式的分类方案对于优化修复至关重要。Okay等提出了一种全面的分类方案，该方案将在以下内容中提及。

缺损可分为累及不含齿槽的孤立性硬腭的情况。这与Ⅰa类缺陷相对应（图5.6A）。Ⅰb类是指累及尖牙或前上颌骨后方牙槽嵴的缺损（图5.6B）[3]。这些缺损可以通过闭孔器、局部皮瓣或软组织游离皮瓣修补。使用闭孔器是最简便

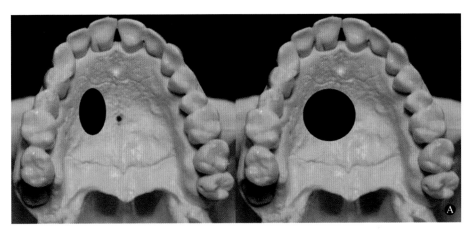

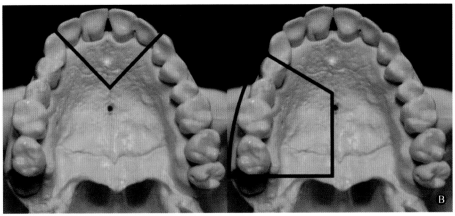

图5.6　Ⅰa类缺损：无齿槽的孤立性硬腭（A）。Ⅰb类缺损：尖牙或前上颌骨后方齿槽嵴的缺损（B）

快捷的修复方法，它使术后监测检查更容易，能实现直接可视化。外科医生和义齿修复医生之间的合作极大地改善了装置的功能与美学效果。局部皮瓣可以成功闭合较小的缺损，而游离组织移植则用于较大的缺损。局部皮瓣包括腭岛、颊部脂肪垫及颞顶和面动脉肌黏膜皮瓣。如果拟行手术重建，可使用无骨软组织皮瓣，如前臂桡侧筋膜皮瓣。在软组织重建基础上安装部分义齿可以实现进一步的牙齿修复。

Ⅱ类缺损包括含牙上颌齿槽的任何部分，其中包含一颗尖牙，腭面小于50%（图5.7）[3]。它们通过残存的上颌骨壁与颧弓保持面中部支撑与突起。由于剩余的腭上颌骨与牙列较少，稳定性有所下降。因此，功能性假体的制作更具挑战性。单用软组织或含骨皮瓣进行游离组织移植是重建的主流方法。Moreno等研究表明，在腭部大缺损患者中，行手术重建患者的言语与吞咽功能比使用闭孔器的患者更好[23]。前臂桡侧筋膜皮瓣的丰满度较低，但可提供足够的软组织覆盖。肌皮瓣体积更大，但在经选择的个体中可用于这些缺损。软组织皮瓣在后续义齿修复中的作用仍然有限。含骨皮瓣可重建牙弓，并为种植牙提供机会。下面将讨论最常使用的皮瓣。

包括两颗尖牙在内且超过50%的腭颌骨缺损属于Ⅲ类缺损（图5.8）[3]。这些

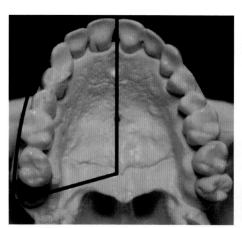
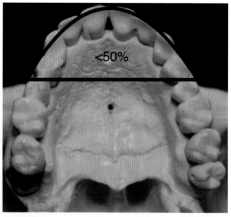

图5.7　Ⅱ类缺损：含牙上颌齿槽的任何部分，包含一颗尖牙，腭面小于50%

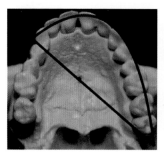
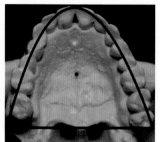
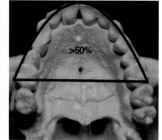

图5.8　Ⅲ类缺损：超过50%的腭颌骨缺损，包括两颗尖牙

缺损最好使用含骨的游离皮瓣修复。尽管可以使用软组织瓣，但随后的口腔和牙齿功能会受到严重限制。

常用的带血管的骨瓣包括提供肩胛骨顶端带胸背角动脉的皮瓣（TDAA皮瓣）、腓骨游离皮瓣、前臂桡侧骨皮瓣、供应髂嵴的旋髂深动脉皮瓣（DCIA皮瓣）[24-27]。每种皮瓣重建上颌骨时都具有独特的优势。肩胛骨顶端的骨瓣提供的骨骼形状类似于具有长血管蒂的腭骨。此外，肩胛下系统形成带有多种软组织成分的嵌合皮瓣。腓骨游离皮瓣提供了丰富的骨储备，并可成形以匹配缺损处的骨质。皮岛有助于黏膜缺损的重建。肩胛骨顶端和腓骨游离皮瓣均可提供血管化骨瓣，供区发病率最小。髂嵴皮瓣可被切割成不同形状的有或没有肌皮成分的骨块，其主要缺点是影响腹壁结构完整性及延迟行走。

上颌骨切除术不伴眼眶摘除

保留眼眶底板

根据被切除的腭颌复合体的组成部分来描述上颌骨切除术的缺损，已有许多分类方案被提出，但值得一提的还是Brown和Shaw首创的一种全面的面中部缺损分类法，它充分描述了复杂的3D解剖结构[21]。上颌骨切除术导致的缺损从两个维度进行描述：一是腭颌复合体垂直部分的缺损，包括腭部、颧骨和眼眶底；二是腭颌复合体水平部分的缺损，即腭部的缺损（图5.9）。该分类方案阐明了功能和美学上的缺损，有助于指导重建决策。

对于保留眶底的上颌骨切除后重建（Brown Ⅲ类），采用游离组织移植可以达到很好的功能和美观效果。任何先前描述的带血管的骨瓣都足以重建这种缺损。大块的软组织瓣也可以用来填充缺损，并有效地分隔口腔和鼻腔。大腿前外侧（ALT）、腹直肌和背阔肌等肌皮瓣为黏膜闭合提供了大量填充无效腔与皮肤的材料[22, 26, 28]。软组织瓣的缺点是它们不能重建面中部突起，也不能为牙科修复提供支撑。

具有软组织成分的嵌合皮瓣（如阔肌）在保留眶底的全上颌骨切除术中已变得越来越常见。阔肌可以用来填补缺损的无效腔，而肩胛顶端则可以重建腭复合体[24, 25]。优点是这种皮瓣在单一皮瓣中同时提供骨和软组织。腓骨游离皮瓣也可用于重建面中部，但可能需要第二个软组织瓣来填充剩余的空腔并为黏膜闭合提供组织[28, 29]。前臂桡侧骨皮瓣是另一种越来越受欢迎的带血管蒂骨瓣，与该瓣相关的主要风险是桡骨骨折。

对于各类缺损的最佳皮瓣选择尚无共识。仅有有限的数据表明某一个皮瓣可以达到更好的效果，且大多数文献是回顾性研究。皮瓣的选择通常取决于外科医生对皮瓣的偏好和对该皮瓣的熟悉程度。然而，在确定重建方案时需要考虑几个因素。其中，体型是一个重要的因素，因为过多的脂肪组织会导致体积庞大的皮瓣难以填充固定容量的上颌骨切除后缺损。下肢血管不足会限制腓骨瓣的使用，

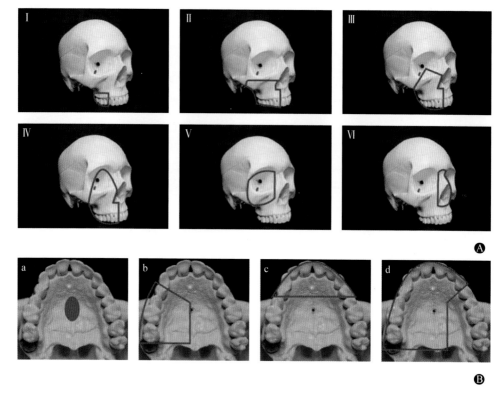

图5.9　Brown和Shaw改良上颌面中部缺损分类法[21]

A.垂直向缺损：Ⅰ类，无口鼻瘘上颌骨切除术；Ⅱ类，未累及眶底；Ⅲ类，累及眼眶结构且保留眼眶；Ⅳ类，眼眶摘除或眼球摘除；Ⅴ类，眶上颌缺损；Ⅵ类，鼻上颌缺损。B.按照牙槽骨和腭骨缺损复杂程度增加水平向缺损：a.仅有腭部缺损，未有牙槽突缺损；b.≤1/2单侧硬腭缺损；c.≤1/2双侧硬腭缺损或者上颌骨横向前部缺损；d.>1/2上颌骨缺损

并且这些可在术前通过CT血管造影或多普勒超声来评估确定。

眶底切除术

在高度恶性肿瘤中，常需要行眶底根治性切除以获得阴性切缘，这种情况通常需要以软组织或骨组织的形式进行游离组织移植重建。

未能充分解决眼球的关键支撑结构可能导致眼球内陷、眼球下垂、复视、斜视和面部畸形。早期仅用软组织支撑眼球的尝试，包括皮肤移植和筋膜或肌肉悬吊，常不能避免出现这种后果[30]。特别要考虑到假体支撑腭部和眼眶底所需的垂直高度，以及容纳这种装置所需的张口度，仅依靠闭孔器在支撑眶底方面的效用有限。

在单独进行眶底切除并保留眶缘的情况下，可以使用同种异体植入物，如钛网、多孔聚乙烯或光滑的尼龙箔来支撑眼眶。腭颌复合体的剩余部分可以按照前面讨论的标准方式使用游离组织移植重建，前提是植入物的下表面有足够的软组织覆盖，以防止来自鼻腔的污染和随后挤压的风险。

在上颌骨切除术中，眶缘和眶底同时切除是一个独特的挑战，相应的重建方法多种多样，但仍没有明确的最优重建技术。首要考虑的是利用眼眶底壁支撑保持眼眶的水平对称性，以及恢复正常的眶缘轮廓和突起。这可以通过同种异体移植或游离骨移植物联合软组织瓣或者用骨皮游离皮瓣进行硬性重建来实现。当使用同种异体植入物进行眼眶重建时，必须注意不要将植入物延伸到边缘，以避免覆盖的软组织变薄、挛缩和挤压。在接受放射治疗的患者中，钛网可能会导致眼眶结构被夹住，从而导致复视或挤压。发生排异的概率为 10% ~ 25%[31-34]。一些学者主张采用改良技术，包括将游离筋膜作为钛网与眼眶之间的界面以降低这种风险，或者用筋膜皮瓣覆盖钛网，同时结合腭人工闭孔器进行修复[35, 36]。无论选择哪种方法，最重要的是通过保持足够的天然软组织包膜或使用带蒂软组织瓣或游离软组织瓣，对植入物和固定硬件进行足够的软组织覆盖。

游离骨移植常用于重建眼眶边缘和底部。虽然已经描述了包括肋骨片在内的其他来源移植物，但是从额骨板和髂嵴供体部位分离的骨移植物由于其重建眶底轮廓的适宜形状而被广泛使用。骨移植提供了一个硬性固定的自体来源，为上面移动性眼眶内容物提供了一个光滑的表面。在对缺损进行适当的轮廓化后，可以用钛微型夹板或金属丝将骨移植物固定在颧骨和鼻骨上[31, 37]。如前所述，缺损的剩余部分用游离组织移植重建，用足够的软组织覆盖固定。理论上，自体骨具有较低的排异概率，特别是用于代替钛网重建眶缘时，但关于这一点还没有明确的证据。

眼眶骨性重建的游离组织移植是现行常规手术，并可与腭和前颌骨重建及多个骨段相结合。许多这类皮瓣还有一个额外的好处，即可以用来封闭上腭。各种各样的皮瓣已被使用，每种皮瓣都具有独特的属性，可以根据患者的具体情况进行选择。腓骨供区是最常用的供区，具有较长的血管蒂和大量的骨段，可用于重建眼眶缘、颧颌支和前颌骨。然而，较大的骨块可能难以形成轮廓以在后方重建眶底，因此，它通常用于在有或没有用于眶底的同种异体移植物的情况下进行眶缘重建。前臂桡侧骨皮肤、肩胛骨/肩胛骨尖/背阔肌和髂嵴等部位的皮瓣均已有相关应用报道，结果大致相同[38-41]。

上颌骨切除联合眼眶切除术

Brown Ⅳ类缺损（即整个上颌骨和眼眶内容物切除，伴或不伴颅底切除）的重建目标包括上颌骨切除腔的闭塞、口鼻分离及颅底重建。值得注意的是，许多需要全上颌骨切除术的肿瘤具有侵袭性且预后不良，因此为辅助治疗创造一个安全、愈合良好的腔是至关重要的。一些整形外科医生支持用软组织瓣来修复这些缺损[28, 42]。肌皮瓣如直肌、阔肌和ALT是最常用的皮瓣。单独使用软组织皮瓣时，可有效消除缺损并分隔空腔。一些学者建议使用含骨皮瓣重建中面部或腭，保持该部位的稳定性和牙齿康复[27, 43]。带阔肌筋膜瓣的肩胛尖是修复这种缺损最常用的带血管蒂骨瓣[26]。肩胛骨皮瓣的其他组合也可以使用。腓骨皮瓣不能提供足够体积的软组织来填充无效腔，需要额外的软组织瓣。然而，腓骨瓣的骨骼确实为牙种植体提供了稳定的基础。在许多情况下，在去除眼眶内容物的情况下重建眶底几乎没有用处。眼眶缺损可以填充软组织以消除空腔来获得足够的美学效果[44]。眼眶假体的康复可能受到软组织体积的限制。对于年轻且肿瘤侵袭性小的病例，可以采用骨瓣或眶底植入物进行眶底重建。

Brown V类缺损：保留腭部的眶上颌骨切除，可单独用软组织重建。可以用肌皮瓣或带皮游离肌移植物来填充空腔。

特别注意事项

在头颈外科手术的范围内，重建中面部和（或）前颅底的缺损最具挑战性。除了相关缺损的三维结构复杂性和提供安全、最佳修复所需的精确度外，还必须特别考虑足够的蒂长度，并降低术后扭曲血管压迫的风险。

对于接受中面部和前颅底游离皮瓣重建的患者，需要仔细规划受体血管和设计血管通道，以取得成功的结果。首先，理想的受体血管应靠近修复部位，并具有足够的口径和质量以供使用。面动脉和面总静脉是面中部重建中最常用的血管，通常可在下颌切迹上方准备，仔细解剖毗邻的面神经下颌缘支。颞浅动脉和静脉也可以使用，但是口径不太坚固且静脉的质量不太可靠。

为了与受体血管连接，必须准备好从缺损部位到颈部或耳前区的足够通道。在使用面部受体血管的情况下，特别是当重建延伸至上颌骨外侧或颧骨时，应考虑行冠状切口，以增大通道尺寸并降低血管压迫风险。

关于血管通路，有很多选择，每一种都有明显的优缺点。

（1）皮下：该平面可立即升高至颈阔肌和浅表肌腱膜系统（SMAS）。

1）优点：易于提升；降低面神经分支损伤的风险。

2）缺点：带蒂导致面颊皮下肿胀，美容效果较差。

（2）颞下/SMAS下：颞下平面始于颈部，延续至脸颊或颞区的SMAS下隆起。

1）优点：相对容易提升。

2）缺点：面神经分支损伤/伸展的风险增加。根据所用皮瓣的不同，面颊上也可见明显的蒂肿胀。

（3）咽旁：一个平面直接在翼内肌的深处形成，允许蒂部通过咽旁间隙深入至下颌骨。

1）优点：易于抬高并消除对面神经分支损伤的风险；没有因蒂部体积过大而引起的面颊肿胀。

2）缺点：并非所有缺损和皮瓣的方向都适合蒂部通过该通道。根据修复产生的几何形状，还存在蒂部扭转和（或）压迫的风险。

最后，几乎在所有面中部和颅底游离皮瓣修复的病例中，如果移植的血管蒂长度不足，患者须同意进行静脉移植。在这些情况下，内踝附近的大隐静脉下段常为理想选择。当使用移植物时，应仔细确定其方向，以确保血流遵循静脉的解剖路径，从而避免血管内瓣膜的阻塞。

总结

多样化的解剖因素使得种类繁多的重建技术能够适用于腭上颌区和鼻旁窦。对于任何重建术，其固定在口腔顶部的位置均独立于唾液的重力引流，最大限度地减少了瘘管风险和污染。其整体固定性（相对于下颌骨）允许使用假体，具有优异的效果。手术切除期间基本没有关键肌肉损伤的风险，因此完全功能康复的可能性非常大。

有许多选择可用于重建，从假体和同种异体到骨移植，再到局部皮瓣和游离组织移植。由于潜在技术的多样性，没有一种技术是普遍优越的。因此，手术决策必须考虑肿瘤因素，包括切除程度和辅助放疗的需要，以及患者因素，包括术前整体功能状态、合并症和剩余牙列。选择某种特定重建技术的终极目标是创建安全稳定的伤口，分隔口腔、鼻腔和颅内腔，并实现最佳的口腔和牙科康复及美容效果。

参 考 文 献

1. Cardelli P, Bigelli E, Vertucci V, et al. Palatal obturators in patients after maxillectomy. Oral Implantol (Rome). 2015;7(3):86–92. Published 2015 Apr 13.
2. Brown JS, Rogers SN, McNally DN, Boyle M. A modified classification for the maxillectomy defect. Head Neck. 2000;22(1):17–26.
3. Okay DJ, Genden E, Buchbinder D, Urken M. Prosthodontic guidelines for surgical reconstruction of the maxilla: a classification system of defects. J Prosthet Dent. 2001;86(4):352–63.
4. Buurman DJM, Speksnijder CM, Engelen BHBT, Kessler P. Masticatory performance and oral health-related quality of life in edentulous maxillectomy patients: a cross-sectional study to compare implant-supported obturators and conventional obturators. Clin Oral Implants Res. 2020. https://doi.org/10.1111/clr.13577.
5. Breeze J, Rennie A, Morrison A, Dawson D, Tipper J, Rehman K, Grew N, Snee D, Pigadas N. Health-related quality of life after maxillectomy: obturator rehabilitation compared with flap reconstruction. Br J Oral Maxillofac Surg. 2016;54(8):857–62.
6. Soltanzadeh P, Su JM, Habibabadi SR, Katt Adiyii MT. Obturator fabrication incorporating computer-aided design and 3-dimensional printing technology: a clinical report. J Prosthet Dent. 2019;121(4):694–7.
7. Tasopoulos T, Chatziemmanouil D, Karaiskou G, Kouveliotis G, Wang J, Zoidis P. Fabrication of a 3D-printed interim obturator prosthesis: a contemporary approach. J Prosthet Dent. 2019;121(6):960–3.
8. Hadad G, Bassagasteguy L, Carrau RL, Mataza JC, Kassam A, Snyderman CH, Mintz A. A novel reconstruction technique after endoscopic expanded endonasal approaches: vascular pedicle nasoseptal flap. Laryngoscope. 2006;116(10):1882–6.
9. Kassam AB, Thomas A, Carrau RL, Snyderman CH, Vescan A, Prevedello D, Mintz A, Gardner P. Neurosurgery. 2008;63(1 Suppl 1):ONS44–53.
10. Liu JK, Schmidt RF, Chaudhry OJ, Shukla PA, Eloy JA. Surgical nuances for nasoseptal flap reconstruction of cranial base defects with high-flow cerebrospinal fluid leaks after endoscopic skull base surgery. Neurosurg Focus. 2012;32(6):E7. https://doi.org/10.3171/2012.5.FOCUS1255.

11. Zanation AM, Carrau RL, Snyderman CH, Germanwala AV, Gardner PA, Prevedello DM, Kassam AB. Nasoseptal flap reconstruction of high flow intraoperative cerebral spinal fluid leaks during endoscopic skull base surgery. Am J Rhinol Allergy. 2009;23(5):518–21.

12. Soudry E, Psaltis AJ, Lee KH, Vaezafshar R, Nayak JV, Hwang PH. Complications associated with the pedicled nasoseptal flap for skull base reconstruction. Laryngoscope. 2015;125(1):80–5.

13. Patel MR, Taylor RJ, Hackman TG, Germanwala AV, Sasaki-Adams D, Ewend MG, Zanation AM. Beyond the nasoseptal flap: outcomes and pearls with secondary flaps in endoscopic endonasal skull base reconstruction. Laryngoscope. 2014;124(4):846–52.

14. Fortes FS, Carrau RL, Snyderman CH, Prevedello D, Vescan A, Mintz A, Gardner P, Kassam AB. The posterior pedicle inferior turbinate flap: a new vascularized flap for skull base reconstruction. Laryngoscope. 2007;117(8):1329–32.

15. Harvey RJ, Sheahan PO, Schlosser RJ. Inferior turbinate pedicle flap for endoscopic skull base defect repair. Am J Rhinol Allergy. 2009;23(5):522–6.

16. Stiernberg CM, Bailey BJ, Weiner RL, Calhoun KH, Quinn FB. Reconstruction of the anterior skull base following craniofacial resection. Arch Otolaryngol Head Neck Surg. 1987;113(7):710–2.

17. Snyderman CH, Janecka IP, Sekhar LN, Sen CN, Eibling DE. Anterior cranial base reconstruction: role of galeal and pericranial flaps. Laryngoscope. 1990;100(6):607–14.

18. Fortes FS, Carrau RL, Snyderman CH, Kassam A, Prevedello D, Vescan A, Mintz A, Gardnes P. Transpterygoid transposition of a temporoparietal fascia flap: a new method for skull base reconstruction after endoscopic expanded endonasal approaches. Laryngoscope. 2007;117(6):970–6.

19. Ramakrishnan VR, Terella AM, Poonia S, Chiu AG, Palmer JN. Osseous repair in minimally invasive reconstruction of anterior skull base defects. J Craniofac Surg. 2017;28(1):36–9.

20. Zeiler FA, Kaufmann AM. Vascularized rotational temporal bone flap for repair of anterior skull base defects: a novel operative technique. J Neurosurg. 2015;123(5):1312–5.

21. Brown JS, Shaw RJ. Reconstruction of the maxilla and midface: introducing a new classification. Lancet Oncol. 2010;11:1001–8.

22. Cordeiro PG, Santamaria E, Kraus DH, Strong EW, Shah JP. Reconstruction of total maxillectomy defects with preservation of the orbital contents. Plast Reconstr Surg. 1998;102(6):1874–84.

23. Moreno MA, Skoracki RJ, Hanna E, Hanasano MM. Microvascular free flap reconstruction versus palatal obturation for maxillary defects. Head Neck. 2010;32:860–8.

24. Mertens C, Freudlsperger C, Bodem J, Engel M, Hoffmann J, Freier K. Reconstruction of the maxilla following hemimaxillectomy defects with scapular tip grafts and dental implants. J Craniomaxillofac Surg. 2016;44(11):1806–11.

25. Park SJ, Jeong WJ, Ahn SH. Scapulartip and latissimus dorsi osteomyogenous free flap for the reconstruction of a maxillectomy defect: a minimally invasive transaxillary approach. J Plast Reconstr Aesthet Surg. 2017;70(11):1571–6.

26. Triana RJ Jr, Uglesic V, Virag M, et al. Microvascular free flap reconstructive options in patients with partial and total maxillectomy defects. Arch Facial Plast Surg. 2000;2:91–101.

27. Brown JS. Deep circumflex iliac artery free flap with internal oblique muscle as a new method of immediate reconstruction of maxillectomy defect. Head Neck. 1996:18412–21.

28. Hanasono MM, Lee JC, Yang JS, et al. An algorithmic approach to reconstructive surgery and prosthetic rehabilitation after orbital exenteration. Plast Reconstr Surg. 2009;123:98–105.

29. Chang DW, Langstein HN. Use of the free fibula flap for restoration of orbital support and midfacial projection following maxillectomy. J Reconstr Microsurg. 2003;19:147–52.

30. Lee HB, Hong JP, Kim KT, Chung YK, Tark KC, Bong JP. Orbital floor and infraorbital rim reconstruction after total maxillectomy using a vascularized calvarial bone flap. Plast Reconstr Surg. 1999;104(3):646–53. https://doi.org/10.1097/00006534-199909030-00005.

31. Cordeiro PG, Santamaria E, Kraus DH, Strong EW, Shah JP. Reconstruction of total maxillectomy defects with preservation of the orbital contents. Plast Reconstr Surg. 1998;102(6):1874–87. https://doi.org/10.1097/00006534-199811000-00011.

32. Sun J, Shen Y, Li J, Zhang ZY. Reconstruction of high maxillectomy defects with the fibula osteomyocutaneous flap in combination with titanium mesh or a zygomatic implant. Plast Reconstr Surg. 2011;127(1):150–60. https://doi.org/10.1097/PRS.0b013e3181fad2d3.

33. Dediol E, Uglešić V, Zubčić V, Knežević P. Brown class III maxillectomy defects reconstruction with prefabricated titanium mesh and soft tissue free flap. Ann Plast Surg. 2013;71(1):63–7. https://doi.org/10.1097/SAP.0b013e318246e895.

34. Le Clerc N, Baudouin R, Carlevan M, Khoueir N, Verillaud B, Herman P. 3D titanium implant for orbital reconstruction after maxillectomy [published online ahead of print, 2019 Nov 27]. J Plast Reconstr Aesthet Surg. 2019;S1748-6815(19)30502-9. https://doi.org/10.1016/j.bjps.2019.11.014.

35. Motiee-Langroudi M, Harirchi I, Amali A, Jafari M. Reconstruction of midface and orbital wall defects after maxillectomy and orbital content preservation with titanium mesh and fascia lata: 3-year follow-up. J Oral Maxillofac Surg. 2015;73(12):2447.e1–5. https://doi.org/10.1016/j.joms.2015.08.011.

36. Hashikawa K, Tahara S, Ishida H, et al. Simple reconstruction with titanium mesh and radial forearm flap after globe-sparing total maxillectomy: a 5-year follow-up study. Plast Reconstr Surg. 2006;117(3):963–7. https://doi.org/10.1097/01.prs.0000200623.91956.66.

37. Chen CM, Cordeiro PG. The tongue-in-groove technique for orbital floor reconstruction after maxillectomy. Plast Reconstr Surg. 2008;121(1):225–32. https://doi.org/10.1097/01.prs.0000293865.28595.75.

38. Trosman SJ, Haffey TM, Couto RA, Fritz MA. Large orbital defect reconstruction in the setting of globe-sparing maxillectomy: the titanium hammock and layered fibula technique. Microsurgery. 2018;38(4):354–61. https://doi.org/10.1002/micr.30199.

39. Shipchandler TZ, Waters HH, Knott PD, Fritz MA. Orbitomaxillary reconstruction using the layered fibula osteocutaneous flap. Arch Facial Plast Surg. 2012;14(2):110–5. https://doi.org/10.1001/archfacial.2011.1329.

40. Bianchi B, Ferri A, Ferrari S, Copelli C, Boni P, Sesenna E. Iliac crest free flap for maxillary reconstruction. J Oral Maxillofac Surg. 2010;68(11):2706–13. https://doi.org/10.1016/j.joms.2010.01.008.

41. Andrades P, Rosenthal EL, Carroll WR, Baranano CF, Peters GE. Zygomatic-maxillary buttress reconstruction of midface defects with the osteocutaneous radial forearm free flap. Head Neck. 2008;30(10):1295–302. https://doi.org/10.1002/hed.20874.

42. Cordeiro PG, Chen CM. A 15-year review of midface reconstruction after total and subtotal maxillectomy: Part I. Algorithm and outcomes. Plast Reconstr Surg. 2012;129:124–36.

43. Futran ND, Wadsworth JT, Villaret D, et al. Midface reconstruction with the fibula free flap. Arch Otolaryngol Head Neck Surg. 2002;128:161–6.

44. Joseph ST, Thankappan K, Mathew J, Vijayamohan M, Sharma M, Iyer S. Defect components and reconstructive options in composite orbitomaxillary defects with orbital exenteration. J Oral Maxillofac Surg. 2014;72(9):1869.

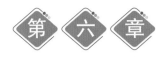

第六章

内镜下鼻腔鼻窦肿瘤切除术

Emily M. Barrow，Samuel N. Helman，C. Arturo Solares

译者：孙悦奇　聂智樱　洪海裕

引言

由于鼻腔鼻窦肿瘤和眼眶、大脑、脑神经及主要血管非常接近，鼻腔鼻窦肿瘤的手术切除在技术上具有很大挑战性，并且其具有一定的发病率和死亡率。颅底新生物的传统金标准术式通常是开放式经面或颅面切除术（CFR），手术效果良好。过去30年，用于切除颅底肿块的经鼻内镜入路（EEA）已成为部分患者的可行替代方案。

内镜鼻腔鼻窦手术的引入彻底改变了鼻腔鼻窦疾病的外科治疗。通过鼻窦炎手术的训练提升了包括脑脊液漏和垂体瘤在内的颅底病变的治疗经验。20世纪90年代初首次发表了关于良性鼻腔鼻窦肿瘤（包括内翻性乳头状瘤和纤维血管瘤）内镜切除术的报道[1-4]。研究表明，与治疗良性肿瘤的标准开放手术相比，肿瘤局部控制情况得到改善并减少了并发症的发生[5-8]。手术导航、超声多普勒探头、扩展式高速电钻、内镜双极电凝、止血剂和显微解剖器械技术的发展进一步为内镜肿瘤治疗的发展奠定了基础[9]。随着技术的不断进步和良性鼻腔鼻窦肿瘤内镜手术经验的积累，颅底恶性肿瘤的内镜治疗方法得到了发展。20世纪90年代末首次发表了内镜辅助方法结合开颅手术的报道，之后发展为完全采用内镜入路来治疗颅底恶性肿瘤[10-12]。内镜入路在最初只用于鼻筛复合体且不侵犯前颅底的早期鼻腔鼻窦恶性肿瘤，而联合经颅内镜入路（CEA）则适用于更晚期的肿瘤。但随着内镜切除鼻腔鼻窦恶性肿瘤的经验不断积累，其适应证已逐步扩大到包括前颅底和邻近硬脑膜的切除。当前，扩大的鼻内入路手术已拓展至颅前窝、颅中窝和颅后窝。

任何鼻腔鼻窦恶性肿瘤替代治疗方法的疗效都应与传统CFR相比较[13, 14]，由于颅底恶性肿瘤的罕见性和异质性，很难比较内镜手术与CFR的效果。然而，目前的证据支持对选定的颅底恶性肿瘤进行经鼻内镜切除术，其疗效与传统CFR相似（或更佳），但并发症发生率更低[13, 15-28]。

颅底恶性肿瘤切除术：一般原则

无论使用何种方法，主要的肿瘤学原则是在边缘阴性的情况下实现肿瘤的完全切除。与所有外科手术一样，必须通过良好的判断来实现这个目标。选择切除鼻窦或颅底肿瘤的方法时，一般原则包括选择最直接及对重要神经血管结构操作最少的手术路径。切除颅底恶性肿瘤的理想手术入路包括充分暴露肿瘤以实现阴性切缘切除肿瘤，识别和保护关键神经血管结构，最大限度地减少面部瘢痕和容貌畸形，保留神经功能、鼻腔呼吸功能、嗅觉功能等，以及重建手术缺损。最佳入路的选择通常需要依据肿瘤相对于脑神经的位置，其首要原则是尽可能避免穿过脑神经平面。选择治疗方式时需要进一步考虑的因素还包括组织学特点、肿瘤分期、肿瘤分子谱、既往治疗情况和患者合并症。

内镜下鼻腔鼻窦肿瘤切除术的总体依据是基于临床上所观察到的现象，即使鼻腔鼻窦内充满了大体积肿瘤，许多鼻内肿瘤也表现为小面积的组织浸润和局灶性附着点[29]。肿瘤向鼻腔鼻窦和颅底生长通常是由于侵蚀而不是直接侵犯[29]。在肿瘤体积较小的情况下，初次手术应尝试整块切除肿瘤。然而，对于较大的肿瘤，这通常是不可能的。在这些情况下，手术可从分块减瘤开始。虽然减瘤会破坏肿瘤平面，但正常组织平面不会被破坏，因为肿瘤位于充满空气的空腔中，周围没有附着物。继续分块减瘤，直到确定肿瘤蒂部及其与颅底的关系，然后整块切除肿瘤蒂部和周围边缘组织。进行冰冻切片检查以确认清晰的边缘。根据肿瘤起源部位、与颅底的关系及术前影像学评估决定是否进行前颅底切除术。就像CFR一样，包括硬脑膜和眶周在内的受累结构应被完全切除至切缘阴性。内镜入路如果不能确保切缘阴性，则应考虑转换为内镜辅助或开放手术[30]。

与任何肿瘤手术一样，关键原则是完整切除肿瘤且切缘阴性，这对于肿瘤局部区域控制和总体生存率很重要。众所周知，切缘阳性会导致肿瘤复发并对生存产生负面影响[17]。鼻腔鼻窦恶性肿瘤的内镜方法因非整块切除和分块肿瘤切除而受到批评。最初的担忧包括肿瘤种植会影响肿瘤切除的完整性，以及理论上无法获得阴性切缘，从而降低肿瘤局部区域控制率和生存率[31-33]。尽管从理论上来讲整块切除是理想的做法，但由于标本破碎且靠近重要结构，即使采用开放手术，也不总是可以整块切除肿瘤。在一项多机构研究中，Patel等报道即使在传统的开放手术中，31.6%的患者切缘接近或呈阳性[34]。研究表明，与开放切除术相比，颅底恶性肿瘤的经鼻内镜切除术具有相似的阴性切缘率[21, 28, 35-37]。在Cohen等的回顾性研究中报道了23名接受CFR治疗的患者和18名接受内镜手术治疗的患者，两组患者的切缘接近/阳性率均为17%[18]。目前，没有证据支持肿瘤分块切除的方式会增加局部复发的风险或降低生存率[29]。在一项针对30名因颅底恶性肿瘤接受CFR的患者的研究中，无论切缘是否阳性，分块切除的生存率与整块切除的生存率相似[36]。研究表明，肿瘤复发最重要的预后指标是切缘阳性而不是整块切除[35, 36, 38]。最终获得阴性边缘的行为比肿瘤切除的方法更重要。

根据肿瘤的组织学特点和侵犯范围，手术的目标可能会有所不同。最常见的鼻腔鼻窦恶性肿瘤包括鳞状细胞癌、腺癌、腺样囊性癌、黏膜黑色素瘤、鼻咽癌、嗅神经母细胞瘤和鼻腔鼻窦未分化癌。在大多数情况下，目标是在可接受的并发症情况下完全切除肿瘤。嗅神经母细胞瘤（ONB）通常出现在嗅沟中，主要治疗方法包括完全手术切除加或不加放疗。采用内镜下前颅底切除术，必要时单侧或双侧切除筛板和覆盖的硬脑膜，在大多数情况下，需要切除嗅球。长期随访至关重要，因为平均6年会出现复发[9]。鳞状细胞癌（SCC）是最常见的鼻腔鼻窦恶性肿瘤。对于早期、可切除的肿瘤，SCC的主要治疗方法是根治性手术加或不加辅助治疗。虽然许多病例适用于内镜手术，但开放或联合入路可能更适用于晚期肿瘤[39]。腺癌主要发生在筛窦（85%），并且与木材和皮革灰尘接触有关。EEA、CEA或CFR仍然是这些肿瘤的首选治疗方法，在晚期病例中这些治疗方法也具有辅助治疗作用[39]。腺样囊性癌主要发生在上颌窦（60%），其次是鼻腔（25%）和筛窦（15%）。治疗的主要方法是手术，通常术后需要进行放疗。这些肿瘤易局部复发、远处转移，以及常并发神经周围浸润，使完全切除变得困难。在这些情况下，手术的目标是尽可能多地切除，同时尽可能减少对脑神经的损伤。在这些病例中，辅助放疗是治疗的一个重要方面。黏膜黑色素瘤是一种非常具有侵袭性且罕见的鼻腔鼻窦恶性肿瘤（5%）。在可能的情况下，选择的治疗方法是切缘阴性的根治性手术；然而，预后普遍较差（5年生存率＜30%）[39]。在涉及重要结构（即脑、颈动脉、海绵窦、视神经）的高度恶性肿瘤中，完全切除是不可能的。在这些情况下，放化疗被认为是手术后肿瘤残余的一线挽救疗法。此外，在姑息性病例中，内镜下减瘤术可缓解因肿瘤压迫引起的视力丧失，以及鼻塞、鼻出血或疼痛等症状[29]。

内镜入路的优点

内镜手术切除颅底恶性肿瘤有多种优势。内镜手术的主要优势在于增强了可视化效果，没有光损失，避免了"视线"问题。带角度的内镜可以观察到术腔角落周围的情况，从而最大限度地减少正常组织的牵拉移位。与最初质疑内镜手术的观点相反，内镜手术的支持者认为内镜提供的肿瘤边缘界面可视化更好。这有助于实现对肿瘤的完全切除，增加对切缘的评估，最终或许能实现更好的肿瘤切除效果[9, 23, 29]。内镜手术可针对个体肿瘤情况进行调整，避免不必要的颅底或眼眶侵犯及可能降低额叶收缩的发生率。此外，门诊利用内镜检查对颅底切除后术腔进行监测，可以在症状或影像学检查出现相关表现之前更早地发现肿瘤复发。

虽然开放式经面或经颅切除术被认为是颅底恶性肿瘤手术的金标准，但这些方法存在一定的并发症，包括瘢痕形成、创口并发症、脑回缩时间延长、住院时间延长，以及在某些情况下需要行游离组织重建。据报道，开放手术的主要术后并发症发生率为35%～63%，围手术期死亡率为0～13%[34, 37, 38]。与开放手术相比，经鼻内镜手术有以下优点，包括避免开颅手术和面部切口，以及减少脑回缩。多项研究表明，与开放手术相比，接受内镜下肿瘤切除术的患者，其手术时间更短、术中失血量更少、术后并发症发生率更低、住院时间和ICU停留时间也更短。此外，与开放手术相比，内镜手术降低了围手术期患者的并发症发生率和死亡率，同时仍能做到肿瘤完整切除[20, 23, 25, 31, 34, 38]。

生活质量（QOL）是讨论手术入路时的重要因素。目前临床上已有多个经过验证的用于评估内镜或颅底手术的QOL调查问卷。前颅底手术问卷（ASBSQ）是针对前颅底肿瘤的经过验证的多维疾病特异性调查问卷[40]。一项使用ASBSQ的回顾性研究分析了78名接受开放手术或内镜手术治疗颅底肿瘤的患者，发现内镜切除术可显著改善整体QOL，尤其是身体功能和情绪影响相关方面[41]。鼻窦结局测试（SNOT-22）量表主要关注与鼻窦功能相关的参数，包括鼻窦特定的症状及评估总体健康状况的心理和睡眠情况。在一项针对108名接受颅底病变内镜手术患者的回顾性研究中，术后3个月或6个月的QOL与基线相比没有显著变化[40]。此外，涉及颅底切除术的扩大内镜手术与更差的QOL结果无关。实际上与其他研究相比，Glicksman等在内镜鼻腔鼻窦肿瘤切除术后超过2年的患者随访中发现，SNOT-22量表的每项评分均有改善[42]。

内镜术式的局限性

虽然经鼻内镜入路具有显著优势，但必须强调并非所有颅底恶性肿瘤都适合内镜手术切除。需要根据肿瘤范围、组织学特点、既往治疗和患者合并症情况精心筛选适合的患者进行内镜手术。内镜手术的禁忌证包括肿瘤累及眶顶中线以外的硬脑膜、累及眶内、面部或眼眶软组织，以及累及额窦前壁或外侧隐窝[9]。相对禁忌证包括肿瘤侵犯上颌窦和颞下窝的外侧壁及明显累及脑实质。在这些情况下，CEA或CFR可能是更合适。表6.1概述了内镜手术的一般适应证和禁忌证。

表6.1 经鼻内镜下鼻腔鼻窦恶性肿瘤切除术的适应证和禁忌证

适应证	相对禁忌证	绝对禁忌证
上颌窦肿瘤	肿瘤侵犯上颌窦外侧壁	需要上颌骨全切术
筛窦肿瘤，侵犯筛顶、纸样板和筛板		肿瘤侵犯鼻骨、硬腭、皮下组织和皮肤
蝶窦肿瘤	肿瘤向外或向上侵犯颈内动脉或视神经 海绵窦受累 颈内动脉包绕	
局限于内侧部分的额窦肿瘤		额窦前壁或外侧
翼腭窝和局限的颞下窝肿瘤	肿瘤向颞下窝外侧侵犯	

续表

适应证	相对禁忌证	绝对禁忌证
肿瘤侵犯眶周		眶内侵犯
		眶内软组织受累（脂肪、肌肉、眼球）
肿瘤侵犯前颅底硬膜	大脑实质受累	硬膜受累，超出眶顶中线

经鼻颅底手术的一个重大挑战是颅底的重建能力。虽然开放手术后也可能会发生脑脊液漏，但早期研究表明，内镜手术的脑脊液漏发生率更高。历史上，颅底重建从游离组织移植物修复逐渐演变为结合嵌体和高嵌体技术的多层移植。尽管取得了进步，但脑脊液漏发生率仍然很高，为10%～30%，远高于传统方法[9]。也许颅底手术最显著的进步是Hadad等于2006年描述的带蒂鼻中隔瓣，这显著降低了术后脑脊液漏的发生率[43]。基于鼻后中隔动脉，鼻中隔瓣可以提供足够的组织来覆盖前颅底切除术造成的缺损。在针对高流量颅底脑脊液漏的前瞻性研究中，鼻中隔瓣修复的成功率为94%[44]。重建技术的进一步发展包括经额骨骨膜瓣、经翼颞顶筋膜瓣、下鼻甲和中鼻甲瓣、Oliver腭瓣，以及游离组织重建等[9]。随着这些技术的进步，研究表明，术后脑脊液漏发生率已经和开放手术相当[25, 45]。

内镜技术的另一个重要问题是慢性鼻痂形成。去除正常的鼻窦黏膜会影响鼻窦纤毛清除功能和加湿气流的能力。然而，在开放手术中也可以看到鼻痂形成，经常使用盐水冲洗和门诊内镜下清理有助于缓解这一问题。

手术入路

成功的经鼻内镜手术需要优化鼻窦入路。肿瘤的范围最终决定了手术入路的选择及需要暴露和切除的结构。宽敞的手术入路需要在颅底去除足够的骨质以暴露关键的解剖标志。双入路方式可增加手术通道的大小，为仪器设备提供更多操作空间，并允许双人/四手操作。此外，更重要的是要考虑可能的重建需求。扩大的经鼻入路已被证明可以提供安全的前内侧通路，该通路可沿矢状面和冠状面到达整个腹侧颅底[46-50]。经鼻入路是根据其在矢状面和冠状面上的方向进行分类的。蝶窦位于这两个平面的中心，通常是许多入路的起点。

在矢状面上，正中入路（在颈动脉之间）是从额窦向尾侧延伸至枢椎体部，能够切除涉及颅前窝、颅中窝和颅后窝的肿瘤[49, 50]。经额入路可进入额窦底和后壁[50]。经筛板入路从鸡冠峰沿前后方向延伸至蝶骨平台，并可从双侧或单侧穿过筛顶（筛骨中央凹）至眶顶。该入路最常用于鼻腔鼻窦恶性肿瘤和嗅沟脑膜瘤。经蝶骨平台入路能够切除侵犯鞍上区域的鞍上病变，如大垂体瘤和颅咽管瘤。视神经管限制了入路向后外侧的扩展[46]。经蝶鞍入路是治疗垂体瘤的标准入路，但也可以与其他入路联合使用，如经蝶骨平台/经鞍结节向鞍外扩展[50]。但这种入路受到海绵窦段颈内动脉（ICA）在横向上的限制。经斜坡入路从后床突跨越蝶骨和斜坡至枕骨大孔[49]。该入路可进一步细分为经斜坡上、中、下入路。通过经齿突入路，可以进入上颈椎（C_1和C_2）及枕骨大孔[48]。该入路在外侧受咽旁颈内动脉和椎动脉限制，在下方受鼻腭线（与鼻骨下缘和硬腭后缘相切的线）限制[48]。

在冠状面上，旁正中入路（颈动脉外侧）分为前、中和后平面，对应于各自的颅窝[46]。前冠状面入路包括眶上入路和经眶入路。眶上入路切除眶内侧壁，能够进入眶内侧和上方。经眶入路可从下直肌和内直肌之间进入，用于切除视神经下方和内侧的肌锥内病变。中冠状面入路从蝶窦延伸至颅中窝底岩骨段颈内动脉上方的底部[46]。中冠状面入路可进入蝶窦外侧隐窝、岩尖内侧、岩骨颈内动脉上方的颅中窝、海绵窦和颞下颅底区域。可以在斜坡旁颈内动脉的外侧和岩骨段颈内动脉的上方进入Meckel腔和海绵窦。这种入路需要经翼突入路，并在翼管神经和三叉神经第二支（V_2）之间进行分离[47]。从侧面进入颞下窝需要采用Denker入路进行上颌骨内侧切除术，以完全进入上颌窦的后外侧壁。后冠状面从枕骨大孔穿过枕骨髁和舌下神经管延伸至颈静脉孔，能够进入岩骨段颈内动脉、岩尖、舌下神经管、颈静脉孔和咽旁间隙。需要切除咽鼓管以完全进入岩下区域，从而切除经内侧入路无法到达的病变。表6.2概述了颅底经鼻入路的分类[46-51]。

表6.2 扩大的颅底经鼻入路分类

矢状面（中线）		冠状面（旁中线）
经额窦手术		前冠状面 ·眶上入路 ·经眶入路
经筛板		中冠状面 ·经翼突入路 ·经岩尖内侧入路 ·经海绵窦/四方间隙（Meckel腔）入路 ·经颞下入路
经鞍结节/经蝶骨平台		后冠状面： ·经岩斜入路 ·经岩下入路 ·经咽旁间隙入路
经蝶鞍		
经斜坡	上1/3：鞍背和后床突至Dorello管	
	中1/3：Dorello管至颈静脉孔	
	下1/3：颈静脉孔至颈髓交界和枕骨大孔	
	全斜坡	
经齿突和枕骨大孔/颅椎交界入路		

鼻腔鼻窦恶性肿瘤的开放式颅面切除术结果

在讨论鼻腔鼻窦恶性肿瘤的替代方法时，应与传统/金标准的CFR开放手术[13、14]进行比较。由于颅底恶性肿瘤的罕见性和异质性，比较内镜和开放手术的随机对照试验通常是不可行的。此外，由于样本量小、鼻腔鼻窦恶性肿瘤相对罕见及不同患者采用了不同的手术方法，两者比较更加困难。这些问题在很大程度上是不可避免的，因为对于较晚期的肿瘤更倾向于采用开放手术入路。支持使用内镜方法的数据主要来自回顾性分析，数据主要集中于生存率（总生存率、无病生存率）、疾病控制（局部区域控制、远处转移）和手术并发症上。然而，当前基于病例报道、多机构队列研究、大型数据库研究和系统评价的证据表明，采用内镜手术治疗鼻腔鼻窦恶性肿瘤是一种可接受的方法，不会影响患者的生存率。

虽然很难比较这两种手术方式，但对开放式CFR的研究为分析鼻内镜入路的生存结果提供了一个基准。2001年，Dulguerov等[52]报道了在两家医疗机构接受治疗的220名鼻腔鼻窦恶性肿瘤患者的回顾性研究。所有患者接受了手术（开放切除术）、放疗、化疗或联合治疗。组织学上排除了ONB、黑色素瘤和肉瘤。最常见的病理类型是SCC，占57.3%。患者2年、5年和10年总生存率分别为75%、60%和47%。颅内和眼眶受累及组织学特点是疾病特异性生存率（DSS）的独立预测因子，与SCC和鼻腔鼻窦未分化癌（SNUC）相比，腺癌患者的生存率更高。此外，阳性切缘也是生存的预测因子，阳性切缘者5年DSS为25%，阴性切缘者为64%（$P < 0.0001$）。2003年，Patel等[34]发表了迄今最大的多中心国际队列研究，纳入了在17个医疗机构接受开放式CFR的1307名颅底恶性肿瘤患者。与之前的研究相比，这项研究纳入了ONB和恶性黑色素瘤患者，结果显示ONB预后良好（DSS为82.6%），恶性黑色素瘤预后不良（DSS为19.2%）；32%的患者切缘接近或呈阳性，后者是无复发生存期（RFS）和DSS的独立影响因素。利用相同的患者队列，Ganly等[53]对334名患者进行了亚组分析，重点分析了那些原发性肿瘤位于鼻腔鼻窦的患者。其研究结果及Howard等的类似研究结果[54]总结在表6.3中[34、52-54]。

表6.3　鼻腔鼻窦恶性肿瘤开放切除术的汇总结果

研究	平均随访时间（月）	病理类型	病例数[例（%）]	5年总生存率（%）	5年疾病特异性生存率（%）	5年无复发生存率（%）
Dulguerov等（2001）[52]	72	小计	220	60	63	59
		SCC	126（57.3）	ND	60	58
		腺癌	25（11.4）	ND	78	69
		唾液腺癌	39（17.7）	ND	79	68
		SNUC	30（13.6）	ND	40	41

续表

研究	平均随访时间（月）	病理类型	病例数[例（%）]	5年总生存率（%）	5年疾病特异性生存率（%）	5年无复发生存率（%）
Patel 等（2003）[34]	25	小计	1307	54	60	53
		SCC	375（28.7）	44.4	53	49.9
		腺癌	210（16.1）	51.5	57.5	53.1
		唾液腺癌	124（9.5）	45.5	53	44.3
		SNUC	39（3）	37.3	41.9	45.5
		黑色素瘤	53（4）	18.3	19.2	19.2
		ONB	151（11.6）	77.8	82.6	64.3
		其他	355（27.1）	ND	ND	ND
Ganly 等（2005）[53]	19	小计	334	48.3	53.3	45.8
		SCC	101（30.2）	43	44	38
		腺癌	107（32）	45	52	46
		唾液腺癌	32（9.6）	65	70	60.5
		SNUC	14（4.2）	0	0	0
		黑色素瘤	21（6.3）	ND	ND	ND
		其他	59（17.7）	ND	ND	ND
Howard 等（2006）[54]	63	小计	259	65	59	ND
		SCC	34（13）	53	ND	ND
		腺癌	62（24）	58	ND	ND
		唾液腺癌	19（7.3）	61	ND	ND
		SNUC	15（5.8）	ND	ND	ND
		黑色素瘤	8（3.1）	ND	ND	ND
		ONB	56（21.6）	74	ND	ND
		其他	65（25.1）	ND	ND	ND

注：SCC.鳞状细胞癌；SNUC.鼻腔鼻窦未分化癌；ONB.嗅神经母细胞瘤；ND.未定义

鼻腔鼻窦恶性肿瘤的内镜手术结果

由于内镜手术相对较新且鼻腔鼻窦恶性肿瘤一般少见，因此内镜手术的研究通常受到样本量较小的困扰，而样本量较大的系列研究通常包括各种组织学研究。评估单纯内镜手术治疗鼻腔鼻窦恶性肿瘤疗效的研究主要集中于回顾性研究，其结果与开放性切除术相当[14, 32, 33, 55-76]。几项研究报道了包含多种病理类型的病例队列研究结果，而其他一些研究则报道了经鼻入路对特定病理类型患者的疗效。尽管存在上述局限性，但越来越多的证据支持对一些特定的鼻腔鼻窦恶性肿瘤患者采用单纯内镜手术进行治疗[14, 32, 33, 55-57, 59-76]。

支持内镜手术的主要依据通常来自那些分析单纯经鼻内镜入路（EEA）或联合颅-内镜入路（CEA）的研究，其中包括内镜入路与额叶或额下开颅手术相结合。2008年，Nicolai等[25]进行了一项关于184例接受EEA（72.8%）或CEA（27.2%）治疗各种鼻腔鼻窦恶性肿瘤患者的回顾性研究。整个队列的5年DSS为81.9%，EEA组为91.4%，CEA组为58.8%，两组之间有显著差异（$P = 0.0004$）。尽管EEA组的DSS显著改善，但接受CEA治疗的T3/T4期和Kadish C期肿瘤患者比例更高。作者认为内镜手术（联合或不联合开颅手术）是治疗鼻腔鼻窦恶性肿瘤的有效替代方法。Hanna等发表了一项关于120名鼻腔鼻窦恶性肿瘤患者接受EEA（77.5%）或CEA（22.5%）治疗的类似研究[21]。在该研究中明显更高比例的T3/T4期患者接受了CEA治疗，而更多的T1/T2期患者接受了EEA治疗。5年总DSS和总生存率分别为87%和76%。虽然这些结果与Nicolai等发表的研究结果相当，但EEA组和CEA组之间的DSS或总生存率没有显著差异，但CEA组的疾病分期更高。作者得出结论，认为这可能是两项研究之间CEA治疗适应证的差异所致。Hanna等注意到EEA通常更适合于相对早期没有或仅有限程度侵犯颅底的肿瘤患者。相比之下，Nicolai等描述了他们后期转变手术方式的研究，他们扩大了EEA治疗的适应证，以涵盖部分侵犯颅底和局灶性硬脑膜浸润的肿瘤患者。最近，Abdelmeguid等开展了对239例接受EEA（70%）或CEA（30%）治疗病例的回顾性研究[15]。与前面提到的研究相反，CEA涉及内镜手术联合双额开颅手术、Caldwell-Luc入路手术、面部切口或经口切除术。该研究的5年DSS和总生存率分别为84.6%和73.9%。结果类似于Hanna等的报道，显示EEA组和CEA两组之间的总生存率或DSS没有显著差异。与ONB相比，鼻腔鼻窦黏膜恶性黑色素瘤的5年生存率最低（分别为41.1%和83.5%），其生存率因病理学而异。这些研究为内镜手术治疗一些特定的鼻腔鼻窦恶性肿瘤，如高度侵袭性肿瘤、鼻腔鼻窦黑色素瘤和SNUC患者提供了更多的支持证据。表6.4总结了几项大型队列研究的结果[15, 21, 25]。

2016年，Rawal等对952例接受EEA或CEA治疗的鼻腔鼻窦恶性肿瘤患者进行了系统回顾和荟萃分析[27]。其中仅15项研究（$n = 759$）能够进行聚合模型分析，而20项研究（$n = 193$）能够直接合并分析。聚合模型分析和直接合并分析中患者的5年生存率分别为72.3%和83.5%。在直接合并分析组中，平均随访时间为43个月；157例（81%）患者采用单纯内镜手术，而36例（19%）患者采用内镜辅助的联合手术。占比最多的病理类型是ONB（32%），其次是腺癌（28%）、恶性黑色素瘤（18%）、SCC（14%）、SNUC（7%）和腺样囊性癌（6.7%）。虽然49%的肿瘤为低分期，28%为高分期（22%未知），但按分期分层时总生存率没有显著差异。这项研究的结论是，有强有力的证据表明在鼻腔鼻窦恶性肿瘤中使用经鼻内镜切除术的总生存率与之前报道的CFR相当，甚至更高。

表 6.4 鼻腔鼻窦恶性肿瘤 EEA 和 CEA 治疗汇总结果

研究	平均随访时间(月)	病理类型(例)	病例数[例(%)]	T1期	T2期	T3期	T4a期	T4b期	5年生存率(%)	5年疾病特异性生存率(%)
Nicolai 等 (2008)[25]	34.1	腺癌(68) SCC(25) ONB(22) 腺样囊性癌(13) 黑色素瘤(17) SNUC(5) 其他(34)	小计184	52	26	32	17	35	ND	81.9
			EEA 134(72.8)	48	25	20	9	12		91.4[a]
			CEA 50(27.2)	3	1	12	8	23		58.8
Hanna 等 (2009)[21]	37	ONB(17) 腺癌(14) 黑色素瘤(14) SCC(13) 腺样囊性癌(7) SNUC(2) 其他(53)	小计120	25	25	21	29		76	87
			EEA 93(77.5)	32	31	17	20			
			CEA 27(22.5)	0	5	36	59			
Abdelmeguid 等 (2019)[15]	34.1	ONB(54) 黑色素瘤(41) SCC(38) 腺癌(20) 腺样囊性癌(19) SNUC(12) 其他(55)	小计239	41	37	65		95	73.9	84.6
			EEA 167(70)		70		96			
			CEA 72(30)		8		64			

注:EEA. 经鼻内镜入路;CEA. 经颅内镜入路;SCC. 鳞状细胞癌;ONB. 嗅神经母细胞瘤;SNUC. 鼻腔鼻窦未分化癌;ND. 未定义。
a 方法之间存在显著差异。

鼻腔鼻窦恶性肿瘤的内镜与开放手术结果

虽然很难直接比较结果，但已有一些研究对鼻腔鼻窦恶性肿瘤治疗中内镜手术和开放手术的效果差异进行了比较[13, 16-28, 60, 77-94]。2019年，Hagemann等发表了一项关于225例接受开放式颅面切除术（oCFR）（45.3%）或内镜下切除术（54.6%）的鼻腔鼻窦恶性肿瘤患者的回顾性研究，病理类型包括SCC（45%）、腺癌（15%）和恶性黑色素瘤（12%）[20]。EEA组的平均总生存期和疾病特异性生存期明显长于开放手术组（生存期为175个月 vs 120个月，P = 0.024；疾病特异性生存期为202个月 vs 149个月，P = 0.036），5年生存率也是类似结果（EEA 76.1% vs oCFR 59.5%）。虽然病理分期的分布在不同治疗组之间没有显著差异，但T1期肿瘤患者进行EEA治疗的比例比T4期肿瘤患者更高（P = 0.003）。根据分期进行分层分析时，低分期肿瘤（T1/T2期）和高分期肿瘤（T4期）的内镜手术组与开放手术组之间的平均生存期和疾病特异性生存期相似。相比之下，内镜下切除T3期肿瘤后的平均生存期和疾病特异性生存期则明显更长（平均生存期127个月 vs 80个月；10年平均生存期92.3% vs 18.8%；P = 0.038）。此外，两组间颅底、硬脑膜或大脑受累患者的平均生存期无差异（分别为P = 0.752、0.818和0.648）。接受内镜切除术的患者大出血风险更低（P = 0.041），住院时间更短（P = 0.001）。因此，该研究得出结论，认为内镜下切除术适合于不同适应证的患者，内镜手术能够显著改善处于中期阶段肿瘤的预后，缩短住院时间并减少大出血事件。类似的回顾性研究发现，比较这两种手术方式时，5年总生存率没有差异；然而，EEA治疗能够缩短手术时间、住院和ICU停留时间及减少术中出血[19, 28]。此外，整块切除率或阴性切缘率没有显著差异[28]。Wood等对接受oCFR治疗的患者进行了随访分析，发现患者最后一次随访时肿瘤残留或复发的可能性显著增加（P = 0.029）；然而，这可能反映了更晚期的肿瘤分期或手术时更具侵袭性的病理学特点[28]。总体来说，这些研究提供的证据表明，对适合的鼻腔鼻窦恶性肿瘤进行内镜手术切除可以缩短住院时间和手术时间，同时不会影响生存率。此外，EEA治疗能够提高T3期肿瘤的生存率，并有降低复发率的趋势；然而，接受CFR治疗的可能是更晚期/侵袭性肿瘤，使得结果的分析和解释更加复杂。表6.5概述了这些研究的结果。

2011年，Higgins等对226例接受内镜或开放手术的鼻腔鼻窦恶性肿瘤患者进行了系统评价和荟萃分析[22]。结果显示，在低分期肿瘤（T1期、T2期或Kadish A、B期）中，内镜和开放手术的结果没有统计学差异［5年生存率：EEA 87.4% vs oCFR 76.8%，P = 0.351；5年DSS 94.7% vs 87.7%，P = 0.258；局部区域控制率（LRC）89.5% vs 77.2%，P = 0.251］。由于两组之间的显著异质性及内镜手术病例中高变异的生存率和LRC，因此无法得出更高分期肿瘤两种手术方式疗效差异的结论。作者总结认为，鼻腔鼻窦恶性肿瘤的内镜手术似乎是开放手术的一种

表 6.5 鼻腔鼻窦恶性肿瘤内镜与开放式 CFR 的治疗结果

研究	平均随访时间(月)		病例数[例(%)]	病理类型(例)							各分期病例数(例)				结果
				SCC	腺癌	MM	ONB	ACC	SNUC	其他	T1期	T2期	T3期	T4期	
Hagemann 等 (2019)[20]		小计	225	103	34	28	13	10	9	28	36	42	27	100	5年(EEA 76.1% vs CFR 59.5%)和10年(EEA 69.9% vs 41.8%)总生存率显著改善 疾病特异性生存期显著改善(EEA 202个月 vs CFR 149个月,P=0.024)
	EEA 52.4		123(54.6)	51	16	17	8	7	3	21	25	32	16	33	
	oCFR 45.4		102(45.3)	52	18	11	5	3	6	7	11	10	11	67	
Higgins 等 (2012)[22]		小计	123												整体生存率为56.5%。5年总生存率(EEA 88.4% vs CFR 55.2%)、无病生存率(93.9% vs 60.8%)、和局部区域控制率(84.7% vs 48%)均显著改善(分层后没有显著差异)
	EEA 46.5		28	7.1	17.9	3.6	51.8	1.8		17.8	T1~2/Kadish A, B期 78.2%		T3~4/Kadish C期 22.3%		
	oCFR 36		55(44.7)	21.8			43.6		34.7		21.8%		77.7%		
Wood 等 (2012)[28]		小计	82	26	6	3	19	11	4	13	13	10	17	42	疾病特异性死亡率没有显著差异 CFR:最后随访时复发或肿瘤残留的比例更高(P=0.029)
	EEA 31		34	1	2	1	15	3	2	10	10	8	6	10	
	oCFR 30		48	25	4	2	4	8	2	3	3	2	11	32	

注:EEA.经鼻内镜入路;oCFR.开放式颅面切除术;SCC.鳞状细胞癌;MM.黏膜黑色素瘤;ACC.腺样囊性癌;SNUC.鼻腔鼻窦未分化癌。

有前途的替代方法；然而，有必要进一步将研究结果报告标准化。

两项基于国家大型数据库的研究结果进一步支持了EEA与开放式入路具有相似生存结果的结论[23, 26]。2019年，Husain等发表了2010～2015年美国国家癌症数据库中记录的2292例内镜或开放手术治疗鼻腔鼻窦恶性肿瘤患者的数据[23]。与SCC相比，腺癌、腺样囊性癌、黏膜恶性黑色素瘤、肉瘤和ONB患者接受内镜手术的比例更高。与鼻腔肿瘤相比，筛窦肿瘤患者接受内镜手术的比例更高，而上颌窦肿瘤患者更多接受了开放手术。接受EEA治疗的患者住院时间更短（3.13天 vs 5.52天），但30天再入院率无显著差异。两种术式的5年生存率没有显著差异（EEA 59.6% vs CFR 60.8%，$P = 0.106$），在控制了包括肿瘤分期、部位和病理学在内的多种因素后结果也类似（$P = 0.831$）。和预期结果一致，与SCC相比，腺癌和ONB的死亡率较低，而MM的死亡率较高。2019年，Povolotskiy等分析了2004～2015年美国国家癌症数据库中接受EEA或oCFR治疗的1595例患者的资料，但排除了SCC患者。5年总生存率在内镜手术组（65.1%）或开放组（65.4%）之间没有统计学差异（$P = 0.59$），但内镜手术组的住院时间更短。年龄大于70岁、AJCC Ⅳ期、肿瘤大小＞5cm、原发部位为筛窦和较低经济收入都是死亡率的重要预测因素。总体来说，越来越多的证据表明，内镜手术切除鼻腔鼻窦恶性肿瘤和传统开放方法的疗效相当，甚至更好。

特殊鼻腔鼻窦恶性肿瘤的内镜手术结果

虽然前文提到的研究表明内镜和开放手术之间的生存结果相似，但它们包含不同病理学类型的肿瘤人群。几项研究表明，内镜手术实际上可以提高特定病理学类型鼻腔鼻窦恶性肿瘤患者的生存率。2009年，Devaiah等对361例在1992～2008年接受治疗的嗅神经母细胞瘤（ONB）患者进行了荟萃分析[79]。结果显示，接受手术的患者较接受非手术治疗的患者有更高比例的无病结局（$P < 0.0001$）和更高的生存率（$P < 0.0001$）。单纯内镜手术（$P = 0.0019$）和内镜辅助手术（$P = 0.0123$）均显示出比开放手术更高的生存率。由于在内镜手术之前主要是开放手术研究，他们还进一步对2002～2008年的文献进行了亚组分析。结果发现，与开放手术相比，单纯内镜组（$P = 0.0018$）和内镜辅助组（$P = 0.0133$）的生存率均有所提高。虽然这项研究提示ONB的内镜手术具有一定的治疗前景，但要注意两组之间的肿瘤Kadish分期分布是明显不同的，其中Kadish C期和D期肿瘤患者更多地进行了开放手术。由于数据有限，无法根据肿瘤分期进行分层分析。最近Fu等对609例ONB患者进行的荟萃分析发现，内镜入路与5年和10年总生存率及无病生存率的显著改善相关，但与局部区域控制或无转移生存率的任何差异无关[80]。在晚期Kadish分期（C/D）和Hyams分级（Ⅲ/Ⅳ）分层的亚组分析中，与开放手术队列相比，内镜手术队列保持了明显更高的总生存率。此外，内镜手术组的术后并发症发生率明显更低。同样，一项包括109例

ONB患者的分期匹配、多机构回顾分析结果表明，内镜切除术可改善较高分期（Kadish C期）肿瘤患者的总生存率[81]。此外，在接受单纯内镜切除术的患者中，获得清晰手术切缘的能力显著提高（53.1 vs 84.2%，$P = 0.001$）。这些研究表明，针对ONB的内镜切除术能够完全切除肿瘤，切缘状态也得到改善，即使对于更晚期的肿瘤也能获得同等或更好的生存结果。

鼻腔鼻窦腺癌相关研究表明，内镜手术可提供相当或更佳的疗效，并且并发症的发生率可能还更低[77, 85-88, 93]。Meccariello等（2016）发表了一项对1826例鼻腔鼻窦腺癌患者进行内镜或开放手术治疗的荟萃分析[86]。结果显示，接受内镜手术的患者住院时间明显缩短（4.7天 vs 11.5天，$P < 0.01$），术后并发症发生率更低（6.6% vs 36.4%，$P < 0.01$），术后死亡率更低（$P = 0.04$）。对于T2～T4期肿瘤，采用内镜手术可改善总生存期、无病生存期和局部无复发生存期。此外，多变量分析表明晚期T分期和开放手术的总生存率更低。

鼻腔鼻窦黏膜恶性黑色素瘤（SNM）是最具侵袭性的肿瘤之一，具有高度复发和转移倾向。根治性广泛局部切除和疾病的全身控制至关重要，通常认为高复发率是由于肿瘤的多灶性[82]。由于术中冰冻切缘的高假阴性率[59]，与其他鼻腔鼻窦恶性肿瘤相比，SNM需要保留更宽的安全边缘。研究发现，3年总生存率不超过50%，5年总生存率为26.9%～38.7%，表明不管采用哪种治疗方式均预后不良[91, 95]。2019年，Hur等对510例接受开放或内镜下鼻腔鼻窦恶性黑色素瘤切除术的患者进行了荟萃分析[82]，结果表明，内镜切除术组的总生存期比开放切除术组更长（HR 0.68，95% CI 0.49～0.095）；然而，两组之间的无病生存率没有差异。作者认为，虽然两种术式在肿瘤切除方面可能效果相当，但开放手术存在更高的并发症发生率，可能是接受内镜切除术患者总生存期更长的原因之一。

结论

鼻腔鼻窦恶性肿瘤的传统金标准手术方法是开放式颅面切除术。过去30年，随着技术的进步和经验的积累，内镜手术已成为部分鼻腔鼻窦恶性肿瘤的可行替代手术方式。研究表明，与传统方法相比，内镜手术可缩短手术时间、减少术中出血、降低术后并发症发生率，并缩短住院和ICU停留的时间。越来越多的证据表明，内镜手术降低了围手术期并发症的发生率和死亡率，同时能够完整切除肿瘤，在一些经过细心筛选的鼻腔鼻窦恶性肿瘤患者中具有相当或更佳的疗效。

参 考 文 献

1. Fagan JJ, Snyderman C, Carrau R, Janecka I. Nasopharyngeal angiofibromas: selecting a surgical approach. Head Neck. 1997;19(5):391–9.
2. Kamel RH. Transnasal endoscopic surgery in juvenile nasopharyngeal angiofibroma. J Laryngol Otol. 1996;110(10):962–8.
3. McCary WS, Gross CW, Reibel JF, Cantrell RW. Preliminary report: endoscopic versus external surgery in the management of inverting papilloma. Laryngoscope. 1994;104:415–9.
4. Waitz G, Wigand ME. Results of endoscopic sinus surgery for the treatment of inverted papillomas. Laryngoscope. 1992;102:917–22.
5. Busquets JM, Hwang PH. Endoscopic resection of sinonasal inverted papilloma: a meta-analysis. Otolaryngol Head Neck Surg. 2006;134(3):476–82.
6. Karkos PD, Fyrmpas G, Carrie SC, Swift AC. Endoscopic versus open surgival interventions for inverted nasal papilloma: a systematic review. Clin Otolaryngol. 2006;31:499–503.
7. Mortuaire G, Arzul E, Darras JA, Chevalier D. Surgical management of sinonasal inverted papillomas through endoscopic approach. Eur Arch Otorhinolaryngol. 2007;264(12):1419–24.
8. Yiotakis I, Eleftheriadou A, Davilis D, Giotakis E, Ferekidou E, Korres S, et al. Juvenile nasopharyngeal angiofibroma stages I and II: a comparative study of surgical approaches. Int J Pediatr Otorhinolaryngol. 2008;72(6):793–800.
9. Ong YK, Solares CA, Carrau RL, Snyderman CH. New developments in transnasal endoscopic surgery for malignancies of the sinonasal tract and adjacent skull base. Curr Opin Otolaryngol Head Neck Surg. 2010;18(2):107–13.
10. Stammberger H, Anderhuber W, Walch C, Papaefthymiou G. Possibilities and limitations of endoscopic management of nasal and paranasal sinus malignancies. Acta Otorhinolaryngol Belg. 1999;53(3):199–205.
11. Thaler ER, Kotapka M, Lanza DC, Kennedy DW. Endoscopically assisted anterior cranial skull base resection of sinonasal tumors. Am J Rhinol. 1999;13(4):303–10.
12. Yuen APW, Fung CF, Hung KN. Endoscopic cranionasal resection of anterior skull base tumor. Am J Otolaryngol. 1997;18(6):431–3.
13. Batra PS, Citardi MJ, Worley S, Lee JY, Lanza DC. Resection of anterior skull base tumors: comparison of combined traditional and endoscopic techniques. Am J Rhinol. 2005;19(5):521–8.
14. Lund V, Howard DJ, Wei WI. Endoscopic resection of malignant tumors of the nose and sinuses. Am J Rhinol. 2007;21(1):89–94.
15. Abdelmeguid AS, Raza SM, Su SY, Kupferman M, Roberts D, DeMonte F, et al. Endoscopic resection of sinonasal malignancies. Head Neck. 2020;42(4):645–52.
16. Arnold A, Ziglinas P, Ochs K, Alter N, Geretschlager A, Ladrach K, et al. Therapy options and long-term results of sinonasal malignancies. Oral Oncol. 2012;48(10):1031–7.
17. Carlton DA, David Beahm D, Chiu AG. Sinonasal malignancies: endoscopic treatment outcomes. Laryngoscope Investig Otolaryngol. 2019;4(2):259–63.
18. Cohen MA, Liang J, Cohen IJ, Grady MS, O'Malley BW Jr, Newman JG. Endoscopic resection of advanced anterior skull base lesions: oncologically safe? ORL J Otorhinolaryngol Relat Spec. 2009;71(3):123–8.
19. Eloy JA, Vivero RJ, Hoang K, Civantos FJ, Weed DT, Morcos JJ, et al. Comparison of transnasal endoscopic and open craniofacial resection for malignant tumors of the anterior skull base. Laryngoscope. 2009;119(5):834–40.
20. Hagemann J, Roesner J, Helling S, Jacobi C, Doescher J, Engelbarts M, et al. Long-term outcome for open and endoscopically resected sinonasal tumors. Otolaryngol Head Neck Surg. 2019;160(5):862–9.
21. Hanna EY, DeMonte F, Ibrahim S, Roberts D, Levine NB, Kupferman M. Endoscopic resection of sinonasal cancers with and without craniotomy. Arch Otolaryngol Head Neck Surg. 2009;135(12):1219–24.
22. Higgins TS, Thorp B, Rawlings BA, Han JK. Outcome results of endoscopic vs craniofacial resection of sinonasal malignancies: a systematic review and pooled-data analysis. Int Forum Allergy Rhinol. 2011;1(4):255–61.

23. Husain Q, Joshi RR, Cracchiolo JR, Roman BR, Ganly I, Tabar V, et al. Surgical management patterns of sinonasal malignancy: a population-based study. J Neurol Surg B Skull Base. 2019;80(4):371–9.
24. Naunheim MR, Goyal N, Dedmon MM, Chambers KJ, Sedaghat AR, Bleier BS, et al. An algorithm for surgical approach to the anterior skull base. J Neurol Surg B Skull Base. 2016;77(4):364–70.
25. Nicolai P, Battaglia P, Bignami M, Bolzoni Villaret A, Delu G, Khrais T, et al. Endoscopic surgery for malignant tumors of the sinonasal tract and adjacent skull base: a 10-year experience. Am J Rhinol. 2008;22(3):308–16.
26. Povolotskiy R, Farber NI, Bavier RD, Cerasiello SY, Eloy JA, Hsueh WD. Endoscopic versus open resection of non-squamous cell carcinoma sinonasal malignancies. Laryngoscope. 2020;130(8):1872–6.
27. Rawal RB, Farzal Z, Federspiel JJ, Sreenath SB, Thorp BD, Zanation AM. Endoscopic resection of sinonasal malignancy: a systematic review and meta-analysis. Otolaryngol Head Neck Surg. 2016;155(3):376–86.
28. Wood JW, Eloy JA, Vivero RJ, Sargi Z, Civantos FJ, Weed DT, et al. Efficacy of transnasal endoscopic resection for malignant anterior skull-base tumors. Int Forum Allergy Rhinol. 2012;2(6):487–95.
29. Snyderman CH, Carrau RL, Kassam AB, Zanation A, Prevedello D, Gardner P, et al. Endoscopic skull base surgery: principles of endonasal oncological surgery. J Surg Oncol. 2008;97(8):658–64.
30. Castelnuovo P, Battaglia P, Turri-Zanoni M, Tomei G, Locatelli D, Bignami M, et al. Endoscopic endonasal surgery for malignancies of the anterior cranial base. World Neurosurg. 2014;82(6 Suppl):S22–31.
31. Harvey RJ, Winder M, Parmar P, Lund V. Endoscopic skull base surgery for sinonasal malignancy. Otolaryngol Clin N Am. 2011;44(5):1081–140.
32. Levine PA. Would Dr. Ogura approve of endoscopic resection of esthesioneuroblastomas? An analysis of endoscopic resection data versus that of craniofacial resection. Laryngoscope. 2009;119(1):3–7.
33. Dave SP, Bared A, Casiano RR. Surgical outcomes and safety of transnasal endoscopic resection for anterior skull tumors. Otolaryngol Head Neck Surg. 2007;136(6):920–7.
34. Patel SG, Singh B, Polluri A, Bridger PG, Cantu G, Cheesman AD, et al. Craniofacial surgery for malignant skull base tumors: report of an international collaborative study. Cancer. 2003;98(6):1179–87.
35. Feiz-Erfan I, Suki D, Hanna EY, DeMonte F. Prognostic significance of transdural invasion of cranial base malignancies in patients undergoing craniofacial resection. Neurosurgery. 2007;61(6):1178–85.
36. Wellman BJ, Traynelis VC, McCulloch TM, Funk GF, Menezes AH, Hoffman HT. Midline anterior craniofacial approach for malignancy: results of en bloc versus piecemeal resections. Skull Base Surg. 1999;9(1):41–6.
37. Ganly I, Patel SG, Singh B, Kraus DH, Bridger PG, Cantu G, et al. Complications of craniofacial resection for malignant tumors of the skull base: report of an international collaborative study. Head Neck. 2005;27(6):445–51.
38. Alokby G, Casiano RR. Endoscopic resection of sinonasal and ventral skull base malignancies. Otolaryngol Clin N Am. 2017;50(2):273–85.
39. Lopez F, Lund VJ, Suarez C, Snyderman CH, Saba NF, Robbins KT, et al. The impact of histologic phenotype in the treatment of sinonasal cancer. Adv Ther. 2017;34(10):2181–98.
40. Pant H, Bhatki AM, Snyderman CH, Vescan AD, Carrau RL, Gardner P, et al. Quality of life following endonasal skull base surgery. Skull Base. 2010;20(1):35–40.
41. Abergel A, Cavel O, Margalit N, Fliss D, Gil Z. Comparison of quality of life after transnasal endosocpic vs. open skull base tumor resection. Arch Otolaryngol Head Neck Surg. 2012;138(2):142–7.
42. Glicksman JT, Parasher AK, Brooks SG, Workman AD, Lambert JL, Bergman JE, et al. Sinonasal quality of life after endoscopic resection of malignant sinonasal and skull base tumors. Laryngoscope. 2018;128(4):789–93.
43. Hadad G, Bassagasteguy L, Carrau RL, Mataza JC, Kassam A, Snyderman CH, et al. A novel reconstructive technique after endoscopic expanded endonasal approaches: vascular pedicle nasoseptal flap. Laryngoscope. 2006;116(10):1882–6.

44. Zanation AM, Carrau RL, Snyderman CH, Germanwala AV, Gardner PA, Prevedello DM, et al. Nasoseptal flap reconstruction of high flow intraoperative cerebral spinal fluid leaks during endoscopic skull base surgery. Am J Rhinol Allergy. 2009;23(5):518–21.

45. Su SY, Kupferman ME, DeMonte F, Levine NB, Raza SM, Hanna EY. Endoscopic resection of sinonasal cancers. Curr Oncol Rep. 2014;16(2):369.

46. Kassam AB, Gardner P, Snyderman C, Mintz A, Carrau R. Expanded endonasal approach: fully endoscopic, completely transnasal approach to the middle third of the clivus, petrous bone, middle cranial fossa, and infratemporal fossa. Neurosurg Focus. 2005;19(E6):1–10.

47. Kassam AB, Prevedello DM, Carrau RL, Snyderman CH, Gardner P, Osawa S, et al. The front door to Meckel's cave: an anteromedial corridor via expanded endoscopic endonasal approach-technical considerations and clinical series. Neurosurgery. 2009;64(3 Suppl):ons71–82; discussion ons-3.

48. Kassam AB, Snyderman C, Gardner P, Carrau R, Spiro R. The expanded endonasal approach: a fully endoscopic transnasal approach and resection of the odontoid process: technical case report. Neurosurgery. 2005;57(1 Suppl):E213; discussion E.

49. Kassam AB, Snyderman C, Mintz A, Gardner P, Carrau R. Expanded endonasal approach: the rostrocaudal axis. Part II. Posterior clinoids to the foramen magnum. Neurosurg Focus. 2005;19(E4):1–7.

50. Kassam AB, Snyderman C, Mintz A, Gardner P, Carrau R. Expanded endonasal approach: the rostrocaudal axis. Part 1. Crista galli to the sella turcica. Neurosurg Focus. 2005;19(E3):1–12.

51. Snyderman C, Pant H, Carrau R, Prevedello D, Gardner P, Kassam AB. What are the limits of endoscopic sinus surgery?: the expanded endonasal approach to the skull base. Keio J Med. 2009;58(3):152–60.

52. Dulguerov P, Jacobsen MS, Allal AS, Lehmann W, Calceterra T. Nasal and paranasal sinus carcinoma: are we making progress? Cancer. 2001;92(12):3012–29.

53. Ganly I, Patel SG, Singh B, Kraus DH, Bridger PG, Cantu G, et al. Craniofacial resection for malignant paranasal sinus tumors: report of an international collaborative study. Head Neck. 2005;27(7):575–84.

54. Howard DJ, Lund VJ, Wei WI. Craniofacial resection for tumors of the nasal cavity and paranasal sinuses: a 25-year experience. Head Neck. 2006;28(10):867–73.

55. Antognoni P, Turri-Zanoni M, Gottardo S, Molteni M, Volpi L, Facco C, et al. Endoscopic resection followed by adjuvant radiotherapy for sinonasal intestinal-type adenocarcinoma: retrospective analysis of 30 consecutive patients. Head Neck. 2015;37(5):677–84.

56. Bogaerts S, Vander Poorten V, Nuyts S, Van den Bogaert W, Jorissen M. Results of endoscopic resection followed by radiotherapy for primarily diagnosed adenocarcinomas of the paranasal sinuses. Head Neck. 2008;30(6):728–36.

57. Camp S, Van Gerven L, Poorten VV, Nuyts S, Hermans R, Hauben E, et al. Long-term follow-up of 123 patients with adenocarcinoma of the sinonasal tract treated with endoscopic resection and postoperative radiation therapy. Head Neck. 2016;38(2):294–300.

58. Castelnuovo PG, Delu G, Sberze F, Pistochini A, Cambria C, Battaglia P, et al. Esthesioneuroblastoma: endonasal endoscopic treatment. Skull Base. 2006;16(1):25–30.

59. Chiu AG, Ma Y. Accuracy of intraoperative frozen margins for sinonasal malignancies and its implications for endoscopic resection of sinonasal melanomas. Int Forum Allergy Rhinol. 2013;3(2):157–60.

60. de Almeida JR, Su SY, Koutourousiou M, Vaz Guimaraes Filho F, Fernandez Miranda JC, Wang EW, et al. Endonasal endoscopic surgery for squamous cell carcinoma of the sinonasal cavities and skull base: oncologic outcomes based on treatment strategy and tumor etiology. Head Neck. 2015;37(8):1163–9.

61. De Bonnecaze G, Chaput B, Al Hawat A, Filleron T, Vairel B, Serrano E, et al. Long-term oncological outcome after endoscopic surgery for olfactory esthesioneuroblastoma. Acta Otolaryngol. 2014;134(12):1259–64.

62. Folbe A, Herzallah I, Duvvuri U, Bublik M, Sargi Z, Snyderman CH, et al. Endoscopic endonasal resection of esthesioneuroblastoma: a multicenter study. Am J Rhinol Allergy. 2009;23(1):91–4.

63. Gallia GL, Reh DD, Lane AP, Higgins TS, Koch W, Ishii M. Endoscopic resection of esthesioneuroblastoma. J Clin Neurosci. 2012;19(11):1478–82.

64. Kashiwazaki R, Turner MT, Geltzeiler M, Fernandez-Miranda JC, Gardner PA, Snyderman CH, et al. The endoscopic endonasal approach for sinonasal and nasopharyngeal adenoid cys-

tic carcinoma. Laryngoscope. 2020;130(6):1414–21.

65. Lund VJ, Chisholm EJ, Howard DJ, Wei WI. Sinonasal malignant melanoma: an analysis of 115 cases assessing outcomes of surgery, postoperative radiotherapy and endoscopic resection. Rhinology. 2012;50(2):203–10.

66. Lund VJ, Wei WI. Endoscopic surgery for malignant sinonasal tumors: an eighteen year experience. Rhinology. 2015;53(3):204–17.

67. Kraft M, Simmen D, Kaufmann T, Holzmann D. Long-term results of endonasal sinus surgery in sinonasal papillomas. Laryngoscope. 2003;113:1541–7.

68. Nicolai P, Castelnuovo P, Lombardi D, Battaglia P, Bignami M, Pianta L, et al. Role of endoscopic surgery in the management of selected malignant epithelial neoplasms of the naso-ethmoidal complex. Head Neck. 2007;29(12):1075–82.

69. Nicolai P, Schreiber A, Bolzoni Villaret A, Lombardi D, Morassi L, Raffetti E, et al. Intestinal type adenocarcinoma of the ethmoid: outcomes of a treatment regimen based on endoscopic surgery with or without radiotherapy. Head Neck. 2016;38(Suppl 1):E996–E1003.

70. Podboj J, Smid L. Endoscopic surgery with curative intent for malignant tumors of the nose and paranasal sinuses. Eur J Surg Oncol. 2007;33(9):1081–6.

71. Revenaugh PC, Seth R, Pavlovich JB, Knott PD, Batra PS. Minimally invasive endoscopic resection of sinonasal undifferentiated carcinoma. Am J Otolaryngol. 2011;32(6):464–9.

72. Suriano M, De Vincentiis M, Colli A, Benfari G, Mascelli A, Gallo A. Endoscopic treatment of esthesioneuroblastoma: a minimally invasive approach combined with radiation therapy. Otolaryngol Head Neck Surg. 2007;136(1):104–7.

73. Tang IP, Ngui LX, Ramachandran K, Lim LY, Voon PJ, Yu KL, et al. A 4-year review of surgical and oncological outcomes of endoscopic endonasal transpterygoid nasopharyngectomy in salvaging locally recurrent nasopharyngeal carcinoma. Eur Arch Otorhinolaryngol. 2019;276(9):2475–82.

74. Unger F, Haselsberger K, Walch C, Stammberger H, Papaefthymiou G. Combined endoscopic surgery and radiosurgery as treatment modality for olfactory neuroblastoma (esthesioneuroblastoma). Acta Neurochir (Wien). 2005;147(6):595–601; discussion −2.

75. Vergez S, du Mayne MD, Coste A, Gallet P, Jankowski R, Dufour X, et al. Multicenter study to assess endoscopic resection of 159 sinonasal adenocarcinomas. Ann Surg Oncol. 2014;21(4):1384–90.

76. Volpi L, Bignami M, Lepera D, Karligkiotis A, Pistochini A, Ottini G, et al. Endoscopic endonasal resection of adenoid cystic carcinoma of the sinonasal tract and skull base. Laryngoscope. 2019;129(5):1071–7.

77. Bhayani MK, Yilmaz T, Sweeney A, Calzada G, Roberts DB, Levine NB, et al. Sinonasal adenocarcinoma: a 16-year experience at a single institution. Head Neck. 2014;36(10):1490–6.

78. Castelnuovo PG, Belli E, Bignami M, Battaglia P, Sberze F, Tomei G. Endoscopic nasal and anterior craniotomy resection for malignant nasoethmoid tumors involving the anterior skull base. Skull Base. 2006;16(1):15–8.

79. Devaiah AK, Andreoli MT. Treatment of esthesioneuroblastoma: a 16-year meta-analysis of 361 patients. Laryngoscope. 2009;119(7):1412–6.

80. Fu TS, Monteiro E, Muhanna N, Goldstein DP, de Almeida JR. Comparison of outcomes for open versus endoscopic approaches for olfactory neuroblastoma: a systematic review and individual participant data meta-analysis. Head Neck. 2016;38(Suppl 1):E2306–16.

81. Harvey RJ, Nalavenkata S, Sacks R, Adappa ND, Palmer JN, Purkey MT, et al. Survival outcomes for stage-matched endoscopic and open resection of olfactory neuroblastoma. Head Neck. 2017;39(12):2425–32.

82. Hur K, Zhang P, Yu A, Kim-Orden N, Kysh L, Wrobel B. Open versus endoscopic approach for sinonasal melanoma: a systematic review and meta-analysis. Am J Rhinol Allergy. 2019;33(2):162–9.

83. Ledderose GJ, Leunig A. Surgical management of recurrent sinonasal mucosal melanoma: endoscopic or transfacial resection. Eur Arch Otorhinolaryngol. 2015;272(2):351–6.

84. Lombardi D, Bottazzoli M, Turri-Zanoni M, Raffetti E, Villaret AB, Morassi ML, et al. Sinonasal mucosal melanoma: a 12-year experience of 58 cases. Head Neck. 2016;38(Suppl 1):E1737–45.

85. Lund VJ, Chisholm EJ, Takes RP, Suarez C, Mendenhall WM, Rinaldo A, et al. Evidence for treatment strategies in sinonasal adenocarcinoma. Head Neck. 2012;34(8):1168–78.

86. Meccariello G, Deganello A, Choussy O, Gallo O, Vitali D, De Raucourt D, et al. Endoscopic

nasal versus open approach for the management of sinonasal adenocarcinoma: a pooled-analysis of 1826 patients. Head Neck. 2016;38(Suppl 1):E2267–74.

87. Mortuaire G, Leroy X, Vandenhende-Szymanski C, Chevalier D, Thisse AS. Comparison of endoscopic and external resections for sinonasal instestinal-type adenocarcinoma. Eur Arch Otorhinolaryngol. 2016;273(12):4343–50.

88. Nicolai P, Villaret AB, Bottazzoli M, Rossi E, Valsecchi MG. Ethmoid adenocarcinoma--from craniofacial to endoscopic resections: a single-institution experience over 25 years. Otolaryngol Head Neck Surg. 2011;145(2):330–7.

89. Sayed Z, Migliacci JC, Cracchiolo JR, Barker CA, Lee NY, McBride SM, et al. Association of surgical approach and margin status with oncologic outcomes following gross total resection for sinonasal melanoma. JAMA Otolaryngol Head Neck Surg. 2017;143(12):1220–7.

90. Shipchandler TZ, Batra PS, Citardi MJ, Bolger WE, Lanza DC. Outcomes for endoscopic resection of sinonasal squamous cell carcinoma. Laryngoscope. 2005;115(11):1983–7.

91. Sun CZ, Li QL, Hu ZD, Jiang YE, Song M, Yang AK. Treatment and prognosis in sinonasal mucosal melanoma: a retrospective analysis of 65 patients from a single cancer center. Head Neck. 2014;36(5):675–81.

92. Swegal W, Koyfman S, Scharpf J, Sindwani R, Greskovich J, Borden E, et al. Endoscopic and open surgical approaches to locally advanced sinonasal melanoma: comparing the therapeutic benefits. JAMA Otolaryngol Head Neck Surg. 2014;140(9):840–5.

93. Vergez S, Martin-Dupont N, Lepage B, De Bonnecaze G, Decotte A, Serrano E. Endoscopic vs transfacial resection of sinonasal adenocarcinomas. Otolaryngol Head Neck Surg. 2012;146(5):848–53.

94. Yumiko O, Tamura R, Takahashi S, Morimoto Y, Sato M, Horikoshi T, et al. A comparative study between traditional microscopic surgeries and endoscopic endonasal surgery for skull base chordomas. World Neurosurg. 2020;134:e1099–107.

95. Turri-Zanoni M, Medicina D, Lombardi D, Ungari M, Balzarini P, Rossini C, et al. Sinonasal mucosal melanoma: molecular profile and therapeutic implications from a series of 32 cases. Head Neck. 2013;35(8):1066–77.

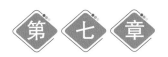

内镜下颅底重建

Garret W. Choby，Carl H. Snyderman

译者：孙悦奇　王康华　刘海燕

引言

过去20年，内镜下颅底手术得到了快速发展，这主要归功于内镜技术、手术技巧和培训方面的进步。在内镜下颅底手术的早期，处理复杂肿瘤的最大障碍是无法进行充分的重建和防止术后脑脊液漏。随着局部和区域带蒂血管化黏膜瓣的出现，外科医生修复缺损的能力显著提高，从而可以处理更大、更复杂的肿瘤。尽管取得了一些进步，但在许多临床情况下，由于既往手术史、直接肿瘤受累或血管不良，可能无法使用最常用的黏膜瓣。鉴于此，针对这些情况的替代重建方案仍在不断研发中[1-3]。

本章的主要内容是探讨内镜下颅底重建，重点关注从嵌体和游离同种异体移植物到带蒂血管化黏膜瓣的选择，再到游离组织移植的渐进"重建阶梯"。对于从事颅底综合手术的外科医生来说，能够掌握多种重建技术是很重要的。重建方法的选择会有所不同，这取决于多种因素，如肿瘤位置和范围、既往治疗情况、患者年龄、缺损的大小和位置，以及术后脑脊液漏的危险因素。

内镜下颅底重建的目标

鼻腔鼻窦恶性肿瘤切除后的内镜下颅底重建具有一系列独特的挑战。在这些情况下，实现边缘清晰的肿瘤切除至关重要[4]。广泛切除有较大硬脑膜缺损的骨质可能会导致移植物难以固定，并使缺损面积超过局部黏膜瓣所能覆盖的范围。重建方法的选择通常受到既往手术情况或切除范围的限制[5, 6]。肿瘤直接累及周围鼻腔鼻窦黏膜，如鼻中隔或鼻中隔黏膜瓣的血管蒂，因而可能排除某些重建方法的选择（图7.1）。

颅底重建目标如下：

（1）在颅内容物和鼻窦腔之间形成防水屏障。

（2）防止术后脑脊液漏和脑膜炎。

（3）保护颈内动脉（ICA）等重要结构。

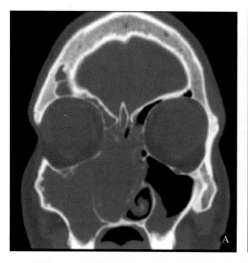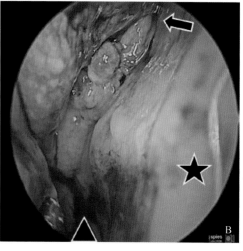

图7.1　广泛累及鼻中隔的鼻腔鼻窦鳞状细胞癌的冠状位CT扫描（A）；斜坡脊索瘤伴鼻内扩散和右鼻中隔黏膜瓣蒂部的直接肿瘤侵犯（B）（星号示鼻中隔；三角形示右后鼻孔上缘；箭头示右蝶窦口）

（4）尽量减少因伤口愈合问题导致的从手术到放射治疗之间的延误。

（5）保护鼻腔功能（呼吸和嗅觉功能）。

（6）预防黏液囊肿、鼻窦炎等术后远期后遗症。

内嵌/覆盖式移植物

非血管化重建通常适用于小的（＜1cm）硬脑膜缺损。如果可能，首选内嵌移植物（硬膜内）和覆盖式移植物进行多层重建。内嵌移植物可以放置在颅内（硬脑膜和骨之间）或颅外（硬脑膜外）。采用多层非血管重建可以成功修复较大的缺损[7]，但在这种情况下，将血管化组织与筋膜移植物相结合进行治疗能够取得更好的效果[8]。

许多同种异体移植物常被作为重建硬脑膜的内嵌移植物，其中包括DuraGen（Integra Lifescience Corporation，Plainsboro，美国新泽西州）、DuraMatrix（Stryker Corporation，卡拉马祖，美国密歇根州）和Alloderm（Lifecell Corporation，美国新泽西州布兰奇堡）。这些材料通常被用作多层重建的一部分，很少单独使用。这种类型的内嵌移植物主要作为支架，便于新的硬脑膜向内生长以覆盖缺损[8]。

因为筋膜可以很容易地从大腿前外侧获取，并可提供一个大而厚的不透水屏障，因而其被广泛用作内嵌移植物以修复大的或高流量缺损。筋膜本身可以作为嵌体放置，也可以制成"纽扣"状以用作内嵌-外盖复合嵌体移植物[9]。这种移植物的优点在于它属于自体移植物，表面积大，愈合可靠。必要时也可以从同一部位获取脂肪移植物。其主要缺点是可能出现供体部位的并发症（影响美观、形成血肿、发生感染、肌肉疝出）。

脂肪移植物也可能在重建中发挥作用，尽管对于鼻腔鼻窦恶性肿瘤术后的大缺损而言其作用较小，尤其是受放疗照射过的组织床。然而，在经斜坡入路手术中它们具有重要作用。对于因斜坡脊索瘤或岩斜软骨肉瘤等肿瘤而接受广泛经斜坡入路手术的患者，将脂肪移植物作为多层重建的一部分使用，与经斜坡脑桥膨出发生率降低有关[10]（图7.2）。

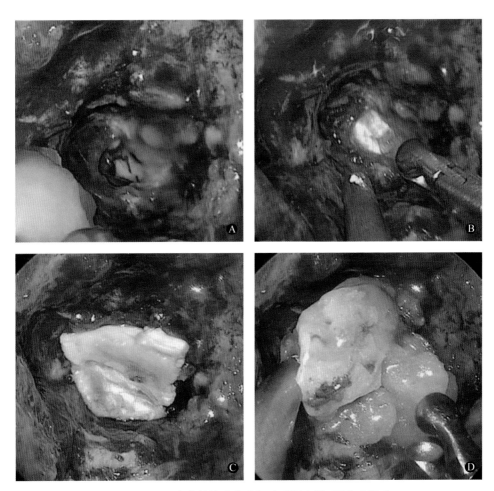

图7.2　经硬脑膜斜坡脊索瘤切除后的内嵌/覆盖式重建
A.斜坡硬脑膜缺损；B.阔筋膜内嵌体；C.阔筋膜覆盖；D.脂肪移植物覆盖

游离黏膜移植物

几十年来游离黏膜移植物一直被用来解决较小的自发性脑脊液漏，并且对于小的低流量缺损具有很高的修补成功率[8, 11]。许多部位可作为游离黏膜移植物的合适供体部位。如果作为入路的一部分常规切除中鼻甲，则该黏膜可以提供相当大面积的移植物。或者，鼻底也可供获取一大块柔软的扁平黏膜，该供体部位往往愈合良好，患者并发症的发生率极低（图7.3）。术后约8周，这些移植物就能很好地融入周围黏膜[6, 11-13]。在采集移植物时，要注意选择更大尺寸的移植物，因为从采集到放置的过程中，移植物可能会缩小约20%[5, 14]。

然而，游离黏膜移植物在内镜下鼻腔鼻窦恶性肿瘤切除术后复杂颅底重建中的作用有限。通常，黏膜移植物与内嵌筋膜移植物结合用于较小的缺损。在大型硬脑膜缺损重建的大型系统性回顾中，游离黏膜移植物的术后脑脊液漏发生率为15.6%，而血管化重建物只有6.7%[8]。此外，由于没有直接的血液供应，它们很可能无法为承受放疗的重要解剖结构提供足够的保护，如ICA。

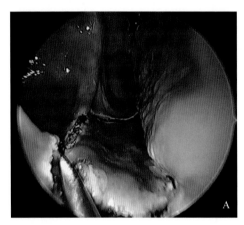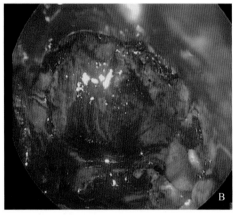

图7.3 从右鼻底采集游离黏膜移植物（A）和将游离黏膜移植物放置在蝶鞍缺损上（B）。注意标记黏膜表面的紫色墨水，确保放置时移植物的方向正确

带蒂血管化鼻内黏膜瓣

鼻内带蒂黏膜瓣的发展极大地推动了内镜下颅底手术领域的发展，能够成功修复更大、更复杂的缺损。目前颅底重建的主要黏膜瓣是带蒂鼻中隔黏膜瓣（NSF）或Hadad-Bassagasteguy黏膜瓣。该带蒂黏膜瓣于2006年首次被描述[15]，它是以蝶腭动脉的分支鼻后中隔动脉作为血供。NSF表面积大，活动范围广，适用于两侧眼眶之间及额窦后壁到蝶鞍的缺损覆盖。对于鼻腔鼻窦恶性肿瘤切除后的复杂重建，NSF通常被用作多层重建的一部分[11, 16, 17]。

对于前颅底和蝶鞍入路，NSF可以在术中采集后储存在鼻咽部以保护其根蒂。然而，当采用后颅窝入路时，如经斜坡入路和经齿突入路，必须将黏膜瓣移动并放置到上颌窦内，以便在肿瘤切除期间妥善保管。移植床必须完全去除颅底缺损周围的所有黏膜，并仔细定位和展开NSF，以便NSF与周围的硬脑膜和骨骼有良好的接触。NSF通常在术后几周内很好地生长融入周围的黏膜（图7.4）。使用NSF也并非没有并发症，最常见是在鼻中隔供体部位，包括长期结痂、鼻中隔穿孔、鞍鼻畸形、嗅觉丧失和黏膜瓣坏死[18-22]。通过用游离黏膜移植物覆盖鼻中隔前部裸露软骨，或者利用鼻中隔对侧的黏膜制作逆向的鼻中隔瓣，可以最大限度地减少NSF供体部位并发症的发生[23,24]。

在无法使用NSF的情况下，可以使用替代的局部血管化黏膜瓣。下鼻甲黏膜瓣（ITF）或鼻腔外侧壁黏膜瓣适用于小至中等大小的斜坡和鞍区缺损（图7.5）。因为黏膜瓣蒂部位于下鼻甲动脉（蝶腭动脉的分支）的中心，与NSF相比，黏膜瓣的面积相对较小，能覆盖的范围有限[2,25-27]。由于下鼻甲骨和下鼻甲黏膜下面的黏骨膜附着紧密，因此采集ITF时可能很烦琐。应该注意的是，当遇到较大的缺损时，ITF可以扩展到包括鼻底甚至鼻中隔的黏膜[27]。

尽管很少使用，但还有其他黏膜瓣，包括基于中鼻甲动脉的中鼻甲黏膜瓣，以及基于筛前动脉的鼻中隔和鼻腔外侧壁黏膜的各种黏膜瓣可替代[2,11,26]。

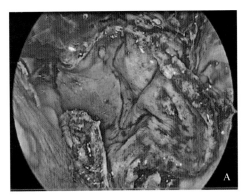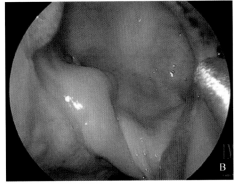

图7.4　在经翼突入路左侧岩斜软骨肉瘤切除术中，右侧扩大鼻中隔黏膜瓣的术中定位（A）；经斜坡入路斜坡脊索瘤术后8周愈合良好的鼻中隔黏膜瓣（B）

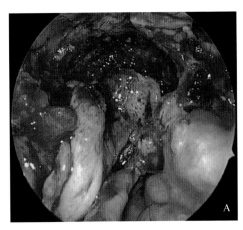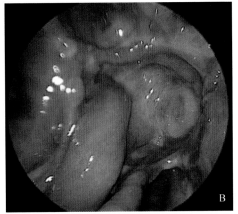

图7.5　经斜坡入路修正性脊索瘤切除术，由于既往手术双侧椎弓根断裂而无法使用鼻中隔黏膜瓣

A.术中放置右下鼻甲黏膜瓣；B.术后6周右下鼻甲黏膜瓣愈合良好。注意黏膜瓣蒂部的鼻甲部分保留了其原始形状，因而与骨骼表面的贴合度稍差

局部鼻外带蒂瓣

当因肿瘤侵犯或既往手术而无法使用鼻内带蒂黏膜瓣时，可以选择局部鼻外带蒂瓣。尽管文献已报道了许多鼻外瓣，如腭瓣和颊肌瓣[5, 28]，但最常用的两种鼻外瓣是颅骨膜瓣（PCF）和颞顶筋膜瓣（TPFF）。

PCF为前颅底（内镜下颅面切除术）的大型中线缺损提供了最佳修复方式，这些缺损从额窦后板延伸到蝶骨平台。这种缺损通常超过NSF能够修复的范围和面积，尤其是鼻中隔上部切除后出现NSF损伤时。PCF可作为单侧半瓣或双侧大单瓣获取[2]。其血供基于眶上动脉和滑车上动脉，这两支血管是眼动脉的分支。尽管文献描述PCF可通过内镜制备，但通常还是通过传统的双冠状切口及入路来获取[11, 26, 29]。瓣制备后，通过鼻侧切开术或截骨术在额窦下方的鼻根水平和前颅底平面将颅外PCF引入鼻腔。通过Draf-3额窦切开术，尽可能地将瓣的根蒂移至一侧以保持额窦引流。

TPFF是一种从侧向部位取材的方法，血供来自颞浅动脉。它需要在皮下平面对头皮进行相当广泛的解剖，通常采用半冠状头皮切口向下外侧延伸至耳前区域[4, 6, 8, 26]。该瓣通常与同侧内镜下经翼突入路联合使用。通过颞下窝创建隧道，允许组织瓣通过上颌窦和翼腭窝进入鼻腔。它非常适用于鞍区和中斜坡的缺损修复。

重建流程

根据颅底缺损的大小和位置来制订重建流程很有帮助（图7.6）。如前所述，可以使用多层筋膜/脂肪/黏膜移植物重建小的缺损（＜1cm），并且成功率高。对于小缺损，尤其是筛板处的小缺损，也可以使用定制的微型鼻中隔黏膜瓣进行修复，以保留鼻中隔下半部分的黏膜。

由于难以获得良好的组织材料及术中脑脊液漏流量很高，修复大的斜坡缺损是一种特殊的挑战。一般采用四层重建来修复缺损，包括镶嵌胶原移植物、镶嵌阔筋膜移植物、脂肪移植物和血管化NSF（图7.7A）。将阔筋膜缝合到咽后筋膜可以加强重建底层的完整性。V-Loc缝合线（Ethicon，美国）不需要打结，有助于完成连续缝合操作[30]。如果NSF不可用或失败，血管化组织的首要替代选择是ITF或鼻腔外侧壁黏膜瓣。如果这些黏膜瓣都不可用，则可以使用TPFF或颅外PCF[2]。

对于前颅底的大缺损，首选的重建方法是采用镶嵌胶原移植物、镶嵌阔筋膜移植物和血管化NSF的多层重建（图7.7B）。当NSF不足或不可用时，颅外PCF可替代NSF（图7.7C）。PCF的较大表面积非常适合在切除眶周以获得肿瘤边缘时重建缺损。

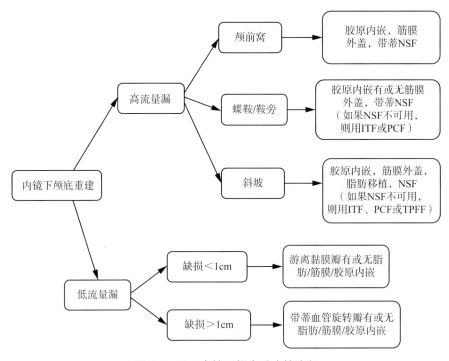

图 7.6　用于内镜下颅底重建的流程

PCF. 颅骨膜瓣；NSF. 鼻中隔黏膜瓣；ITF. 下鼻甲黏膜瓣；TPFF. 颞顶筋膜瓣

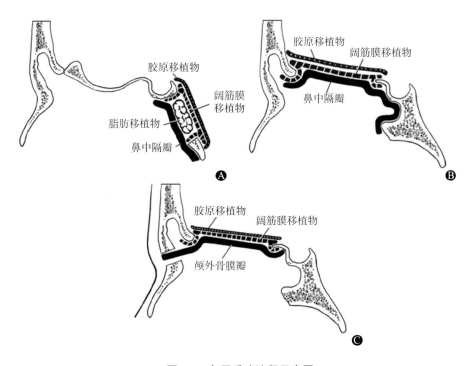

图 7.7　多层重建流程示意图

A. 斜坡缺陷修复；B. 用鼻中隔黏膜瓣修复前颅底缺损；C. 用颅外骨膜瓣修复前颅底缺损

术后脑脊液漏

重建手术的最终成功包括处理术后脑脊液漏的风险因素及发生脑脊液漏时能够正确识别和修复。颅内压升高是失败的主要原因之一，与患者活动、既往手术史、肥胖、阻塞性睡眠呼吸暂停和无菌性脑膜炎有关[31]。术后给予乙酰唑胺或脑脊液改道可降低脑脊液压力。一项针对接受高流量缺损修复的经鼻内镜颅底手术患者进行脑脊液分流的随机临床试验表明，使用腰椎引流进行脑脊液分流对于大的颅前窝和颅后窝缺损有明显益处，但对鞍/鞍上缺损没有明显益处[32]。通过内镜手术及时识别和处理术后脑脊液漏将缩短颅内暴露时间并降低脑膜炎发生风险。

游离组织转移修复

当其他选择受限或在放射性骨坏死等情况下局部血供严重受损时，游离瓣重建对修复颅底缺损具有至关重要的作用。当需要修复骨组织时，如大的眼眶缺损，可以使用腓骨游离瓣或肩胛尖游离瓣[4, 6, 11]。当只需要修复软组织时，通常使用大腿前外侧瓣（ALT瓣）和前臂游离瓣（RFFF）。ALT瓣具有使用时可增加软组织体积的优势，而RFFF具有较长的椎弓根长度和柔韧的薄组织，可以修复具有挑战性的缺损。当持续的脑脊液漏发生在血管严重受损的区域时，如辅助放疗后的放射性骨坏死，游离组织修复能够从周围的动脉血管引入新鲜血供，以帮助提高修复的成功率。

结论

在过去20年，内镜颅底重建技术发展迅猛。目前有多种重建方法可供选择，包括无血管移植物、局部血管化瓣、区域血管化瓣和游离组织。重建方式的选择取决于患者情况、重建需求、可用的重建方案和术者的经验。使用血管化组织瓣和适当使用脑脊液分流术可以将术后脑脊液漏的发生风险降至最低。

参 考 文 献

1. Kassam A, Carrau RL, Snyderman CH, Gardner P, Mintz A. Evolution of reconstructive techniques following endoscopic expanded endonasal approaches. Neurosurg Focus. 2005;19(1):E8.

2. Gode S, Lieber S, Nakassa ACI, Wang EW, Fernandez-Miranda JC, Gardner PA, et al. Clinical experience with secondary endoscopic reconstruction of clival defects with extracranial pericranial flaps. J Neurol Surg B Skull Base. 2019;80(3):276–82.

3. Wang EW, Zanation AM, Gardner PA, Schwartz TH, Eloy JA, Adappa ND, et al. ICAR: endoscopic skull-base surgery. Int Forum Allergy Rhinol. 2019;9(S3):S145–365.

4. Eloy JA, Marchiano E, Vazquez A, Pfisterer MJ, Mady LJ, Baredes S, et al. Management of skull base defects after surgical resection of sinonasal and ventral skull base malignancies. Otolaryngol Clin N Am. 2017;50(2):397–417.

5. Hachem RA, Elkhatib A, Beer-Furlan A, Prevedello D, Carrau R. Reconstructive techniques in skull base surgery after resection of malignant lesions: a wide array of choices. Curr Opin Otolaryngol Head Neck Surg. 2016;24(2):91–7.

6. Reyes C, Mason E, Solares CA. Panorama of reconstruction of skull base defects: from traditional open to endonasal endoscopic approaches, from free grafts to microvascular flaps. Int Arch Otorhinolaryngol. 2014;18(Suppl 2):S179–86.

7. Germani RM, Vivero R, Herzallah IR, Casiano RR. Endoscopic reconstruction of large anterior skull base defects using acellular dermal allograft. Am J Rhinol. 2007;21(5):615–8.

8. Harvey RJ, Parmar P, Sacks R, Zanation AM. Endoscopic skull base reconstruction of large dural defects: a systematic review of published evidence. Laryngoscope. 2012;122(2):452–9.

9. Luginbuhl AJ, Campbell PG, Evans J, Rosen M. Endoscopic repair of high-flow cranial base defects using a bilayer button. Laryngoscope. 2010;120(5):876–80.

10. Koutourousiou M, Filho FV, Costacou T, Fernandez-Miranda JC, Wang EW, Snyderman CH, et al. Pontine encephalocele and abnormalities of the posterior fossa following transclival endoscopic endonasal surgery. J Neurosurg. 2014;121(2):359–66.

11. Sigler AC, D'Anza B, Lobo BC, Woodard TD, Recinos PF, Sindwani R. Endoscopic skull base reconstruction: an evolution of materials and methods. Otolaryngol Clin N Am. 2017;50(3):643–53.

12. Dadgostar A, Okpaleke C, Al-Asousi F, Javer A. The application of a free nasal floor mucoperiosteal graft in endoscopic sinus surgery. Am J Rhinol Allergy. 2017;31(3):196–9.

13. Scagnelli RJ, Patel V, Peris-Celda M, Kenning TJ, Pinheiro-Neto CD. Implementation of free mucosal graft technique for sellar reconstruction after pituitary surgery: outcomes of 158 consecutive patients. World Neurosurg. 2019;122:e506–e11.

14. Chakravarthi S, Gonen L, Monroy-Sosa A, Khalili S, Kassam A. Endoscopic endonasal reconstructive methods to the anterior skull base. Semin Plast Surg. 2017;31(4):203–13.

15. Hadad G, Bassagasteguy L, Carrau RL, Mataza JC, Kassam A, Snyderman CH, et al. A novel reconstructive technique after endoscopic expanded endonasal approaches: vascular pedicle nasoseptal flap. Laryngoscope. 2006;116(10):1882–6.

16. Pinheiro-Neto CD, Snyderman CH. Nasoseptal flap. Adv Otorhinolaryngol. 2013;74:42–55.

17. Choby GW, Mattos JL, Hughes MA, Fernandez-Miranda JC, Gardner PA, Snyderman CH, et al. Delayed nasoseptal flaps for endoscopic skull base reconstruction: proof of concept and evaluation of outcomes. Otolaryngol Head Neck Surg. 2015;152(2):255–9.

18. Rowan NR, Wang EW, Gardner PA, Fernandez-Miranda JC, Snyderman CH. Nasal deformities following nasoseptal flap reconstruction of skull base defects. J Neurol Surg B Skull Base. 2016;77(1):14–8.

19. Chabot JD, Patel CR, Hughes MA, Wang EW, Snyderman CH, Gardner PA, et al. Nasoseptal flap necrosis: a rare complication of endoscopic endonasal surgery. J Neurosurg. 2018;128(5):1463–72.

20. Nayak JV, Rathor A, Grayson JW, Bravo DT, Velasquez N, Noel J, et al. Porcine small intestine submucosal grafts improve remucosalization and progenitor cell recruitment to sites of upper airway tissue remodeling. Int Forum Allergy Rhinol. 2018;8(10):1162–8.

21. Yin LX, Low CM, Puccinelli CL, O'Brien EK, Stokken JK, Van Abel KM, et al. Olfactory outcomes after endoscopic skull base surgery: a systematic review and meta-analysis. Laryngoscope. 2019;129(9):1998–2007.

22. Lavigne P, Faden DL, Wang EW, Snyderman CH. Complications of nasoseptal flap reconstruction: a systematic review. J Neurol Surg B Skull Base. 2018;79(Suppl 4):S291–S9.

23. Caicedo-Granados E, Carrau R, Snyderman CH, Prevedello D, Fernandez-Miranda J, Gardner P, et al. Reverse rotation flap for reconstruction of donor site after vascular pedicled nasoseptal flap in skull base surgery. Laryngoscope. 2010;120(8):1550–2.

24. Kasemsiri P, Carrau RL, Otto BA, Tang IP, Prevedello DM, Muto J, et al. Reconstruction of the pedicled nasoseptal flap donor site with a contralateral reverse rotation flap: technical modifications and outcomes. Laryngoscope. 2013;123(11):2601–4.

25. Harvey RJ, Sheahan PO, Schlosser RJ. Inferior turbinate pedicle flap for endoscopic skull base defect repair. Am J Rhinol Allergy. 2009;23(5):522–6.

26. Patel MR, Stadler ME, Snyderman CH, Carrau RL, Kassam AB, Germanwala AV, et al. How to choose? Endoscopic skull base reconstructive options and limitations. Skull Base. 2010;20(6):397–404.

27. Choby GW, Pinheiro-Neto CD, de Almeida JR, Ruiz-Valdepenas EC, Wang EW, Fernandez-

Miranda JC, et al. Extended inferior turbinate flap for endoscopic reconstruction of skull base defects. J Neurol Surg B Skull Base. 2014;75(4):225–30.

28. Rivera-Serrano CM, Oliver C, Prevedello D, Gardner P, Snyderman C, Kassam A, et al. Pedicled Facial Buccinator (FAB) flap: a new flap for reconstruction of skull base defects. Laryngoscope. 2010;120(Suppl 4):S234.

29. Zanation AM, Snyderman CH, Carrau RL, Kassam AB, Gardner PA, Prevedello DM. Minimally invasive endoscopic pericranial flap: a new method for endonasal skull base reconstruction. Laryngoscope. 2009;119(1):13–8.

30. Zwagerman NT, Geltzeiler MN, Wang EW, Fernandez-Miranda JC, Snyderman CH, Gardner PA. Endonasal suturing of nasoseptal flap to nasopharyngeal fascia using the V-Loc wound closure device: 2-dimensional operative video. Oper Neurosurg (Hagerstown). 2019;16(2):40–1.

31. Fraser S, Gardner PA, Koutourousiou M, Kubik M, Fernandez-Miranda JC, Snyderman CH, et al. Risk factors associated with postoperative cerebrospinal fluid leak after endoscopic endonasal skull base surgery. J Neurosurg. 2018;128(4):1066–71.

32. Zwagerman NT, Wang EW, Shin SS, Chang YF, Fernandez-Miranda JC, Snyderman CH, et al. Does lumbar drainage reduce postoperative cerebrospinal fluid leak after endoscopic endonasal skull base surgery? A prospective, randomized controlled trial. J Neurosurg. 2018:1–7.

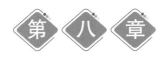

第八章

鼻腔鼻窦与颅底肿瘤的放射治疗

Mark W. McDonald，Soumon Rudra，Jill S. Remick

译者：樊韵平　熊清岚　毕明敏

鼻腔鼻窦和颅底肿瘤放射治疗概述

鼻腔鼻窦和颅底肿瘤带来了诸多跨学科挑战。虽然此类病例相对罕见，但存在许多具有不同病史的不同病理类型，并且缺乏高水平证据来指导此病的治疗决策。由于靠近视器、大脑和其他脑神经，鼻腔鼻窦癌和颅底癌的功能影响可能是毁灭性的，局部疾病控制情况与晚期表现息息相关。

采用放射疗法治疗鼻腔鼻窦和颅底肿瘤患者时所面临的挑战与手术治疗相似。这些疾病不常见且异质性强，解剖结构复杂，肿瘤通常紧邻或损害关键的正常结构，治疗窗口狭窄，治疗耗时，甚至有时候需要与患者共同做出艰难的选择。此外，专业设备与具备相应能力的治疗团队成员和围手术期护理人员都至关重要。

来自美国国家癌症数据库的一份报告得出结论，在高容量中心医院治疗的鼻腔鼻窦鳞状细胞癌（SCC）患者比在低容量医院治疗的患者的生存率更高[1]，这与其他头颈部癌症的研究相似[2]。在美国，将患者的诊疗与擅长复杂手术及专业病理诊断的区域专业中心进行对接相对容易一些，但放射治疗通常需要几周，这给患者带来了挑战。在其他医疗保健系统中，需要高度复杂医疗护理的患者通常会集中在卓越医疗中心，这些中心拥有相应的资源并且具有实现最佳患者护理所需的丰富经验[3]。集中的患者护理方法可以加速研究进展，并有机会协调和反复优化罕见肿瘤的治疗。

在本章中，我们总结了目前放射治疗在各种组织病理学疾病管理中的作用，以及关于治疗技术和治疗量的现有建议，并总结了该患者群体的一些相关毒性反应和支持性护理方案。

按组织学分类的放射治疗数据

鳞状细胞癌

鼻前庭鳞状细胞癌

鼻前庭在解剖学上与鼻腔的其余部分有所不同，在鼻腔的其余部位，鼻腔鳞状上皮过渡为鼻黏膜的呼吸上皮[4]。鼻前庭的后缘距离鼻孔边缘1.5～2cm[5, 6]。鼻前庭癌是根据头颈部皮肤癌的美国癌症联合委员会（AJCC）分期系统进行分期的，反映了该病在皮肤上皮中的起源。此外，放射肿瘤学家C. C. Wang提出的分期系统经常被用于指导治疗[7]。表8.1对这些分期系统进行了对比。

表8.1　鼻前庭的AJCC分期系统和C. C. Wang分期系统比较

分期	AJCC分期系统（第8版）	C. C. Wang分期系统
T1	肿瘤最大直径≤2cm	仅限于鼻前庭，相对表浅，涉及一个或多个部位
T2	肿瘤最大直径＞2cm，≤4cm	从鼻前庭延伸至邻近结构，如鼻中隔上部、上唇、人中、鼻部皮肤和（或）鼻唇沟，但未到达骨面
T3	肿瘤最大直径＞4cm，或轻微骨质侵蚀，或神经浸润（直径≥0.1mm的神经或任何深达真皮层的神经），或深部浸润（超出皮下脂肪层或从相邻正常表皮的颗粒层到肿瘤底部的距离＞6mm）	肿瘤巨大，延伸至硬腭、颊龈沟、上唇大部分、鼻中隔上部、鼻甲和（或）鼻旁窦，伴有深部肌肉或骨骼受累
T4a	肿瘤侵犯骨皮质/骨髓	
T4b	肿瘤侵犯颅底和（或）累及颅底	

　　该区域的手术在保持功能和美观方面存在挑战[5]。有限的对比数据发现，初次放疗后患者对美学效果的满意度有所提高[8]。对无颈部淋巴结转移的鼻前庭早期（T1～T2）肿瘤，放射治疗疗效非常理想。一项影像引导下间质或腔内模具近距离放射治疗的现代临床试验表明，在102例Wang分期T1～T2期患者中，5年局部控制率为95%[9]。使用外照射伴或不伴近距离放射治疗，T1～T2期患者的10年局部控制率为89%，T3～T4期患者的10年局部控制率为76%，仅接受近距离治疗、外照射治疗或联合治疗的患者在疗效上没有显著差异[6]。前期放疗后的复发通常可以通过手术挽救，从而给这些患者带来不错的长期疾病控制效果。鉴于区域淋巴结转移的发生率较低，除非分化不良，否则不推荐对T1～T2 N0期鼻前庭癌进行选择性颈部治疗[5, 6]。对于较大的肿瘤（如T3期且病变＞4cm）或骨骼受累的肿瘤（如T4期病变），建议进行手术和术后放疗[6]。

　　由于已发表的放疗系列研究通常具有异质性，并且是多年来运用各种技术累积的数据，因此尚无针对鼻前庭癌的统一标准放疗方案。上述一系列间质和腔内高剂量近距离放疗采用49Gy的方案，共分14次，连续7天，每天2次，规定剂量覆盖肿瘤总体积，规定剂量的85%覆盖临床靶体积，即在解剖学上外扩1cm边缘的肿瘤[9]。对于外照射放疗，常规分割和中度低分割方案均已有应用。丹麦头颈肿瘤学会和丹麦头颈癌协作组公布了他们治疗174例鼻前庭癌患者的经验[10]。在这些T1期肿瘤（使用简单的对侧野进行初级放疗）中，接受54Gy 18次分割治疗的患者疗效优于接受66Gy 33次分割治疗的患者（5年局部控制率87% *vs* 56%，$P = 0.007$），这表明中度低分割方案有优势。

美国放射肿瘤学会（ASTRO）发布了针对皮肤基底细胞癌和鳞状细胞癌的根治性及术后放疗的临床实践指南[11]。从推荐的常规或适度大分割方案中进行选择可能是合适的做法。对于鼻前庭或前鼻腔肿瘤的照射，需要注意确保向肿瘤提供足够的放射剂量，并保证可接受剂量的均匀性，通常采用定制剂量。

鼻腔鼻窦鳞状细胞癌

鳞状细胞癌是鼻腔鼻窦最常见的组织学类型，按常见程度从高到低依次为上颌窦、鼻腔、筛窦、额窦和蝶窦的鳞状细胞癌[12, 13]。有些源自鼻腔鼻窦乳头状瘤。手术是所有可切除肿瘤的推荐治疗方案[13]，但鼻前庭或前鼻腔的T1～T2期肿瘤可采用初次放疗，具有良好的效果并可保留外观。手术可作为挽救性治疗手段。

术后放射治疗的适应证包括T3期或T4期肿瘤、手术切缘近或受累、神经周围浸润、淋巴血管间隙浸润、两个或多个颈部淋巴结出现病理受累或结外疾病侵犯。虽然两项评估术后同步放化疗治疗其他头颈部鳞状细胞癌的大型随机对照试验未纳入鼻腔鼻窦鳞状细胞癌患者[14, 15]，但是通过这些数据推断，指南推荐对有手术切缘受累或结外病变侵犯的鼻腔鼻窦鳞状细胞癌患者同时进行化疗[13]。术后放疗剂量为60Gy，每次2Gy是中等风险疾病的标准，而对于受累手术切缘或结外疾病侵犯的高风险区域，将采用30～33次分割、总剂量66Gy的剂量进行照射。对于有严重残留或不可切除肿瘤的患者，采用35次分割、总剂量70Gy的剂量并同步化疗的标准做法。在大体情况下，如果不能同时进行化疗，可以尝试改变分割放疗方案或其他剂量强化。

不幸的是，尽管进行了积极的治疗，但鼻腔鼻窦鳞状细胞癌患者的预后仍然相对较差。在一系列接受手术和术后放疗的85名鼻腔鼻窦肿瘤患者中，其中约一半患有鳞状细胞癌，5年无进展生存率仅为49%[16]。通过多变量分析，鳞状细胞组织学类型被确定为局部复发和整体生存率更差的重要预测因素。据报道，在一组39例鼻腔鼻窦肿瘤（15例鳞状细胞癌）患者中，用调强放射治疗（IMRT）对无法切除疾病的非手术治疗方案疗效不佳，5年局部无进展生存率为21%，总生存率为15%[17]。最近一项持续使用IMRT的系列研究纳入了40例接受手术治疗的鳞状细胞癌患者，术后IMRT联合或不联合化疗的5年局部控制率为79%，而16例接受确定性化疗IMRT的患者的5年局部控制率为54%[18]。

局部复发仍然是术后放疗和确定性放疗后最常见的失败模式[16, 17, 19]。这可能是由于放射目标体积通常非常接近几个关键部位，包括眼、视神经、视交叉、脑干和大脑。在对这些关键正常结构的常规放射剂量进行限制的同时，要向整个高危区域提供足够的剂量在技术上具有挑战性。引入IMRT确实提高了鼻腔鼻窦癌患者的覆盖率，降低了毒性[16]，但为了满足关键正常部位的限制要求，靶区覆盖不完全的情况仍然较为常见。这些挑战是使用粒子疗法为鼻腔鼻窦和颅底肿瘤提供更精准适形技术的主要理由，稍后将讨论。

　　鉴于指导治疗决策的证据有限，尚不能确定临床颈部淋巴结阴性时颈部选择性治疗的必要性。共识指南建议对涉及鼻腔前1/3的T3～T4 N0期上颌窦鳞状细胞癌或T3～T4 N0期鼻腔鳞状细胞癌进行选择性颈部淋巴结照射[20]。临床颈部淋巴结阴性时，有风险的结节水平为Ⅰb～Ⅲ级、颊面部和咽后淋巴结。如果原发性肿瘤不越过中线且对侧颈部无肉眼可见的病变，治疗可仅限于同侧颈部。对于筛窦、额窦或蝶窦的鳞状细胞癌，无论分期如何，选择性颈部放疗都没有指征，除非肿瘤涉及硬腭或软腭、鼻咽黏膜、鼻腔前1/3或面部皮肤（图8.1）。

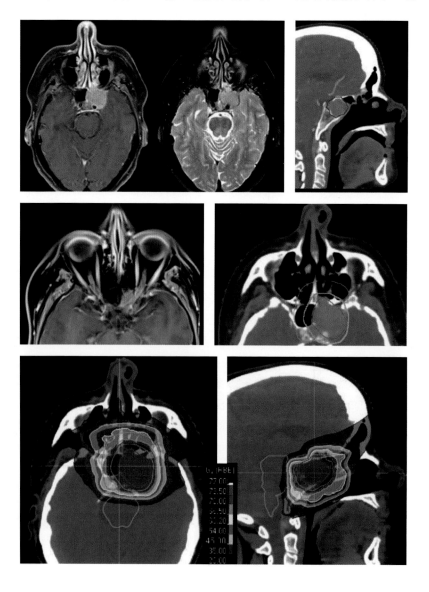

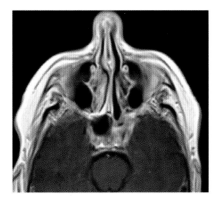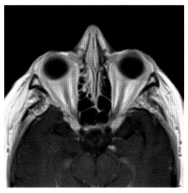

图8.1　患者有2年间歇性鼻出血病史，CT影像学检查显示蝶窦肿块扩张。内镜下肿瘤活检和减瘤术显示低分化鳞状细胞癌。PET、CT和MRI显示肿瘤累及左侧海绵窦、眶上裂内侧缘、前斜坡底部及圆孔和蝶腭孔增宽。第二行的MRI显示左视神经两侧的病变。肿瘤被认为无法完整切除，需同时进行化疗。第二行CT图像显示大体肿瘤体积（红色），接受70Gy剂量的临床目标体积（粉红色）和接受60Gy剂量的中间体积（紫色）。第三行展示了质子剂量分布图。由于肿瘤范围，无法保留左视神经，已将左眼最终可能失明的情况告知患者并获得其同意。虽然左视神经的平均剂量为54Gy，但29%的神经接受了70Gy的剂量。保护视交叉和右视神经以避免双侧视力丧失的风险。由于肿瘤不累及鼻咽黏膜，仅治疗原发部位，不进行选择性淋巴结照射。在治疗后3个月，PET/CT显示完全缓解。治疗后14个月，在左内侧颞叶/颞叶囊括处注意到一个小的强化灶，伴有无症状（1级）放射性坏死表现。为了防止发展为潜在的症状性坏死，建议使用己酮可可碱联合维生素E进行治疗，但患者不愿服用。第四行显示治疗后18个月的MRI，治疗后变化稳定，坏死区域没有变化。患者在治疗后2年保持视力正常

　　对于晚期肿瘤，根治性手术可能需要进行眼眶切除术或颅底切除术，这会增加死亡和发病风险[21,22]，并对患者的外貌、心理和功能产生极大影响。一些机构采用了一种新辅助化疗方法[23,24]，试图为有反应的患者提供器官保留手术，或使预定接受非手术治疗的患者的肿瘤远离视神经器官。ECOG-ACRIN，EA3163[25]正在进行的一项Ⅱ期随机试验，直接比较了新辅助化疗后手术和术后放疗，以及手术和术后放疗这两种策略。在两组中，针对高风险病理特征，在术后增加同步化疗。主要研究终点是眼眶和颅底的结构保存率及总生存率。

鳞状细胞癌的治疗要点

　　·T1～T2 N0期鼻前庭/鼻腔鼻窦SCC可以单独使用根治性放疗，具有良好的长期疗效和美容效果。

　　·较近端鼻腔鼻窦的鳞状细胞癌应先行手术，术后根据病理风险因素评估是否行放疗或同步化疗。

　　·对于晚期鼻腔鼻窦鳞状细胞癌患者，可进行诱导化疗评估，以决定局部治疗、同步放化疗或姑息性干预。

· 对于涉及鼻腔前1/3的T3 ～ T4 N0期上颌窦鳞状细胞癌或T3 ～ T4 N0期鼻腔鳞状细胞癌，建议进行选择性颈部淋巴结照射。

腺样囊性癌

几乎所有研究都表明，以手术为主要治疗手段的腺样囊性癌（ACC）的预后较好。鉴于其局部复发倾向高，在大多数情况下建议进行术后放疗。当前的NCCN临床指南建议对所有头颈部ACC进行术后放疗，但对于T1 ～ T2 N0期手术切缘清晰且无神经侵犯的疾病可考虑观察随访[26]。一些大型回顾性研究发现，接受术后放疗的ACC患者的局部控制有所改善[27, 28]，尽管在这种疾病中，目前还不清楚这种改善是否会像NCDB分析[29]中见到的那样转化为整体生存率的提高，但在丹麦数据库或SEER分析中并未见到这种转化[28, 30]。一项递归分区分析纳入了319例头颈部ACC患者，按手术联合或不联合术后放疗将患者分为低、中、高风险组[31]。术后放疗与局部无复发生存期的显著改善有关，但低风险组（T1期或T2期肿瘤起源于大唾液腺或小唾液腺且未累及手术切缘的患者）除外。

与头颈其他部位相比，鼻腔鼻窦ACC的结局似乎较差，可能与疾病更常处于晚期阶段、R1/R2切除的可能性更大及在许多关键结构附近进行充分的术后放疗存在困难有关。例如，得克萨斯大学MD安德森癌症中心（MDACC）系列研究纳入了105例鼻腔鼻窦ACC患者，其局部复发率为30%，主要接受手术和术后放疗[32]，纪念斯隆-凯特琳癌症中心（MSKCC）系列研究中近2/3的局部复发发生在颅底受累患者中[33]。

颅底受累，无论是通过直接延伸还是神经周围浸润，通常不可切除或导致R2切除。对有残留病灶的患者，采用IMRT的疗效不佳。例如，一项纳入21例头颈部ACC患者（大多为R2切除术）的病例系列研究显示，接受中位剂量66Gy的IMRT后3年局部控制率为38%[34]。相反，对于有肉眼可见病灶的患者，当接受剂量递增放疗（通常使用带电粒子疗法）治疗时，观察到良好的局部控制效果。一项纳入23例颅底ACC患者的小型病例研究表明，87%的患者治疗时存在肉眼可见病灶，使用光子和质子联合治疗给予约76Gy的剂量，5年局部控制率为93%[35]。在26例接受质子治疗（中位剂量为72Gy）的头颈部ACC患者中，治疗初始疾病时2年局部控制率为95%，以前接受过放疗的复发性疾病患者治疗后2年局部控制率为86%[36]。一项病例系列研究纳入了41例接受粒子治疗（碳离子±质子治疗）的鼻腔鼻窦ACC患者，其中32例在放疗时存在肉眼可见病灶，10例为既往光子放疗后疾病复发，使用多种中、低剂量递增方案实现了3年局部控制率达90%[37]。一项纳入29例颅底ACC患者的研究中，患者接受光子疗法和碳离子增强治疗，4年局部控制率为78%[38]。一项纳入34例颅底唾液腺型肿瘤患者（主要是ACC）的研究表明，通过中子疗法和伽马刀放射外科手术治疗，40个月的局部控制率为81%[39]。

通过充分随访，至少半数ACC患者最终会发展为远处转移，最常见的是肺部转移[40-42]。然而伴有远处转移的非实体ACC患者的临床病程可能非常缓慢，远处转移后的中位生存期为3～6年[40, 42]，10%达到10年[43]。因此，即使在已知远处转移的情况下也应考虑对原发部位进行积极的局部治疗，包括手术和术后放疗，以降低因头颈部疾病未受控制而引起毒性反应的风险。实性ACC患者及高级别转化或去分化ACC患者发生淋巴结受累和远处转移的风险较高，生存率低[27, 44, 45]。

在不同系列研究中，ACC中隐匿性颈部淋巴结受累的风险差异很大，因此选择性淋巴结清扫术的作用存在争议。同样，关于选择性淋巴结照射在头颈部ACC中的作用也存在一些争议。然而，鼻腔鼻窦非实体ACC患者发生隐匿性淋巴结疾病的风险似乎相当低。一篇纳入774例鼻窦、鼻咽、泪腺和外耳道ACC患者的文献综述发现，5.3%的患者有区域淋巴结转移[46]。选择性淋巴结照射不适用于鼻腔鼻窦ACC患者，但对于实性ACC、高级别或去分化ACC患者，应强烈考虑进行选择性淋巴结放疗。

腺样囊性癌的治疗要点

·所有患者均应强烈考虑术后放疗，但T1～T2 N0期肿瘤切缘阴性且无神经周围侵犯（PNI）的患者除外。

·对于无法切除的疾病或肉眼可见残留病灶的患者，应考虑放射剂量递增至70Gy以上，大多数经验是使用质子或碳离子疗法。

·实性ACC或高级别/去分化ACC患者通常具有侵袭性病程，更可能出现区域和远处转移。

·对于传统的脆性或管状ACC患者，即使是那些有远处转移性疾病的患者也可能为惰性病程，并可能需要对颅底原发病灶进行积极的局部治疗。

·除实性ACC或高级别/去分化ACC外，选择性淋巴结照射似乎不适合用于鼻腔鼻窦ACC。

鼻腔神经胶质瘤

鼻腔神经胶质瘤也称为嗅神经母细胞瘤，是一种小圆蓝细胞肿瘤，可能与其他病理学类型相混淆[47]。嗅神经母细胞瘤通常具有长期且相对惰性的病程，但偶尔可能极具侵袭性。其预后和治疗取决于肿瘤范围（分期）和组织学分级。Hyams评分系统根据有丝分裂活性、核多形性、菊形团形成、坏死、结构紊乱及稀疏的纤维基质情况，从高到低分化为4个级别[48]。Hyams评分1～2分通常被认为是低级别，3～4分是高级别[49]。

除AJCC分期系统外，嗅神经母细胞瘤患者也经常根据Kadish[50]提出并随后进行修改的分期系统进行分期[51]。AJCC分期系统在Kadish C期疾病的异质性表现中提供了更多的区别。表8.2对这些分期系统进行了比较。

表8.2 鼻腔和筛窦的AJCC分期（第8版）及Kadish分期的系统比较

AJCC 分期（第 8 版）	Kadish 分期
T1：肿瘤局限于鼻腔，伴或不伴骨质侵犯	A：仅限于鼻腔的肿瘤
T2：肿瘤侵犯单一区域的两个亚位点，或延伸累及鼻筛复合体内的邻近区域，无论是否有骨质侵犯	B：仅限于鼻腔和一个或多个鼻旁窦
T3：肿瘤延伸累及眼眶的内壁或底壁、上颌窦、腭或筛板	C：超出鼻腔和鼻旁窦，包括累及眼眶、颅底或颅内腔
T4a：肿瘤侵犯以下任意部位，即前眼眶内容物、外鼻或脸颊皮肤、轻微侵犯颅前窝、翼板、蝶窦或额窦	
T4b：肿瘤侵犯以下任意部位，即眼眶顶端、硬脑膜、脑、颅中窝、除三叉神经上颌支以外的脑神经、鼻咽或斜坡	
鼻腔亚分区：鼻中隔、鼻底、侧壁、鼻孔边缘至皮肤黏膜交界处。筛窦亚分区：左侧、右侧	D：存在转移性颈部淋巴结或远处转移性疾病

联合治疗对嗅神经母细胞瘤患者一直显示出良好的疗效。一项相对较大的病例研究（ $n=138$ ）显示，仅接受手术或放疗的患者与接受手术、放疗和（或）化疗联合治疗的患者相比，总生存率明显更低[52]。尽管放疗患者的不良特征更多（分期和分级更高），但术后放疗局部控制效果优于单纯手术[53]。嗅神经母细胞瘤的术前、术后放疗的5年无病生存率均超过85%[54, 55]。

目前NCCN临床指南推荐对所有嗅神经母细胞瘤进行术后放疗，但对于不累及筛板或眶内侧壁的T1N0期患者，切除时切缘清晰，无神经周围浸润，无高级别特征，可考虑观察[26]。美国放射学会（ACR）标准推荐术后标准放疗剂量和分割方式（如根据手术切缘状态，采用30～33次分割、60～66Gy的放疗方案）[13]。

由于小型和异质性研究的局限性及该疾病的长期自然病程，选择性淋巴结放疗对嗅神经母细胞瘤的作用尚不清楚。颈部淋巴结转移可能会延迟，据报道中位转移时间为58～74个月[56, 57]。一项病例系列研究纳入了71例临床颈部淋巴结阴性患者，其中约1/3的患者接受了选择性淋巴结放疗，接受颈部放疗的患者长期局部控制率为100%，未照射颈部时为82%，大多数颈部转移发生在Kadish C期患者中[58]。一项荟萃分析发现，高级别嗅神经母细胞瘤（Hyams评分3～4分）发生颈部淋巴结转移的风险明显高于低级别（18% vs 8%）[49]。共识指南提示对Kadish C期和高级别（Hyams评分3～4分）肿瘤患者进行选择性淋巴结照射[20]。

化疗的作用尚不清楚，但荟萃分析发现，高级别与低级别嗅神经母细胞瘤相比，化疗的远处转移率显著提高[49]，目前NCCN临床指南推荐将全身治疗作为高级别嗅神经母细胞瘤患者治疗的一部分[26]。

疾病进展通常是局部和区域性的，可以在治疗后5～10年发生[59]，这突显了长期随访的重要性。

神经母细胞瘤的治疗要点

·对于所有患者，均应着重考虑术后放疗，但未累及筛板或眶内侧壁的T1 N0期肿瘤，切除时手术边缘清晰、无神经周围浸润且无高级别特征的患者除外。

·对于Kadish C期患者和高级别（Hyams评分3～4分）肿瘤患者，建议进行选择性淋巴结放疗。

·在高级别嗅神经母细胞瘤患者的治疗中应纳入全身治疗。

鼻腔鼻窦未分化癌

鼻腔鼻窦未分化癌（SNUC）是局部侵袭性强、低分化的神经内分泌肿瘤，缺乏腺癌或鳞状细胞癌的特征。SNUC是预后极差的罕见肿瘤，是排除其他上皮和非上皮高级别恶性肿瘤后的排除性诊断[12]。这类肿瘤中有一部分被指定为SMARCB1缺陷癌，具有横纹肌样组织学特征且存在SMARCB1（INI1）缺失，但在WHO分类中仍属于SNUC的范畴[12]。目前的治疗模式主要以有限和小规模的回顾性经验为依据，在各医疗机构实践中存在相当大的差异。

多模式治疗在这类肿瘤的治疗管理方面似乎极其重要，因为它们具有很高的局部和远处复发倾向。一项包含167名患者的荟萃分析发现，使用单一治疗方式的患者预后更差[60]。一项美国国家癌症数据库（NDCD）分析发现，对于Ⅲ期或Ⅳ期非转移性疾病患者，与根治性放化疗相比，联合手术并不能提高生存率，只有一小部分患者能够接受手术切除且手术切缘未受累[61]。目前的NCCN临床指南建议将全身疗法纳入到具有神经内分泌特征的SNUC患者的治疗中[26]。鉴于远程转移是SNUC治疗失败的主要模式[62]，尽早采用全身疗法似乎是合适的。

MD安德森癌症中心报道了95名SNUC患者，这是迄今为止病例数最多的单机构系列研究[63]。所有患者均接受诱导化疗，即中位数为3个周期的铂类双联化疗方案，最常见的是顺铂加依托泊苷或多西紫杉醇。研究发现，对前期化疗的反应情况有助于优化局部控制模式的选择。对于那些对诱导化疗有部分或完全反应的患者，与手术和术后治疗（5年DSS为54%）相比，使用根治性同步放化疗（在诱导化疗基础上增加同步的铂类和依托泊苷化疗）可改善生存结局（5年DSS为81%）。对于那些对诱导化疗没有反应的患者，与根治性化放疗（5年DSS为0）相比，那些可以接受手术和术后治疗的患者的生存结局更好（5年DSS为39%）。因此，他们首选的治疗方法是对所有患者采用诱导化疗。部分或完全缓解的患者接受同步化放疗，而无缓解的患者如果可切除则接受手术和术后治疗，如果无法合理切除则接受根治性化放疗[64]。

对于临床淋巴结阴性SNUC患者，推荐进行双侧选择性淋巴结放疗[20]。放射剂量和分割方式与头颈部鳞状细胞癌相同。如果对紧邻关键神经结构的肿瘤采用根治性放化疗，可以考虑超分割（每日2次）的放疗方案，以降低晚期毒性（如视神经病变）的风险。

鼻腔鼻窦未分化癌的治疗要点

·鉴于远处转移的高风险，可能会考虑前期化疗。对诱导化疗的反应可以指导选择最恰当的局部控制模式。

·建议对所有患者进行选择性淋巴结放疗。

鼻腔鼻窦神经内分泌癌

鼻腔鼻窦神经内分泌癌（SNEC）是一种上皮肿瘤，具有神经内分泌分化的形态学和免疫组织化学特征[65]。这种罕见的疾病类型也具有异质性，分为分化良好（类癌）、中分化（非典型类癌）和低分化（小细胞）等不同类型。神经内分泌肿瘤往往在晚期才被发现[66]。目前的NCCN临床指南建议将全身治疗纳入SNEC患者的治疗方案[26]。顺铂和依托泊苷通常用于全身治疗，因为它们在其他解剖部位的神经内分泌肿瘤的治疗中已被证明有效（图8.2）。

一项纳入415例患者的NCDB分析发现，与单一治疗相比，根治性放化疗和手术后放疗可提高生存率[67]。在缺乏有力证据的情况下，针对低分化SNEC的一种治疗策略是诱导化疗，然后基于化疗反应来选择局部治疗方式（手术加术后治疗

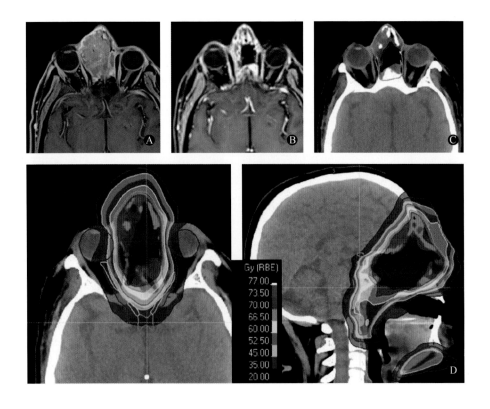

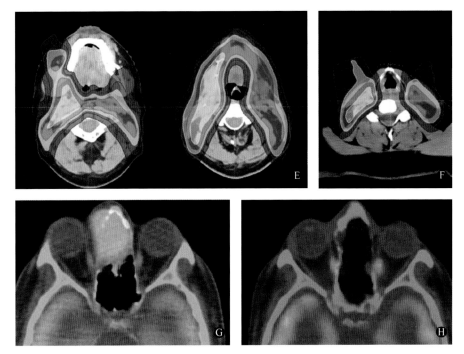

图8.2 该患者出现鼻塞症状和鼻出血，检查发现右侧鼻腔肿块较大，活检病理显示为低分化神经内分泌癌。MRI（A）显示肿瘤伴右筛板侵蚀，与前内直肌和右上斜肌广泛接触，对眼球产生占位效应，以及沿筛板侵入颅内。患者分期为cT4aN1M0期，PET/CT未发现远处转移迹象。患者接受了3个周期的顺铂和依托泊苷治疗，MRI显示接近完全缓解，随后进行了内镜下前颅底切除术和右颈清扫术。病理学显示原发部位有微小的癌灶，4/38淋巴结有微小的癌灶。不幸的是，患者在术后放疗时肿瘤迅速复发，鼻梁软组织扩大，MRI（B）显示增强信号为复发的肿瘤。放疗计划CT图像（C）显示了放射时的大体肿瘤（红色）和计划接受70Gy剂量照射的靶区（粉红色）。质子剂量分布图（D）显示化疗前肿瘤范围和复发的大体肿瘤的覆盖范围，达到70Gy，包括颅内延伸，在视觉器官周围具有陡峭的剂量梯度。右颈部接受60Gy照射，而右颊面淋巴结和左颈部接受54Gy照射，以很好地保护咽后淋巴结下方的口腔、喉部和咽后壁（E、F）。初始PET/CT（G）和治疗后3个月的PET/CT图像（H）显示原发部位疾病已消退。不幸的是，影像学显示有远处转移性疾病迹象。患者在放疗完成后10个月死于远处转移疾病，但局部区域疾病得到了控制

与根治性治疗），而罕见的高分化SNEC可行手术治疗，中分化肿瘤需手术联合术后放疗[64, 66]。推荐对中分化和低分化SNEC患者进行选择性淋巴结放疗[68, 69]。

鼻腔鼻窦神经内分泌癌的治疗要点

· 系统治疗应纳入SNEC患者的治疗方案中。
· 建议对所有中分化和低分化SNEC患者进行选择性淋巴结照射。

颅底脊索瘤和软骨肉瘤

虽然颅底脊索瘤和软骨肉瘤是两种截然不同的病症，预后也大不相同，但鉴于它们具有相似的临床表现和治疗方法，常常会被放在一起讨论。两者都是骨的恶性肿瘤。脊索瘤具有明显更高的局部复发和转移倾向[70, 71]。细胞角蛋白染色和短角蛋白染色是脊索分化的标志物，可用于对脊索瘤和软骨肉瘤的鉴别诊断[72]。脊索瘤被认为起源于胚胎脊索的残余组织，通常位于中线部位，MRI显示T_2高信号，CT图像显示溶血性或囊性表现。颅底软骨肉瘤可能起源于颅底的软骨细胞，更常位于正中旁部位（如岩尖），并且在CT图像上可能会显示钙化区域[73]。许多关键神经血管结构邻近肿瘤，通常受到肿瘤的影响，对手术和放疗都带来了挑战。

脊索瘤

指南推荐，在患者初诊时对脊索瘤进行MRI评估，以筛查转移性或多灶性疾病[74, 75]，并采用胸部、腹部、骨盆CT进行全身分期。对脊柱的影像学检查可以识别其他T_2高信号、边界清晰且推测为良性的脊索残余肿瘤，并观察其生长情况。无骨质破坏、无软组织侵犯及随时间推移影像学表现的稳定性，可将此类脊索残余组织与脊索瘤区分开来[76]。

为了改善局部控制，理想的情况是进行全切或接近全切[77]，放疗时肿瘤体积较小也与改善局部控制有关[78]。患者应由经验丰富的颅底手术团队进行评估，以增加最大限度安全手术切除的可能性[79]。

一些学者主张在大体全切除后，放疗应留待将来肿瘤复发时再使用。然而，由于整块切除和边缘评估对颅底肿瘤来说通常不可行，积极手术切除后的复发率仍然很高（如5年内复发率约60%），而且后续手术切除范围往往更有限，并发症也更多[80]。对于那些接受放疗的初始疾病而不是复发性疾病患者来说，放疗后的效果更好[78, 81, 82]。由专家和患者共同制定的国际脊索瘤共识指南推荐在肉眼可见的完全切除术后进行放疗，并支持将质子治疗或碳离子治疗作为首选放疗方法[74]。该指南建议临床靶区（CTV）包括术前肿瘤范围和所有可能存在微观残留病灶的区域，接受至少50～54Gy剂量照射；第2次CTV加量照射包括任何残留肿瘤或已知存在微观残留病灶的区域，接受至少74Gy的累积剂量，每次2Gy，每日进行影像指导。初始靶区包括内镜手术后的鼻窦，但不包括整个手术入路[83]。放射肿瘤学家应注意将术前和术后MRI相关联，以区分残留的T_2高信号肿瘤与术后积液和碎片，确保涵盖所有骨质破坏区域，并识别和充分覆盖肿瘤累及的椎前肌或鼻咽部区域（图8.3）。

充分的靶区/肿瘤覆盖范围与放疗后局部控制效果的改善相关[78]。充分覆盖取决于对关键结构进行充分的手术减压、经验丰富的治疗计划（最好是粒子治疗）及对有风险的关键器官给予更积极的剂量限制。根据多中心已发表的质子治疗颅底脊索瘤的经验，国际共识指南总结了常规分割的建议，包括将视神经和视

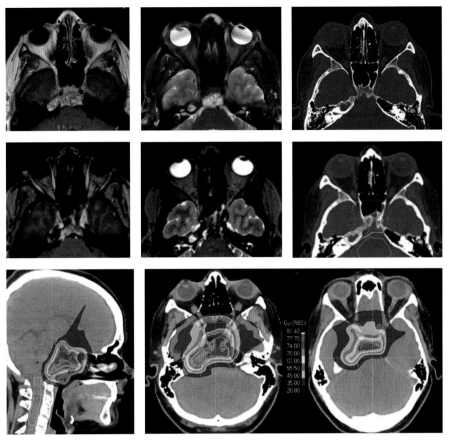

图8.3 该患者表现为复视和左侧第Ⅵ脑神经麻痹。第一行为术前影像学检查，肿瘤在 T_1 加权像上不均匀增强，在 T_2 呈高信号（注意紧邻右耳蜗的右岩尖的第2个肿瘤病灶），以及 CT图像显示涉及大部分斜坡和部分右颞骨岩尖的溶骨性改变。患者进行了经鼻经蝶窦切除术，肿瘤减瘤，病理显示为脊索瘤。第二行为术后影像学检查，术后中央颅底增强，T_2 MRI 显示右岩尖肿瘤的残余病灶和中央肿瘤床切除外侧缘病灶。第二行最右侧的放射计划CT以红色显示 T_2 肿瘤，以蓝色显示接受55.5Gy的靶区，以粉红色显示接受74Gy的靶区，其中包括所有异常的斜坡区域。质子剂量分布图显示整个斜坡都包含在74Gy剂量照射范围内，包括对靠近视交叉的后床突的良好覆盖。蝶窦覆盖在55.5Gy剂量照射范围。由于右侧岩尖的病变，无法保留右侧耳蜗，但左侧耳蜗接受了6Gy的平均剂量

交叉2%体积所受剂量限制在＜60Gy，脑干表面剂量限制在＜63Gy，中枢脑干剂量限制在＜50Gy[74]。这些剂量限制要求高于其他临床场景中使用的限制，但当考虑到这些剂量水平在处方剂量云的半影范围内且分割剂量较低时，其生物有效剂量较低［例如，对于 $\alpha/\beta = 2$ 的组织（如大脑），37次放疗中63Gy大约等于2次放疗的58Gy］。因此，遵循这些限制时视力丧失的风险极低[84]。大多数已发表的颅底脊索瘤的临床疗效数据均来自粒子治疗，其局部控制结果在相关文献中处于较高水平。PSI小组报道了他们使用笔形束质子治疗颅底脊索瘤的经验，报道

64例患者的5年局部控制率为81%[85]，之后又报道151例患者的7年局部控制率为71%[81]。一项病例系列研究纳入了155例接受碳离子治疗的患者，中位剂量为60Gy，分20次（中度大分割），结果显示5年局部控制率为72%[82]。一项病例研究纳入了24例接受影像引导IMRT、中位剂量为76Gy的颅底脊索瘤患者，其5年局部控制率为65%[86]。一项研究纳入了12例接受IMRT、中位剂量为66.6Gy的患者，其5年无复发生存率为38%[87]。一篇多机构数据集报道纳入了71例接受伽马刀放射外科治疗的颅底脊索瘤患者，其中位剂量为15Gy，结果显示5年肿瘤治疗率为66%，另有15%的患者在推荐的分割治疗覆盖的区域内出现复发（即5年颅底局部控制率为51%）[88]。

软骨肉瘤

对于软骨肉瘤，治疗方法类似：先进行最大限度的安全手术切除，随后进行大剂量放疗，但放疗剂量通常较小（常规分割为70～72Gy）[83]。与脊索瘤不同，软骨肉瘤的残留肿瘤体积并不是唯一的预后指标[89]，放疗后体积较小（＜25ml）的肉眼可见残余肿瘤的长期局部控制前景非常好[90]。因此，更保守的手术方法可能是适当的，并且在追求大体全切除时对并发症的耐受性更低（图8.4）。通过手术对视神经和脑干进行减压，以使放疗能够充分覆盖靶区，这与疾病控制高度相关[90]。如果已行大体全切除术或未来复发的可能性较高，挽救性治疗是可以接受的，那么采取观察随访的方式是合理的。梅奥医学中心对32例颅底软骨肉瘤患者的回顾性研究比较了手术和辅助放疗患者（几乎所有患者都有残留病灶）与接受手术和观察等待患者（许多患者是在完全切除后）的结局[91]。在治疗后5年，所有接受放疗的患者都维持了局部控制，而手术后观察的患者中约67%经历了复发。然而，挽救性治疗对几乎所有复发患者都有效，因此对于手术后观察的患者，疾病特异性生存率未见差异。

大多数已发表的颅底软骨肉瘤临床结局数据均来自粒子疗法；然而，其他放疗策略的局部控制结果似乎也不错。一项联合分析纳入了251例接受质子治疗（联合或不联合光子治疗）的颅底软骨肉瘤患者，中位剂量为70Gy，结果显示，7年无复发生存率为93%[90]。一项病例研究纳入了79例接受碳离子治疗的患者，中位剂量为60Gy，分20次（中度大分割），结果显示5年局部控制率为88%[92]。一项病例研究纳入了18例颅底软骨肉瘤患者，接受影像引导下IMRT，中位剂量为70Gy，结果显示5年局部控制率为88%[86]。一篇多机构数据集报道纳入了46例接受伽马刀放射外科治疗的颅底软骨肉瘤患者，中位剂量为15Gy，结果显示，其5年无进展生存率为86%[93]。

颅底脊索瘤和软骨肉瘤的治疗要点

· 尽管治疗方案相似，但颅底软骨肉瘤患者的预后明显优于脊索瘤患者。

· 应借助经验丰富的颅底团队尽力实现最大程度的手术切除，特别是要将肿

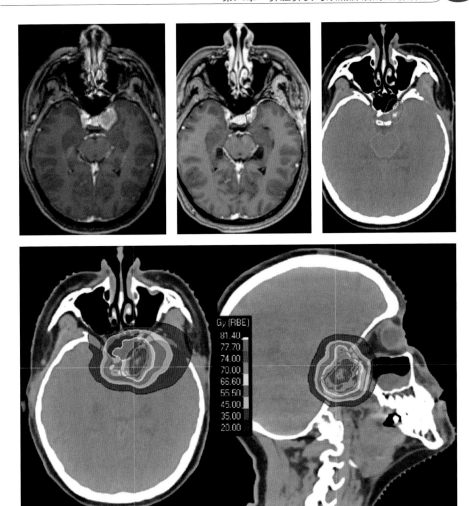

图8.4 该患者表现为复视和左侧第Ⅵ脑神经麻痹。第一行左侧图像中，海绵窦内可见T_1不均匀强化肿块。患者接受了左额颞开颅手术，切除了肿瘤，病理显示为WHO 2级软骨肉瘤。第一行中间图像显示有残留病灶。第一行右侧图像显示残留肿瘤（红色），高剂量放射靶区为紫色，中间剂量靶区覆盖术前瘤床。靶区从颞叶中裁剪出来。74Gy的剂量分37次进行照射

瘤从视器官和脑干上进行减压。

· 脊索瘤患者优先接受粒子治疗（质子或碳离子治疗）。

鼻腔鼻窦黏膜黑色素瘤

鼻腔鼻窦黏膜黑色素瘤是一种罕见的预后不良肿瘤。在AJCC分期系统中，所有肿瘤均为T3 或T4期。T4a期肿瘤累及深部软组织、软骨、骨骼或覆盖皮肤，T4b期肿瘤累及脑、硬脑膜、颅底、低位脑神经（即第Ⅸ、Ⅹ、Ⅺ、Ⅻ对脑神经）、咀嚼肌间隙、颈动脉、椎前间隙或纵隔。所有其他局限于黏膜和紧邻底层软组织

的病变无论大小或厚度如何，均为T3期。手术切除是首选治疗方法。手术切缘情况已被证明是生存率的重要预测指标[94, 95]。术后放疗似乎改善了局部控制效果[94, 96]。NCCN临床指南推荐对T4期肿瘤原发部位进行术后放疗，并强烈考虑T3期肿瘤术后放疗[26]。英国关于头颈部黏膜黑色素瘤的临床指南推荐，对于局部区域复发风险高的患者（T4期、切缘近侧阳性及多灶性原发性病变）才考虑术后放疗[97]。

与手术相比，尝试根治性放疗与较高的局部复发率和较差的生存率相关[98, 99]。然而，对于拒绝手术或不能合理切除的患者，使用大分割质子治疗的非手术治疗显示出令人鼓舞的局部控制率（图8.5）。一项回顾性研究表明，20次

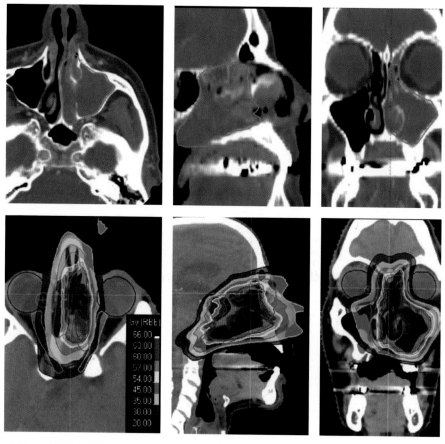

图8.5 该患者出现鼻塞症状和鼻出血6个月。非增强CT显示左侧鼻腔息肉样肿块伴左筛窦和上颌窦混浊。进行了内镜切除活检和减瘤术，发现上颌窦内有肿瘤。病理结果显示为黑色素瘤。随后的PET/CT和MRI显示无区域或远处转移性病变，患者分期为cT3N0M0。建议进行手术，如上颌切除术和闭塞术，但患者拒绝。然后，通过大分割质子治疗进行根治性放疗。放疗剂量为60Gy，分15次，覆盖术前肿瘤体积及其边缘，包括左侧鼻腔、筛窦和上颌窦；选择性剂量为45Gy，分15次，覆盖右侧鼻腔、筛窦和其余部分蝶窦。患者在治疗后2.5年没有复发迹象

分割给予70Gy（相对生物学效应）的3年局部控制率为70%[100]。一项小型（n=32）Ⅱ期试验对15次分割给予60Gy（相对生物学效应）剂量的病例进行了研究，1年局部控制率为76%[101]。日本兵库县离子束医疗中心对质子治疗和碳离子治疗相同分割方案的结局比较发现，这两种粒子治疗无显著差异，2年局部控制率均为78%[102]。

不建议进行选择性颈部清扫术，因此也不建议进行选择性颈部放疗[26, 97]。远处转移仍然是最常见的复发部位，半数患者会在1年内发生远处转移[103]。免疫治疗已被证明可改善转移性黑色素瘤患者的生存获益[104-106]，并有可能改善治疗结局。将免疫治疗作为头颈部黏膜黑色素瘤一线治疗的初步临床经验表明，放疗与免疫治疗同时使用可改善结局[107]。

鼻腔黏膜黑色素瘤的治疗要点

· 美国相关指南建议对T4期肿瘤进行术后放疗，并着重考虑对T3期肿瘤进行术后放疗。

· 对于拒绝手术或不能完全切除病变的患者，大分割粒子放疗（质子或碳离子治疗）有希望达到局部控制。

· 最主要的治疗失败模式是远处转移性疾病，应评估患者是否接受免疫治疗或其他全身治疗。

副神经节瘤

头颈部副神经节瘤是起源于自主神经节的神经内分泌肿瘤，来源于神经嵴组织[108]。其为罕见肿瘤，每年每百万例患者中有2～5例[109]。副神经节瘤以前被称为化学性剥脱瘤和血管球瘤，但这些术语已不再使用。在头颈部，副神经节瘤起源于副交感神经节，沿舌咽或迷走神经或其颞骨（鼓室）、颈静脉孔、迷走神经或颈动脉体位置的分支。其他头颈部肿瘤，包括鼻腔鼻窦副神经节瘤[110]，已有报道，但极为罕见。

副神经节瘤不需要病理证实。副神经节瘤是高度血管化的，在对比增强CT和MRI上有显著增强，并且在MRI上的"盐和胡椒粉"样外观（因肿瘤内迂曲的血流信号缺失所致）基本上是特征性的。鉴于存在危及生命的并发症风险，不应进行活检[111]。

这些肿瘤的自然病程进展缓慢，估计每年增大1mm，中位肿瘤倍增时间为4.2年[112]。对于未对神经系统造成威胁且无症状的肿瘤可以考虑进行积极监测，以降低与治疗相关的医源性风险。

虽然大多数发生在颅底的副神经节瘤是非分泌性的，但其中5%～10%会产生激素，主要是去甲肾上腺素，并可导致血压不稳定。英国颅底协会共识指南推荐，头颈部副神经节瘤患者就诊时应检测血浆肾上腺素水平（包括肾上腺素、去甲肾上腺素和3-甲氧基酪胺)[113]。肾上腺素升高也可能提示同时存在嗜铬细胞瘤或胸腹副神经节瘤。就诊时推荐的其他检查包括头颈部增强MRI、颈静脉和鼓室副神经节瘤的颅底CT、全身(颅底至肾脏)MRI或DOTATATE PET/CT以筛查同步原发性或转移性疾病,以及进行遗传咨询[113]。

约40%的副神经节瘤与种系突变有关,最常见的是*SDHx*基因突变[114]。共识指南建议向所有副神经节瘤患者提供遗传咨询[113, 115]。较年轻的患者(<30岁)、多发性肿瘤患者及有副神经节瘤家族史的患者最有可能患有家族遗传性综合征。据估计,15%的病例会发生转移[116]。

主要治疗方法包括主动监测、手术和放疗,放射性核素治疗难治性和转移性疾病的作用日益凸显[117]。对于分泌性肿瘤、转移性疾病、早期快速生长迹象、脑干压迫、鼓室副神经节瘤(早期干预以保留听力)或颈静脉副神经瘤引起令人困扰的搏动性耳鸣或传导性听力损失,或威胁或导致面神经麻痹的患者,推荐早期干预[113]。

放疗对副神经节瘤的肿瘤控制效果至少与手术的治疗效果相当[118],因此治疗方式的选择必须考虑每种治疗的预期风险。颈静脉和迷走神经副神经节瘤的手术与显著的并发症和低位脑神经病变风险相关,因此对于保留低位脑神经功能的患者通常首选放疗[113, 119]。放疗通常用于双侧疾病患者,以避免双侧神经损伤的风险[113]。对于患有颈动脉体瘤的老年患者或颈动脉体瘤较大且手术风险较高的患者,放疗可能是首选。计划联合治疗与单独放疗相比并无优势,因此除非有临床指征,否则不推荐肿瘤减瘤策略。

放疗使用适度的辐射剂量来实现较高的持久局部肿瘤控制率。较大的肿瘤通常采用分次治疗。美国的放疗标准是45Gy,分25次,在佛罗里达大学接受治疗的104例患者共有121个病灶,其10年局部控制率为94%[120]。英国皇家放射学院也建议使用相同的方案[121]。在玛格丽特公主医院接受治疗的45例颞骨副神经节瘤患者中,35Gy分15次的中度大分割方案在中位随访10年时实现了约93%的局部控制率[122]。采用这些剂量方案,放疗诱发严重毒性的风险非常低。

质子治疗是一种有吸引力的治疗选择,可减少或避免对良性疾病患者正常组织的辐射(图8.6),并且可能更适合较年轻的患者和那些因基因突变可能更易患继发性恶性肿瘤的患者。其肿瘤控制效果似乎等同于光子技术。印第安纳大学的一项病例研究纳入了7例接受质子治疗的患者(35Gy,分15次),据报道在中位随访时间为52个月时,所有患者都实现了持续的局部控制[123],一项研究表明,来自麻省总医院的37例患者在接受中位剂量为50.4Gy(相对生物效应剂量)的放疗后,其5年无复发生存率为97%[124]。

较小的肿瘤,特别是鼓室和颈静脉副神经节瘤,可以采用立体定向放射外科(SRS)或大分割立体定向放疗。报道的SRS剂量方案更加多样化,如12～18Gy单次分割、18～24Gy 3次分割或25～30Gy 5次分割。一项系统综述表明,对于

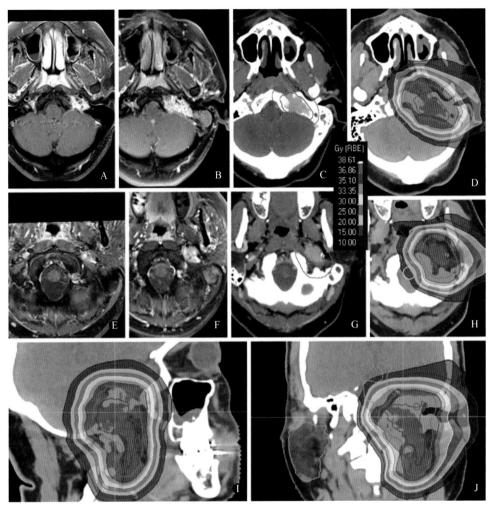

图8.6 该患者在40岁左右出现左侧听力损失，MRI显示颞骨处有一强化肿瘤，其向颈静脉窝的侵犯极小，与副神经节瘤一致（A）。考虑到患者年轻且没有其他症状，原计划进行观察，但患者直到7年后才回来复诊，当时出现左侧中耳受压、间歇性声音嘶哑和吞咽困难等新症状。B. MRI显示明显的间隔肿瘤增大。体格检查时低位脑神经功能完好。考虑到手术有损伤低位脑神经的风险，建议进行初级放疗。第三列图像显示了在模拟时获得的对比增强CT，并勾勒出大体肿瘤体积（红色）和临床靶区体积（蓝色）。使用质子治疗以15次分割的方式给予35Gy（相对生物效应剂量）的剂量

单次SRS，需要15Gy的剂量才能达到 ≥ 90%的局部控制率预期[125]。SRS后的肿瘤控制率很高，在40名接受颈鼓室副神经节瘤治疗的患者中，7年无进展生存率为97%[126]。

放疗后大多数患者症状会有所改善，特别是搏动性耳鸣、疼痛或压迫感等症状[122, 124, 127]，但已有脑神经病变的患者改善更明显，此表现可能受治疗前损伤的程度和持续时间的影响[119]。随着时间的推移，影像学上常可见肿瘤有反应，

其大小会在数年内稳步缩小。一项纳入22例体积成像评估患者的研究发现，放疗后2年病灶体积平均缩小14%[128]。另一项包含13例体积成像评估患者的研究发现，在中位随访68个月后病灶体积缩小33%[123]。

通过增强MRI和CT上明显的强化表现能很容易确定大体肿瘤体积（GTV）。CT检查有助于识别骨质侵蚀和骨骼受累的区域。一篇关于头颈部副神经节瘤影像学特征的综述已发表[129]。英国皇家放射学院的临床实践指南建议，最小扩张0.5cm以创建临床靶区，并对边界不确定的肿瘤进行额外扩展以创建计划靶区（PTV）[121]。这与多个病例系列中使用的从GTV到PTV扩展1cm的做法是一致的[120, 123, 130]。有趣的是，一些肿瘤在开始放疗时会出现短暂的肿胀。在副神经节瘤所使用的中等剂量水平下，降低边缘遗漏的风险可能比因采用稍大靶区体积而导致毒性潜在增加更为重要。

副神经节瘤的治疗要点

· 不需要病理学确诊，也不应进行活检。

· 初始检查应包括筛查血浆肾上腺素水平，进行MRI或DOTATATE PET/CT检查，以及进行遗传咨询。

· 初次放射治疗是许多患者的首选治疗方法，包括大多数颈静脉和迷走神经瘤患者、双侧疾病患者及其他预计手术有显著风险的患者。

· 25次分割共45Gy剂量的放射治疗与良好的局部控制率有关，并且没有高级别毒副作用的预期风险。

放射治疗方式

鉴于鼻腔鼻窦肿瘤所在部位解剖结构复杂，且其与眼睛、视神经和脑实质的距离很近（这些器官或部位对放射治疗的耐受剂量低于靶区所需剂量），所以该类肿瘤的放疗计划制订往往具有挑战性。

调强放射治疗

光子（X线）调强放射治疗是放射肿瘤学领域的一项重大进步，并于21世纪初在美国广泛应用。与采用具有均匀剂量强度、多个照射野的3D适形放射治疗（3DCRT）相比，调强放射治疗（IMRT）从分散在多个不同治疗角度的每个治疗区域提供不同剂量强度的"光束"。在每个光束内不同点调节剂量强度的能力可以改善靶区剂量适形性并减少对非靶区正常组织的剂量。这是通过逆向计划算法实现的，在该算法中，会针对靶区体积和危及器官设定剂量体积目标，并根据临床期望的结果确定优先级。

IMRT的主要目标是降低治疗所导致的急性和晚期毒性风险。对于鼻腔鼻窦肿瘤，充分覆盖靶区体积同时顾及附近结构的剂量耐受性可能极具挑战性，尤其是视器（即视网膜、视神经和视交叉）。使用较旧3DCRT技术的佛罗里达大学的一项研究表明，在接受鼻腔鼻窦肿瘤治疗的患者中，放射诱发的视神经病变或视网膜病变的发生率高达27%[131]。在从3DCRT向IMRT过渡期间，多项单中心研究表明，与既往采用3DCRT对照组相比，与IMRT相关的毒性有所降低，并且肿瘤控制并未受到影响[16, 132-137]。

一项针对接受根治性或术后放疗的口咽癌和下咽癌患者的随机Ⅲ期临床试验比较了接受调强放疗（n＝47）与接受3DCRT（n＝47）患者的试验结果，从而检验对腮腺的放射剂量减少是否会降低有症状的口干症的发生率[138]。治疗后1年，与3DCRT患者（74%）相比，IMRT患者（38%）报道的2级或更严重口干症的发生率显著降低。这些差异在2年时仍然显著（29% vs 83%）。这些数据被用于其他头颈部位疾病的治疗，使IMRT成为头颈部癌症光子外照射治疗的标准技术。

进一步的技术发展，包括图像引导下治疗实施和容积旋转调强放射治疗，无论是否采用非共面光束排列，都进一步改善了放射剂量测定和放射治疗实施[139]。IMRT应用广泛，是头颈部光子外照射的标准技术。

立体定向放射外科/立体定向体部放射治疗

立体定向放射外科（stereotactic radiosurgery，SRS）是一种放射技术，通常具有消融目的，用于颅内和脊柱靶区。SRS通常单次分割照射，但多达5次分割的多次分割SRS已变得越来越普遍。在体部，类似的技术称为立体定向体部放射治疗（stereotactic body radiation therapy，SBRT）或立体定向消融放射治疗（SABR），也以1～5次分割进行。这些技术可与光子、伽马射线或质子疗法等粒子疗法一起使用。SRS和SBRT/SABR技术都用于处理边界清晰且通常较小的靶区。在SRS中，治疗体积通常等于边界为0或1mm的可见肿瘤。体内部位，SBRT的治疗体积通常等同于在呼吸运动各阶段所确定的可见肿瘤，边界为5mm。由于治疗带有消融目的，在1～5次治疗中几乎没有误差余地，因此需要精确的靶区定位、固定和图像引导。这些技术需要一个准确的剂量梯度，以将预期的高剂量输送到靶区体积，同时最大限度地减少附近危及器官的剂量。

SRS可用于治疗多种颅底肿瘤，包括垂体腺瘤、鼓室和颈静脉副神经节瘤、脊索瘤、软骨肉瘤，与分次治疗相结合，可对海绵窦内的病变侵犯区域进行加量照射，并可用于颅内复发或远处转移的挽救性治疗。SBRT是头颈癌再放疗中的一种新兴技术。一项关于SBRT联合西妥昔单抗治疗50例既往放疗过的复发性头颈部鳞状细胞癌患者的Ⅱ期临床试验表明，其1年局部无进展生存率为60%[140]。

带电粒子疗法

带电粒子疗法不使用光子（X线或γ射线），而是使用原子粒子，如质子或碳离子。在过去十年间，质子治疗在美国得到了更广泛的应用，碳离子治疗目前在亚洲和欧洲的一些医疗中心可开展，在美洲尚不可用。质子治疗和碳离子治疗都利用了组织中放射剂量沉积的物理差异（称为布拉格峰）。粒子以与能量相关的有限射程进入人体，当粒子静止时发生最大放射剂量沉积，在剂量沉积中产生"峰值"，随着粒子静止，放射剂量会突然下降。质子治疗引起的DNA损伤与具有相似放射生物学效应的光子治疗相似。碳离子要重得多，并会导致更严重的DNA损伤，其放射生物学机制要复杂得多，必须在治疗计划系统中建模分析。与基于X线的IMRT相比，质子治疗和碳离子治疗等带电粒子治疗可以进一步改善放射剂量分布[141]。

一项针对41项研究的荟萃分析比较了接受粒子治疗（如质子治疗）的鼻腔鼻窦恶性肿瘤患者的临床结局与接受光子治疗（如IMRT）患者的结局。在该分析中，质子治疗在5年和最后随访时的总生存率显著提高，5年无病生存期和末次随诊时的局部控制情况明显更佳[142]。佛罗里达大学报道了质子治疗不同组织学类型鼻腔鼻窦肿瘤（联合或不联合手术，联合或不联合化疗）的结果[143]。其3年局部控制率为83%。麻省总医院的研究小组报道了54例接受质子治疗的鼻腔鼻窦Ⅲ/Ⅳ期鳞状细胞癌患者，中位剂量为72.8Gy（相对生物效应剂量），联合或不联合手术切除[144]。其5年局部控制率为80%，5年总生存率为47%。根据ASTRO关于质子治疗的示范政策，鼻腔鼻窦和其他鼻旁窦的癌症被认为是"第1类"疾病部位适应证，通常有临床证据和医疗必要性方面的支持来使用质子治疗[145]。

日本碳离子放射肿瘤学研究组（J-CROS）报道了碳离子疗法对局部晚期鼻腔鼻窦癌的根治性治疗。在他们的分析中，2年总生存率和局部控制率分别为79.6%和84.1%。17%的患者出现3级或更高级别的晚期毒性反应[146]。上海市质子重离子医院课题组也发表了粒子治疗鼻腔鼻窦癌的经验[147]。在他们的报道中，大多数患者在整个治疗过程中接受碳离子治疗或将之作为加强治疗。他们报道的2年局部无进展生存率和总生存率分别为83%和82%。只有3.6%的患者经历了3级或更高级别的晚期毒性反应。

放射靶区

术后放射治疗的照射体积

鼻腔鼻窦恶性肿瘤术后放疗是放疗中最常见的应用场景。照射体积应基于术前影像学评估、术前和术后临床检查结果、手术报告、病理报告及外科医生和放射肿瘤科医生之间的沟通。

术前解剖成像应与模拟定位CT配准，以帮助确定术前大体肿瘤体积（GTV）。肿瘤临床靶区体积（CTV）可定义如下：

· 高风险原发性肿瘤CTV（如66Gy）定义为任何受累的手术切缘区域，边缘为5mm，可根据解剖边界进行调整。

·中等风险原发性肿瘤CTV（如60Gy）定义为术前GTV，边缘为10mm，可根据解剖边界进行调整。手术操作涉及的组织和鼻窦应包括在此体积内。高危器官区域（如视神经、视交叉和脑干）的扩张可限制在0 ～ 1mm。

·高风险淋巴结CTV（如66Gy）定义为影像学或病理学显示有结外侵犯证据的淋巴结区域。

·中等风险淋巴结CTV（如60Gy）定义为已清扫的颈部淋巴结的剩余部分。如果胸锁乳突肌或其他颈部肌肉组织有淋巴结受累，CTV应包括淋巴结水平上下至少2cm的肌肉范围。

·选择性淋巴结CTV（如50Gy等量）定义为临床上未受累但有亚临床疾病风险的颈部淋巴结区域。如上所述，并非所有组织都适合用选择性淋巴结照射。通常来说，同侧Ⅰb～Ⅳ区包含在此靶区内。对于累及软腭、鼻咽、鼻窦且延伸超过中线的肿瘤，或在同侧淋巴结肿大明显或多个同侧淋巴结的情况下，应包括对侧颈部。鼻咽受累还需要覆盖Ⅴ区淋巴结和咽后间隙。

未手术（完整）疾病的治疗体积

有肉眼可见的残留病灶或不可切除的病灶时，需要更高剂量的放射治疗，通常需要同时进行化疗，以提供最佳的肿瘤控制概率。通过对比诊断成像和CT/MRI模拟成像确定GTV，描绘所有影像学可见的大体病灶。在手术后有残留病灶的情况下，外科医生和放射肿瘤医生之间的沟通对于识别可能在成像上不明显但在手术中发现的大体病灶区域非常重要。

·原发性肿瘤CTV（如70Gy）定义为具有5mm边缘的GTV，可根据解剖边界进行调整。

·中等风险原发性CTV（如60 ～ 63Gy）应包括整个受累鼻窦，并包括可能受累的亚临床疾病风险较高的相邻鼻窦。

·在某些情况下，选择性初级CTV（如50Gy等量）可能是合适的，如对海绵窦的选择性覆盖。

·淋巴结CTV的定义与术后情况相同。

诱导化疗后的治疗体积

一项多机构实践指南建议在制订放射治疗计划时应采用诱导化疗前的大体肿瘤体积[148]。考虑诱导化疗后患者身体结构的变化，应调整原始肿瘤体积。在将化疗前肿瘤体积转移到化疗后身体结构上时，如果肿瘤体积与最初未受疾病影响的组织重叠，则应修改肿瘤体积，使其与最初累及的解剖结构一致[149]，同样也要去除延伸到空腔或体外的部分[148]。在两项Ⅱ期临床试验中，在人乳头状瘤病毒（HPV）相关口咽鳞状细胞癌诱导化疗后，已经探索了放射剂量的减少，但在鼻腔鼻窦鳞状细胞癌中，类似的数据很少[150, 151]。一项单机构Ⅰ期/Ⅱ期临床试验评估了基于诱导化疗反应的适度放射剂量减少和放射体积缩小，在诱导化疗反应良好的患者中有意省略了选择性淋巴结照射[152]。

特殊注意事项

皮肤受累情况

在疾病完整（未进行手术）的情况下，如果临床上发现皮肤受累，在模拟定位（放疗模拟）时应对受累皮肤进行标记，以帮助放疗靶区勾画。在术后或化疗后环境中，应通过初始临床检查的描述或来补充治疗前的影像学检查结果，以帮助了解皮肤最初的受累范围。面部皮肤受累会增加局部淋巴结转移的风险，如果没有进行颈部淋巴结清扫，应及时进行选择性淋巴结照射。前额或颞部皮肤受累会增加耳前或腮腺淋巴结转移的风险，应考虑选择性腮腺放射治疗。不幸的是，前额中线皮肤受累会危及双侧腮腺。

神经周围侵犯

神经周围疾病侵犯会影响放射治疗的照射体积。重要的是要注意患者是否有任何与恶性脑神经受累或神经病理受累一致的术前临床症状或影像学表现，在这种情况下，照射体积应包括神经至颅底的走行范围。对于鼻腔鼻窦肿瘤患者，脑神经受累通常位于颅底孔层面，应考虑选择性颅内神经节覆盖或脑干插入。存在明显脑神经受累的患者有肿瘤顺行和逆行扩散的风险，应注意脑神经之间的相互联系，例如，通过耳颞神经在V_3和Ⅶ脑神经之间或通过岩浅大神经在V_2和Ⅶ脑神经之间建立的联系。一份详细的多机构放射治疗指南是极好的参考资料，可用于神经周围侵犯和恶性神经周围肿瘤扩散病例的放射治疗方案设计[153]。

支持性护理措施和毒性反应

鼻腔鼻窦肿瘤的放射治疗可能与严重的急性和晚期毒性反应有关，因为其与头颈部的关键结构非常接近。可能受到影响的主要结构包括口腔和鼻腔鼻窦黏膜、唾液腺、视器、听觉器官及吞咽和咀嚼肌。预期副作用和毒性反应情况取决于肿瘤的位置，但通常可能包括皮肤刺激、黏膜炎、口干、发音困难、吞咽困难、痛觉过敏、厌食、干眼症和听力或视力变化。医护人员应了解鼻腔鼻窦放射治疗期间的常见急性和晚期毒性反应，以及支持性护理措施来减轻或预防这些副作用。

鼻腔鼻窦黏膜炎

对鼻腔鼻窦黏膜的放射治疗会导致炎症和水肿，并伴有浓稠的黏膜分泌物和干燥的黏膜。在放射治疗疗程的后期，患者经常出现进行性鼻窦充血或阻塞症状。患者可有轻微鼻出血，应每天多次用盐水冲洗鼻腔以舒缓黏膜，此有助于疏松和清除分泌物。使用大容量、低压可压缩鼻腔冲洗装置（又称挤压瓶），加入蒸馏水和预先配好的氯化钠与碳酸氢钠包进行鼻腔冲洗。许多试验支持常规生理盐水冲洗对内镜鼻腔鼻窦手术后患者症状的改善作用[154]。慢性炎症有时会导致鼻腔变窄或阻塞，最终导致鼻腔狭窄或形成鼻粘连。

鼻腔狭窄或鼻粘连严重的情况下可能需要松解或扩张，保持充分的鼻腔湿润和经常冲洗可以降低上述风险[155, 156]。使用棉签在鼻腔内侧涂抹润肤剂可保持鼻腔湿润和通畅。有些人会在鼻腔冲洗中添加润肤剂或皮质类固醇。非处方等渗氯化钠鼻喷雾剂及含有透明质酸钠和芦荟的鼻凝胶可以提供额外的保湿作用。有些人则更喜欢空气加湿器。

患者还可以在术后和放疗期间从鼻腔清创术中获益。尽管鼻腔清创术带来持久益处的证据不一，但它可以为严重结痂和鼻腔阻塞患者提供显著的缓解。美国耳鼻咽喉头颈外科学会的一份立场声明指出，内镜鼻腔鼻窦手术后的术后清创术有助于愈合，并优化了功能性鼻窦腔开放术[157]。

口腔黏膜炎

口腔黏膜炎可能由放疗和化疗引起。口腔黏膜所接受的放射剂量和受照射的体积与口腔黏膜炎的发生风险和严重程度相关[158, 159]。需要进行颈部淋巴结照射的患者，特别是必须对Ⅰb区进行治疗的患者，其口腔放射剂量更高，更容易发生口腔黏膜炎。由于鼻腔底部和上颌窦底部离口腔很近，仅需对鼻窦复合体进行照射的患者通常仍会在腭部发生口腔黏膜炎。在进行放射模拟时，可使用开口器撑开口腔，使舌和口腔底部远离上腭，显著限制暴露于辐射的口腔黏膜的体积，从而限制潜在黏膜炎的范围。

放射性口腔黏膜炎表现为疼痛性溃疡和烧灼感，并且在整个治疗过程中会逐渐恶化。这不仅会影响营养摄入，还会导致严重的体重减轻并影响患者的生长发育。同时，化疗、吸烟和饮酒、食用辛辣食物及不良的口腔卫生状况都会加剧黏膜炎。口腔黏膜炎与更严重的疼痛和更显著的临床体重减轻风险及显著的管理成本增加相关[160]。

癌症支持疗法多国学会和国际口腔肿瘤学会（MASCC/ISOO）已经发布了治疗癌症继发性黏膜炎的临床实践指南[161]。该指南建议在癌症治疗前进行口腔评估和治疗，以降低牙源性局部和全身感染的风险。建议使用苄达明漱口水来降低口腔黏膜炎的发生风险。虽然此漱口水在加拿大有销售，但目前在美国仍不可购得。口腔黏膜炎疼痛管理指南也建议局部使用0.2%吗啡漱口水；在美国，这需要药房进行配制。一项小型试验表明，与广泛使用的利多卡因、苯海拉明和抗酸剂的1∶1∶1混合物相比，吗啡漱口水更有效，患者满意度更高[162]。口服谷氨酰胺也是预防口腔黏膜炎的一种推荐干预措施。先前研究中最常见的给药方案是每天30g，分3次给药[163]。

与MASCC/ISOO的指南一致，鼓励患者经常使用含或不含盐的碳酸氢钠溶液漱口。尽管缺乏证据，但这些口腔漱口水有助于保持口腔卫生并提高患者的舒适度。在 MASCC/ISOO 指南更新之后，一项 Alliance 随机对照试验提供了证据，证明广泛使用的由利多卡因、苯海拉明和抗酸剂按 1 : 1 : 1 混合制成的复方漱口水是有益的[164]。

早期使用加巴喷丁可能会降低头颈部癌症放疗患者因黏膜炎引起疼痛服用阿片类药物的可能性和（或）持续时间[165]。从放疗开始，患者可每天 3 次滴定至900mg，从而减轻疼痛，缓解全身症状和神经感觉症状[166]。短效和长效阿片类镇痛药也可能用于治疗严重的黏膜炎相关疼痛。

口干症

口干症是头颈部放射治疗的一种常见副作用。口干症与大唾液腺（即腮腺和下颌下腺）和口腔小唾液腺的放射剂量直接相关[167, 168]。包括 IMRT 和质子治疗在内的现代放射技术的主要目标是减少主要唾液腺的放射剂量，这已被证明可以减少症状性口干症的发生[138]。尽管如此，理想的剂量限制有时是无法实现的，即使满足了这些限制，患者仍面临临床相关口干症的风险。虽然对唾液组织的较低放射剂量可提高唾液恢复的机会，但许多患者在放疗期间仍会经历唾液功能的急性改变。治疗后唾液功能的恢复取决于照射腺体的体积和平均剂量，这可以预测浆液性腺泡细胞的干细胞再生能力。

患者可能会在放疗后 2 周内出现症状，表现为唾液黏稠和口干。浓稠的分泌物会导致恶心、发音困难和哽噎感，从而导致吞咽困难。除影响生活质量外，唾液分泌减少和唾液成分的变化也会增加患龋齿的风险。据报道，在放疗期间，唾液的平均 pH 从 7.0 降至 5.0，这明显增加了牙齿脱矿的风险[169]。唾液的改变导致口腔微生物群发生改变，使产酸和致龋微生物增多[170]。根据对下颌骨和牙齿本身的放射剂量，放射治疗可能会通过减少牙髓和牙釉质的血供并引起纤维化而导致龋齿[171]。

在放射治疗和康复期间，强烈建议患者使用碳酸氢钠（小苏打）溶液（含盐或不含盐）频繁漱口，增加水分摄入，并可使用无糖柠檬滴剂或维生素 C 等含片刺激唾液，或使用非处方唾液替代品喷雾或凝胶来增加口腔润滑度。人们已经对刺激毒蕈碱型胆碱能受体的药物干预措施（如毛果芸香碱和西维美林）进行了研究，但结果不一[172, 173]。针灸治疗慢性口干症与症状的主观改善有关[174, 175]。

耳毒性

鼻咽癌和颅底肿瘤放射治疗前后的耳科并发症很常见[176]。潜在的损伤机制包括肌肉或软骨的肿胀和萎缩，或中耳和内耳的放射性神经病变，以及黏膜炎症导致的内耳积液或渗出、肿胀和骨化。这种损害可表现为频繁的内耳感染、感音神经性和（或）传导性听力丧失、耳漏、耳痛、耳鸣、眩晕或鼓膜穿孔。治疗后乳突气房混浊通常出现在反应评估或影像学表现上，并且与乳突气房和鼻咽后壁的平均放射剂量＞30Gy相关[177]。鼓膜切开术可用于治疗中耳积液和保护听力[176]。

耳蜗平均放射剂量的增加是放射诱发感音神经性听力损失（SNHL）的主要危险因素[178]。同步顺铂化疗具有独立和协同的耳毒性风险[179]。由于尚未确定阈值剂量，耳蜗的剂量应尽可能低。同时接受铂类化疗的患者采用平均耳蜗剂量≤35Gy的保守剂量限制。在肿瘤接近耳蜗的更具挑战性的病例中，平均剂量限制在≤45Gy与高频听力损失降低约19dB相关，其中≥10dB的听力损失被认为具有临床意义[180]。不幸的是，对于涉及岩尖且紧邻耳蜗的肿瘤，不可能总是保留两个耳蜗，并且必须告知患者治疗后进行性听力损失的显著风险（图8.3）。尽管耳蜗植入物的存在对MRI疾病监测提出了重大挑战，并会产生伪影，但放射性因素诱发的严重和永久性SNHL患者能从耳蜗植入物中获益[181]。

视觉毒性

鼻腔鼻窦的放射治疗区域通常靠近眼睛、泪腺、视神经或视交叉。眼球前部和眼睑的剂量会引起刺激、流泪过多和（或）视力改变。在低至中等放射剂量的环境中，这些症状通常是轻微的。建议患者在治疗期间避免佩戴隐形眼镜，每天使用非处方预湿润的眼睑湿巾（如OcuSOFT）清洁眼部，并使用非处方润滑滴眼液，如含有聚乙二醇和（或）丙二醇的滴眼液。

医疗人员应认识到，由于角膜接受V_1的感觉神经支配，三叉神经根或三叉神经眼支恶性受累的患者有患神经营养性角膜炎的风险。角膜感觉减退或缺失会因外界刺激、眨眼反射消失和泪膜异常迅速导致角膜上皮损伤或溃疡[182]。

放射性视神经病变（RION）是由视神经的血管损伤和随后的脱髓鞘引起的。RION通常表现为突然无痛性视力丧失，MRI通常显示受累的交叉前视神经离散性增强，增强段通常伴有增粗和高T_2信号[183]。RION的视神经病理学表现为缺血性脱髓鞘、反应性星形胶质细胞增生、内皮细胞增生、闭塞性动脉内膜炎和纤维样坏死[184]。从放疗到视力丧失之间通常存在明显的潜伏期。在一项研究中，发生RION的平均潜伏期为31个月[185]。

使用常规分割治疗（每次1.8～2Gy），当视器的最大剂量＜55Gy时，RION的风险非常低，当最大剂量为55～60Gy时，RION的风险为3%～7%，而对于60Gy以上的剂量，RION风险更高（超过7%～20%）[186]。在一些颅底肿瘤情况下，不可能同时充分治疗肿瘤并满足这些剂量限制。为了降低RION的风险，可以考虑超分割（每天2次）放射治疗计划[187]。或者，在共同决策过程中，应谨慎告知患者患眼视力下降的预期风险并获得其同意，以治疗危及生命的疾病（图8.1）。

考虑到晶状体的放射敏感性，白内障是鼻窦放疗后常见的晚期副作用。放射性白内障通常位于后囊下。鉴于白内障手术在放射性白内障中的可行性[188]及大多数鼻腔鼻窦恶性肿瘤会危及生命，白内障发生风险的增加一般不是主要的临床问题。

脑放射性坏死

脑实质放射性坏死是鼻窦高剂量放疗后的潜在毒性反应。症状性坏死可能具有毁灭性，甚至危及生命。不幸的是，对需要高剂量放疗的侵袭性颅底肿瘤的充分治疗通常会带来未来放射性坏死的风险。

临床综述中的正常组织效应定量分析表明，在标准分级中，对部分大脑进行72Gy的照射通常与5%的症状性放射性坏死风险相关，但没有提供关于体积限制的具体指导[189]。一项研究发现，当接受60Gy照射的颞叶绝对体积超过5.5cm³或接受70Gy照射的颞叶绝对体积超过1.7cm³时，放射性坏死的风险急剧增加[190]。国际鼻咽癌放疗计划指南建议，预期目标是将体积0.03cm³颞叶的剂量限制在≤70Gy，最大可接受剂量限制为72Gy[191]。在涉及海绵窦或邻近脑实质的放疗抵抗性肿瘤（如脊索瘤）中，在充分覆盖肿瘤的条件下无须满足这些限制。

无症状的MRI改变可能导致诊断困难，并对肿瘤复发、脑转移或神经胶质瘤产生影响。将MRI结果与先前的放射治疗计划相关联，可以提高对可能的放射性坏死的评估。MRI灌注或波谱分析（取决于异常部位的大小和位置）可以帮助区分放射性坏死和肿瘤。无症状的放射性水肿或坏死可以用己酮可可碱和维生素E治疗，以改善或稳定这一过程，期望避免发展为症状性坏死。该联合治疗（通常为己酮可可碱400mg，每天2次；维生素E 400U，每天2次）被认为可通过降低血液黏度和增加红细胞的变形能力来改善组织的氧合作用，减少细胞因子介导的炎症，以及通过清除自由基来减少氧化损伤等作用[192]。这种联合治疗在治疗脑部疾病中显示出一定的前景[193]。对于有症状的放射性坏死患者，地塞米松是一线治疗药物，但仅提供症状缓解，没有解决潜在的病理生理学问题。在一项小型随机对照试验中，贝伐单抗已被证明能改善症状和影像学表现[194]。对于有贝伐单抗禁忌证的患者，高压氧治疗可改善临床和影像学表现或稳定性[195]。

内分泌功能障碍

颈部接受放射治疗的患者可能会因甲状腺受到辐射而患甲状腺功能减退症。甲状腺功能减退症的发病率差异很大，这可能是由于早期甲状腺功能减退的非特异性，并非所有病例都能被发现。在一项针对头颈部癌症患者的小型前瞻性研究中，放疗后按计划进行甲状腺功能监测，31%的患者出现临床甲状腺功能减退，另有11%的患者发生亚临床甲状腺功能减退[196]。导致促甲状腺激素（TSH）异常升高终点（包括亚临床和临床甲状腺功能减退）的风险，从平均甲状腺剂量30Gy的约10%急剧上升到平均甲状腺剂量44Gy的50%[197]。美国癌症协会头颈部肿瘤生存指南建议，在治疗后每6～12个月检测1次TSH，以监测甲状腺功能[198]。

接受鼻腔鼻窦肿瘤和前颅底肿瘤治疗的患者也可能出现下丘脑-垂体轴功能障碍，因为在治疗筛窦、蝶窦或海绵窦时，垂体通常会接受相当高剂量的附带放射[199]。神经垂体功能似乎不受放射影响。对有内分泌评估数据的成人非垂体肿瘤患者接受头颅放射治疗的已发表文献进行系统回顾和荟萃分析，确定813例患者，其中75%是鼻咽癌患者[200]。约2/3的患者出现垂体功能减退。如果怀疑患者可能或已存在一种内分泌疾病，应筛查患者是否存在其他疾病，因为他们可能患有全垂体功能减退症。

生长激素轴对放射最敏感[201]。成人生长激素缺乏与身体成分和代谢状况的不利变化有关[202]。然而，对于成人的生长激素替代治疗尚未达成共识。

在生长激素缺乏之后，促性腺激素缺乏和ACTH缺乏是第二和第三常见的激素缺乏[203]。绝经后妇女的促性腺激素缺乏是无症状的，但可导致月经不规律或闭经、过早绝经，在男性中可导致睾酮缺乏。对于绝经早期的女性，美国临床内分泌医师学会/美国内分泌学院的立场声明支持至少在自然绝经年龄之前使用激素替代疗法[204]。在绝经早期的年轻女性中，激素替代治疗似乎可以降低冠心病、动脉粥样硬化、情绪障碍和认知功能障碍的风险[205]。对男性而言，一项针对年轻（25～45岁）男性癌症幸存者的研究发现，生活质量受损、疲劳和性功能受损是常见问题，性腺功能减退患者的这些症状更为严重[206]。美国泌尿外科协会发布了关于睾酮缺乏症评估和治疗的临床实践指南[207]。

ACTH缺乏可导致继发性肾上腺功能不全。继发性肾上腺功能不全可导致抑郁、疲劳、体重减轻、恶心、腹泻、低血糖和潜在的低钠血症[208]，需要进行氢化可的松替代治疗。与原发性肾上腺功能不全不同，ACTH缺乏症患者不需要使用氟氢可的松。

促甲状腺激素（TSH）缺乏是放疗后最不常见的垂体异常，可导致中枢性甲状腺功能减退，如游离T_4浓度低，TSH浓度也降低。中枢性甲状腺功能减退的临床症状可能比原发性甲状腺功能减退的症状轻微[209]。甲状腺激素替代治疗与原发性甲状腺激素替代治疗相同，但TSH水平不能用于监测替代治疗的充分性。如果怀疑中枢性甲状腺功能减退，在开始甲状腺替代治疗之前，筛查ACTH缺乏并治疗肾上腺功能不全是很重要的，以避免诱发肾上腺危象。

参 考 文 献

1. Teitelbaum JI, Issa K, Barak IR, Ackall FY, Jung SH, Jang DW, et al. Sinonasal squamous cell carcinoma outcomes: does treatment at a high-volume center confer survival benefit? Otolaryngol Head Neck Surg. 2020;163(5):986–91.
2. David JM, Ho AS, Luu M, Yoshida EJ, Kim S, Mita AC, et al. Treatment at high-volume facilities and academic centers is independently associated with improved survival in patients with locally advanced head and neck cancer. Cancer. 2017;123(20):3933–42.

3. Mjåset C, Ikram U, Nagra NS, Feeley TW. Value-based health care in four different health care systems. NEJM Catalyst. 2021;1(6) https://doi.org/10.1056/CAT.20.0530.

4. Sobiesk JL, Munakomi S. Anatomy, head and neck, nasal cavity. Treasure Island: StatPearls; 2021.

5. Iyer S, Akali NR, Rao NN. Nasal vestibule and columella cancer: a therapeutic and reconstructive conundrum. Curr Opin Otolaryngol Head Neck Surg. 2021;29(2):93–9.

6. Wray J, Morris CG, Kirwan JM, Amdur RJ, Werning JW, Dziegielewski PT, et al. Radiation therapy for nasal vestibule squamous cell carcinoma: a 40-year experience. Eur Arch Otorhinolaryngol. 2016;273(3):661–9.

7. Wang CC. Treatment of carcinoma of the nasal vestibule by irradiation. Cancer. 1976;38(1):100–6.

8. Bussu F, Tagliaferri L, Mattiucci G, Parrilla C, Dinapoli N, Micciche F, et al. Comparison of interstitial brachytherapy and surgery as primary treatments for nasal vestibule carcinomas. Laryngoscope. 2016;126(2):367–71.

9. Czerwinski MD, van Leeuwen RGH, Kaanders J, Zwijnenburg EM, Lipman D, Takes RP, et al. Image guided brachytherapy for cancer of the nasal vestibule: local control and cosmesis. Int J Radiat Oncol Biol Phys. 2019;103(4):913–21.

10. Agger A, von Buchwald C, Madsen AR, Yde J, Lesnikova I, Christensen CB, et al. Squamous cell carcinoma of the nasal vestibule 1993-2002: a nationwide retrospective study from DAHANCA. Head Neck. 2009;31(12):1593–9.

11. Likhacheva A, Awan M, Barker CA, Bhatnagar A, Bradfield L, Brady MS, et al. Definitive and postoperative radiation therapy for basal and squamous cell cancers of the skin: executive summary of an American Society for Radiation Oncology Clinical Practice Guideline. Pract Radiat Oncol. 2020;10(1):8–20.

12. Thompson LDR, Franchi A. New tumor entities in the 4th edition of the World Health Organization classification of head and neck tumors: nasal cavity, paranasal sinuses and skull base. Virchows Arch. 2018;472(3):315–30.

13. Siddiqui F, Smith RV, Yom SS, Beitler JJ, Busse PM, Cooper JS, et al. ACR appropriateness criteria((R)) nasal cavity and paranasal sinus cancers. Head Neck. 2017;39(3):407–18.

14. Bernier J, Domenge C, Ozsahin M, Matuszewska K, Lefebvre JL, Greiner RH, et al. Postoperative irradiation with or without concomitant chemotherapy for locally advanced head and neck cancer. N Engl J Med. 2004;350(19):1945–52.

15. Cooper JS, Zhang Q, Pajak TF, Forastiere AA, Jacobs J, Saxman SB, et al. Long-term follow-up of the RTOG 9501/intergroup phase III trial: postoperative concurrent radiation therapy and chemotherapy in high-risk squamous cell carcinoma of the head and neck. Int J Radiat Oncol Biol Phys. 2012;84(5):1198–205.

16. Hoppe BS, Stegman LD, Zelefsky MJ, Rosenzweig KE, Wolden SL, Patel SG, et al. Treatment of nasal cavity and paranasal sinus cancer with modern radiotherapy techniques in the postoperative setting--the MSKCC experience. Int J Radiat Oncol Biol Phys. 2007;67(3):691–702.

17. Hoppe BS, Nelson CJ, Gomez DR, Stegman LD, Wu AJ, Wolden SL, et al. Unresectable carcinoma of the paranasal sinuses: outcomes and toxicities. Int J Radiat Oncol Biol Phys. 2008;72(3):763–9.

18. Laskar SG, Pai P, Sinha S, Budrukkar A, Nair D, Swain M, et al. Intensity-modulated radiation therapy for nasal cavity and paranasal sinus tumors: experience from a single institute. Head Neck. 2021;43(7):2045–57.

19. Duru Birgi S, Teo M, Dyker KE, Sen M, Prestwich RJ. Definitive and adjuvant radiotherapy for sinonasal squamous cell carcinomas: a single institutional experience. Radiat Oncol. 2015;10:190.

20. Biau J, Lapeyre M, Troussier I, Budach W, Giralt J, Grau C, et al. Selection of lymph node target volumes for definitive head and neck radiation therapy: a 2019 update. Radiother Oncol. 2019;134:1–9.

21. Ganly I, Patel SG, Singh B, Kraus DH, Cantu G, Fliss DM, et al. Craniofacial resection for malignant tumors involving the skull base in the elderly: an international collaborative study. Cancer. 2011;117(3):563–71.

22. Ganly I, Patel SG, Singh B, Kraus DH, Bridger PG, Cantu G, et al. Complications of craniofacial resection for malignant tumors of the skull base: report of an International Collaborative Study. Head Neck. 2005;27(6):445–51.

23. Licitra L, Locati LD, Cavina R, Garassino I, Mattavelli F, Pizzi N, et al. Primary chemo-therapy followed by anterior craniofacial resection and radiotherapy for paranasal cancer. Ann Oncol. 2003;14(3):367–72.

24. Hanna EY, Cardenas AD, DeMonte F, Roberts D, Kupferman M, Weber R, et al. Induction chemotherapy for advanced squamous cell carcinoma of the paranasal sinuses. Arch Otolaryngol Head Neck Surg. 2011;137(1):78–81.

25. NCT03493425: chemotherapy before surgery and radiation therapy or surgery and radiation therapy alone in treating patients with nasal and paranasal sinus cancer that can be removed by surgery. Available from: https://clinicaltrials.gov/ct2/show/NCT03493425

26. National comprehensive cancer network clinical guidelines: head and neck cancers, v1 2021. Available from: https://nccn.org

27. Kawakita D, Murase T, Ueda K, Kano S, Tada Y, Tsukahara K, et al. The impact of clini-copathological factors on clinical outcomes in patients with salivary gland adenoid cystic carcinoma: a multi-institutional analysis in Japan. Int J Clin Oncol. 2020;25(10):1774–85.

28. Bjorndal K, Krogdahl A, Therkildsen MH, Charabi B, Kristensen CA, Andersen E, et al. Salivary adenoid cystic carcinoma in Denmark 1990–2005: outcome and independent prog-nostic factors including the benefit of radiotherapy. Results of the Danish Head and Neck Cancer Group (DAHANCA). Oral Oncol. 2015;51(12):1138–42.

29. Lee A, Givi B, Osborn VW, Schwartz D, Schreiber D. Patterns of care and survival of adjuvant radiation for major salivary adenoid cystic carcinoma. Laryngoscope. 2017;127(9):2057–62.

30. Lloyd S, Yu JB, Wilson LD, Decker RH. Determinants and patterns of survival in adenoid cystic carcinoma of the head and neck, including an analysis of adjuvant radiation therapy. Am J Clin Oncol. 2011;34(1):76–81.

31. Chen Y, Zheng ZQ, Chen FP, Yan JY, Huang XD, Li F, et al. Role of postoperative radiother-apy in nonmetastatic head and neck adenoid cystic carcinoma. J Natl Compr Cancer Netw. 2020;18(11):1476–84.

32. Lupinetti AD, Roberts DB, Williams MD, Kupferman ME, Rosenthal DI, Demonte F, et al. Sinonasal adenoid cystic carcinoma: the M. D. Anderson cancer center experience. Cancer. 2007;110(12):2726–31.

33. Gomez DR, Hoppe BS, Wolden SL, Zhung JE, Patel SG, Kraus DH, et al. Outcomes and prognostic variables in adenoid cystic carcinoma of the head and neck: a recent experience. Int J Radiat Oncol Biol Phys. 2008;70(5):1365–72.

34. Munter MW, Schulz-Ertner D, Hof H, Nikoghosyan A, Jensen A, Nill S, et al. Inverse planned stereotactic intensity modulated radiotherapy (IMRT) in the treatment of incompletely and completely resected adenoid cystic carcinomas of the head and neck: initial clinical results and toxicity of treatment. Radiat Oncol. 2006;1:17.

35. Pommier P, Liebsch NJ, Deschler DG, Lin DT, McIntyre JF, Barker FG 2nd, et al. Proton beam radiation therapy for skull base adenoid cystic carcinoma. Arch Otolaryngol Head Neck Surg. 2006;132(11):1242–9.

36. Linton OR, Moore MG, Brigance JS, Summerlin DJ, McDonald MW. Proton therapy for head and neck adenoid cystic carcinoma: initial clinical outcomes. Head Neck. 2015;37(1):117–24.

37. Hu W, Hu J, Huang Q, Gao J, Yang J, Qiu X, et al. Particle beam radiation therapy for adenoid cystic carcinoma of the nasal cavity and paranasal sinuses. Front Oncol. 2020;10:572493.

38. Schulz-Ertner D, Nikoghosyan A, Didinger B, Munter M, Jakel O, Karger CP, et al. Therapy strategies for locally advanced adenoid cystic carcinomas using modern radiation therapy techniques. Cancer. 2005;104(2):338–44.

39. Douglas JG, Goodkin R, Laramore GE. Gamma knife stereotactic radiosurgery for salivary gland neoplasms with base of skull invasion following neutron radiotherapy. Head Neck. 2008;30(4):492–6.

40. Gao M, Hao Y, Huang MX, Ma DQ, Luo HY, Gao Y, et al. Clinicopathological study of distant metastases of salivary adenoid cystic carcinoma. Int J Oral Maxillofac Surg. 2013;42(8):923–8.

41. Ko YH, Lee MA, Hong YS, Lee KS, Jung CK, Kim YS, et al. Prognostic factors affecting the clinical outcome of adenoid cystic carcinoma of the head and neck. Jpn J Clin Oncol. 2007;37(11):805–11.

42. Jeong IS, Roh JL, Cho KJ, Choi SH, Nam SY, Kim SY. Risk factors for survival and distant metastasis in 125 patients with head and neck adenoid cystic carcinoma undergoing primary surgery. J Cancer Res Clin Oncol. 2020;146(5):1343–50.

43. Spiro RH. Distant metastasis in adenoid cystic carcinoma of salivary origin. Am J Surg. 1997;174(5):495–8.

44. van Weert S, Reinhard R, Bloemena E, Buter J, Witte BI, Vergeer MR, et al. Differences in patterns of survival in metastatic adenoid cystic carcinoma of the head and neck. Head Neck. 2017;39(3):456–63.

45. Hellquist H, Skalova A, Barnes L, Cardesa A, Thompson LD, Triantafyllou A, et al. Cervical lymph node metastasis in high-grade transformation of head and neck adenoid cystic carcinoma: a collective international review. Adv Ther. 2016;33(3):357–68.

46. International Head and Neck Scientific Group. Cervical lymph node metastasis in adenoid cystic carcinoma of the sinonasal tract, nasopharynx, lacrimal glands and external auditory canal: a collective international review. J Laryngol Otol. 2016;130(12):1093–7.

47. Cohen ZR, Marmor E, Fuller GN, DeMonte F. Misdiagnosis of olfactory neuroblastoma. Neurosurg Focus. 2002;12(5):e3.

48. Saade RE, Hanna EY, Bell D. Prognosis and biology in esthesioneuroblastoma: the emerging role of Hyams grading system. Curr Oncol Rep. 2015;17(1):423.

49. Goshtasbi K, Abiri A, Abouzari M, Sahyouni R, Wang BY, Tajudeen BA, et al. Hyams grading as a predictor of metastasis and overall survival in esthesioneuroblastoma: a meta-analysis. Int Forum Allergy Rhinol. 2019;9(9):1054–62.

50. Kadish S, Goodman M, Wang CC, Olfactory neuroblastoma. A clinical analysis of 17 cases. Cancer. 1976;37(3):1571–6.

51. Morita A, Ebersold MJ, Olsen KD, Foote RL, Lewis JE, Quast LM. Esthesioneuroblastoma: prognosis and management. Neurosurgery. 1993;32(5):706–14; discussion 14-5.

52. Sun M, Wang K, Qu Y, Zhang J, Zhang S, Chen X, et al. Long-term analysis of multimodality treatment outcomes and prognosis of esthesioneuroblastomas: a single center results of 138 patients. Radiat Oncol. 2020;15(1):219.

53. Foote RL, Morita A, Ebersold MJ, Olsen KD, Lewis JE, Quast LM, et al. Esthesioneuroblastoma: the role of adjuvant radiation therapy. Int J Radiat Oncol Biol Phys. 1993;27(4):835–42.

54. Loy AH, Reibel JF, Read PW, Thomas CY, Newman SA, Jane JA, et al. Esthesioneuroblastoma: continued follow-up of a single institution's experience. Arch Otolaryngol Head Neck Surg. 2006;132(2):134–8.

55. Dias FL, Sa GM, Lima RA, Kligerman J, Leoncio MP, Freitas EQ, et al. Patterns of failure and outcome in esthesioneuroblastoma. Arch Otolaryngol Head Neck Surg. 2003;129(11):1186–92.

56. Demiroz C, Gutfeld O, Aboziada M, Brown D, Marentette LJ, Eisbruch A. Esthesioneuroblastoma: is there a need for elective neck treatment? Int J Radiat Oncol Biol Phys. 2011;81(4):e255–61.

57. Peacock JG, Harmsen WS, Link MJ, Van Gompel JJ, Giannini C, Olsen KD, et al. Risk of delayed lymph node metastasis in clinically N0 Esthesioneuroblastoma. J Neurol Surg B Skull Base. 2017;78(1):68–74.

58. Jiang W, Mohamed ASR, Fuller CD, Kim BYS, Tang C, Gunn GB, et al. The role of elective nodal irradiation for esthesioneuroblastoma patients with clinically negative neck. Pract Radiat Oncol. 2016;6(4):241–7.

59. Ozsahin M, Gruber G, Olszyk O, Karakoyun-Celik O, Pehlivan B, Azria D, et al. Outcome and prognostic factors in olfactory neuroblastoma: a rare cancer network study. Int J Radiat Oncol Biol Phys. 2010;78(4):992–7.

60. Reiersen DA, Pahilan ME, Devaiah AK. Meta-analysis of treatment outcomes for sinonasal undifferentiated carcinoma. Otolaryngol Head Neck Surg. 2012;147(1):7–14.

61. Khan MN, Konuthula N, Parasher A, Genden EM, Miles BA, Govindaraj S, et al. Treatment modalities in sinonasal undifferentiated carcinoma: an analysis from the national cancer database. Int Forum Allergy Rhinol. 2017;7(2):205–10.

62. Gamez ME, Lal D, Halyard MY, Wong WW, Vargas C, Ma D, et al. Outcomes and patterns of failure for sinonasal undifferentiated carcinoma (SNUC): The Mayo Clinic Experience. Head Neck. 2017;39(9):1819–24.

63. Amit M, Abdelmeguid AS, Watcherporn T, Takahashi H, Tam S, Bell D, et al. Induction chemotherapy response as a guide for treatment optimization in sinonasal undifferentiated carcinoma. J Clin Oncol. 2019;37(6):504–12.

64. Mehta GU, Raza SM, Su SY, Hanna EY, DeMonte F. Management of olfactory neuroblastoma, neuroendocrine carcinoma, and sinonasal undifferentiated carcinoma involving the

skullbase. J Neuro-Oncol. 2020;150(3):367–75.

65. El-Naggar AK, Chan JKC, Garndis JR, Takata T, Slootweg PJ, editors. WHO classification of head and neck tumours. 4th ed. Lyon: The International Agency for Research on Cancer, World Health Organization; 2017.

66. van der Laan TP, Iepsma R, Witjes MJ, van der Laan BF, Plaat BE, Halmos GB. Meta-analysis of 701 published cases of sinonasal neuroendocrine carcinoma: The importance of differentiation grade in determining treatment strategy. Oral Oncol. 2016;63:1–9.

67. Issa K, Ackall F, Jung SH, Li J, Jang DW, Rangarajan SV, et al. Survival outcomes in sino-nasal carcinoma with neuroendocrine differentiation: a NCDB analysis. Am J Otolaryngol. 2021;42(2):102851.

68. Mitchell EH, Diaz A, Yilmaz T, Roberts D, Levine N, DeMonte F, et al. Multimodality treat-ment for sinonasal neuroendocrine carcinoma. Head Neck. 2012;34(10):1372–6.

69. Rosenthal DI, Barker JL Jr, El-Naggar AK, Glisson BS, Kies MS, Diaz EM Jr, et al. Sinonasal malignancies with neuroendocrine differentiation: patterns of failure according to histologic phenotype. Cancer. 2004;101(11):2567–73.

70. Walcott BP, Nahed BV, Mohyeldin A, Coumans JV, Kahle KT, Ferreira MJ. Chordoma: current concepts, management, and future directions. Lancet Oncol. 2012;13(2): e69–76.

71. Wasserman JK, Gravel D, Purgina B. Chordoma of the head and Neck: a review. Head Neck Pathol. 2018;12(2):261–8.

72. Oakley GJ, Fuhrer K, Seethala RR. Brachyury, SOX-9, and podoplanin, new markers in the skull base chordoma vs chondrosarcoma differential: a tissue microarray-based comparative analysis. Mod Pathol. 2008;21(12):1461–9.

73. Wang EW, Zanation AM, Gardner PA, Schwartz TH, Eloy JA, Adappa ND, et al. ICAR: endoscopic skull-base surgery. Int Forum Allergy Rhinol. 2019;9(S3):S145–365.

74. Stacchiotti S, Sommer J, Chordoma Global Consensus Group. Building a global consensus approach to chordoma: a position paper from the medical and patient community. Lancet Oncol. 2015;16(2):e71–83.

75. National comprehensive cancer network clinical guidelines: bone cancer, v1, 2021. Available from: https://nccn.org

76. Nishiguchi T, Mochizuki K, Ohsawa M, Inoue T, Kageyama K, Suzuki A, et al. Differentiating benign notochordal cell tumors from chordomas: radiographic features on MRI, CT, and tomography. AJR Am J Roentgenol. 2011;196(3):644–50.

77. Gay E, Sekhar LN, Rubinstein E, Wright DC, Sen C, Janecka IP, et al. Chordomas and chondrosarcomas of the cranial base: results and follow-up of 60 patients. Neurosurgery. 1995;36(5):887–96; discussion 96-7.

78. McDonald MW, Linton OR, Moore MG, Ting JY, Cohen-Gadol AA, Shah MV. Influence of residual tumor volume and radiation dose coverage in outcomes for clival chordoma. Int J Radiat Oncol Biol Phys. 2016;95(1):304–11.

79. Campbell RG, Prevedello DM, Ditzel Filho L, Otto BA, Carrau RL. Contemporary man-agement of clival chordomas. Curr Opin Otolaryngol Head Neck Surg. 2015;23(2): 153–61.

80. Tzortzidis F, Elahi F, Wright D, Natarajan SK, Sekhar LN. Patient outcome at long-term follow-up after aggressive microsurgical resection of cranial base chordomas. Neurosurgery. 2006;59(2):230–7; discussion -7.

81. Weber DC, Malyapa R, Albertini F, Bolsi A, Kliebsch U, Walser M, et al. Long term out-comes of patients with skull-base low-grade chondrosarcoma and chordoma patients treated with pencil beam scanning proton therapy. Radiother Oncol. 2016;120(1):169–74.

82. Uhl M, Mattke M, Welzel T, Roeder F, Oelmann J, Habl G, et al. Highly effective treatment of skull base chordoma with carbon ion irradiation using a raster scan technique in 155 patients: first long-term results. Cancer. 2014;120(21):3410–7.

83. Combs SE, Baumert BG, Bendszus M, Bozzao A, Brada M, Fariselli L, et al. ESTRO ACROP guideline for target volume delineation of skull base tumors. Radiother Oncol. 2020;156:80–94.

84. De Leo AN, Holtzman AL, Ho MW, Morris CG, Rutenberg MS, Rotondo RL, et al. Vision loss following high-dose proton-based radiotherapy for skull-base chordoma and chondrosar-coma. Radiother Oncol. 2021;158:125–30.

85. Ares C, Hug EB, Lomax AJ, Bolsi A, Timmermann B, Rutz HP, et al. Effectiveness and

safety of spot scanning proton radiation therapy for chordomas and chondrosarcomas of the skull base: first long-term report. Int J Radiat Oncol Biol Phys. 2009;75(4):1111–8.

86. Sahgal A, Chan MW, Atenafu EG, Masson-Cote L, Bahl G, Yu E, et al. Image-guided, intensity-modulated radiation therapy (IG-IMRT) for skull base chordoma and chondrosarcoma: preliminary outcomes. Neuro-Oncology. 2015;17(6):889–94.

87. Bugoci DM, Girvigian MR, Chen JC, Miller MM, Rahimian J. Photon-based fractionated stereotactic radiotherapy for postoperative treatment of skull base chordomas. Am J Clin Oncol. 2013;36(4):404–10.

88. Kano H, Iqbal FO, Sheehan J, Mathieu D, Seymour ZA, Niranjan A, et al. Stereotactic radiosurgery for chordoma: a report from the North American Gamma Knife Consortium. Neurosurgery. 2011;68(2):379–89.

89. Bloch O, Parsa AT. Skull base chondrosarcoma: evidence-based treatment paradigms. Neurosurg Clin N Am. 2013;24(1):89–96.

90. Weber DC, Murray F, Combescure C, Calugaru V, Alapetite C, Albertini F, et al. Long term outcome of skull-base chondrosarcoma patients treated with high-dose proton therapy with or without conventional radiation therapy. Radiother Oncol. 2018;129(3):520–6.

91. Hasegawa H, Vakharia K, Graffeo CS, Carlson ML, Pollock BE, Brown PD, et al. Long-term outcomes of grade I/II skull base chondrosarcoma: an insight into the role of surgery and upfront radiotherapy. J Neurooncol. 2021;153(2):273–81.

92. Uhl M, Mattke M, Welzel T, Oelmann J, Habl G, Jensen AD, et al. High control rate in patients with chondrosarcoma of the skull base after carbon ion therapy: first report of long-term results. Cancer. 2014;120(10):1579–85.

93. Kano H, Sheehan J, Sneed PK, McBride HL, Young B, Duma C, et al. Skull base chondrosarcoma radiosurgery: report of the North American Gamma Knife Consortium. J Neurosurg. 2015;123(5):1268–75.

94. Ganti A, Raman A, Shay A, Kuhar HN, Auger SR, Patel T, et al. Treatment modalities in sinonasal mucosal melanoma: a national cancer database analysis. Laryngoscope. 2020;130(2):275–82.

95. Lombardi D, Bottazzoli M, Turri-Zanoni M, Raffetti E, Villaret AB, Morassi ML, et al. Sinonasal mucosal melanoma: A 12-year experience of 58 cases. Head Neck. 2016;38(Suppl 1):E1737–45.

96. Samstein RM, Carvajal RD, Postow MA, Callahan MK, Shoushtari AN, Patel SG, et al. Localized sinonasal mucosal melanoma: outcomes and associations with stage, radiotherapy, and positron emission tomography response. Head Neck. 2016;38(9):1310–7.

97. Nenclares P, Ap Dafydd D, Bagwan I, Begg D, Kerawala C, King E, et al. Head and neck mucosal melanoma: The United Kingdom national guidelines. Eur J Cancer. 2020;138:11–8.

98. Wada H, Nemoto K, Ogawa Y, Hareyama M, Yoshida H, Takamura A, et al. A multi-institutional retrospective analysis of external radiotherapy for mucosal melanoma of the head and neck in Northern Japan. Int J Radiat Oncol Biol Phys. 2004;59(2):495–500.

99. Gal TJ, Silver N, Huang B. Demographics and treatment trends in sinonasal mucosal melanoma. Laryngoscope. 2011;121(9):2026–33.

100. Fuji H, Yoshikawa S, Kasami M, Murayama S, Onitsuka T, Kashiwagi H, et al. High-dose proton beam therapy for sinonasal mucosal malignant melanoma. Radiat Oncol. 2014;9:162.

101. Zenda S, Akimoto T, Mizumoto M, Hayashi R, Arahira S, Okumura T, et al. Phase II study of proton beam therapy as a nonsurgical approach for mucosal melanoma of the nasal cavity or para-nasal sinuses. Radiother Oncol. 2016;118(2):267–71.

102. Demizu Y, Fujii O, Terashima K, Mima M, Hashimoto N, Niwa Y, et al. Particle therapy for mucosal melanoma of the head and neck. A single-institution retrospective comparison of proton and carbon ion therapy. Strahlenther Onkol. 2014;190(2):186–91.

103. Bakkal FK, Basman A, Kizil Y, Ekinci O, Gumusok M, Ekrem Zorlu M, et al. Mucosal melanoma of the head and neck: recurrence characteristics and survival outcomes. Oral Surg Oral Med Oral Pathol Oral Radiol. 2015;120(5):575–80.

104. Robert C, Long GV, Brady B, Dutriaux C, Maio M, Mortier L, et al. Nivolumab in previously untreated melanoma without BRAF mutation. N Engl J Med. 2015;372(4):320–30.

105. Robert C, Thomas L, Bondarenko I, O'Day S, Weber J, Garbe C, et al. Ipilimumab plus dacarbazine for previously untreated metastatic melanoma. N Engl J Med. 2011;364(26):2517–26.

106. Postow MA, Chesney J, Pavlick AC, Robert C, Grossmann K, McDermott D, et al. Nivolumab and ipilimumab versus ipilimumab in untreated melanoma. N Engl J Med.

2015;372(21):2006–17.

107. Teterycz P, Czarnecka AM, Indini A, Spalek MJ, Labianca A, Rogala P, et al. Multimodal treatment of advanced mucosal melanoma in the era of modern immunotherapy. Cancers (Basel). 2020;12(11):3131.

108. Lloyd RV, Osamura RY, Klöppel G, Rosai J, editors. WHO classification of tumours of endocrine organs. 4th ed. Lyon: The International Agency for Research on Cancer, World Health Organization; 2017.

109. Santos P, Pimenta T, Taveira-Gomes A. Hereditary Pheochromocytoma. Int J Surg Pathol. 2014;22(5):393–400.

110. Nguyen BK, Patel NM, Arianpour K, Svider PF, Folbe AJ, Hsueh WD, et al. Characteristics and management of sinonasal paragangliomas: a systematic review. Int Forum Allergy Rhinol. 2019;9(4):413–26.

111. Vanderveen KA, Thompson SM, Callstrom MR, Young WF Jr, Grant CS, Farley DR, et al. Biopsy of pheochromocytomas and paragangliomas: potential for disaster. Surgery. 2009;146(6):1158–66.

112. Jansen JC, van den Berg R, Kuiper A, van der Mey AG, Zwinderman AH, Cornelisse CJ. Estimation of growth rate in patients with head and neck paragangliomas influences the treatment proposal. Cancer. 2000;88(12):2811–6.

113. Lloyd S, Obholzer R, Tysome J, BSBS Consensus Group. British skull base society clinical consensus document on management of head and neck paragangliomas. Otolaryngol Head Neck Surg. 2020;163(3):400–9.

114. Favier J, Amar L, Gimenez-Roqueplo AP. Paraganglioma and phaeochromocytoma: from genetics to personalized medicine. Nat Rev Endocrinol. 2015;11(2):101–11.

115. Lenders JW, Duh QY, Eisenhofer G, Gimenez-Roqueplo AP, Grebe SK, Murad MH, et al. Pheochromocytoma and paraganglioma: an endocrine society clinical practice guideline. J Clin Endocrinol Metab. 2014;99(6):1915–42.

116. Dariane C, Goncalves J, Timsit MO, Favier J. An update on adult forms of hereditary pheochromocytomas and paragangliomas. Curr Opin Oncol. 2021;33(1):23–32.

117. Chin RI, Wu FS, Menda Y, Kim H. Radiopharmaceuticals for neuroendocrine tumors. Semin Radiat Oncol. 2021;31(1):60–70.

118. Springate SC, Weichselbaum RR. Radiation or surgery for chemodectoma of the temporal bone: a review of local control and complications. Head Neck. 1990;12(4):303–7.

119. Hu K, Persky MS. The multidisciplinary management of paragangliomas of the head and neck, Part 2. Oncology (Williston Park). 2003;17(8):1143–53; discussion 54, 58, 61.

120. Hinerman RW, Amdur RJ, Morris CG, Kirwan J, Mendenhall WM. Definitive radiotherapy in the management of paragangliomas arising in the head and neck: a 35-year experience. Head Neck. 2008;30(11):1431–8.

121. Taylor R, Hatfield P, McKeown S, Prestwich R. A review of the use of radiotherapy for the treatment of benign clinical conditions and benign tumours 2015 2021. Available from: https://www.rcr.ac.uk/sites/default/files/publication/BFCO%2815%291_RTBenigndisease_web.pdf

122. Cummings BJ, Beale FA, Garrett PG, Harwood AR, Keane TJ, Payne DG, et al. The treatment of glomus tumors in the temporal bone by megavoltage radiation. Cancer. 1984;53(12):2635–40.

123. Ioanides PJ, Hansen TM, McDonald MW. Proton and x-ray radiation for head and neck paragangliomas. Int J Part Ther. 2015;4:1–10.

124. Kang KH, Lebow ES, Niemierko A, Bussiere MR, Dewyer NA, Daly J, et al. Proton therapy for head and neck paragangliomas: a single institutional experience. Head Neck. 2020;42(4):670–7.

125. Fatima N, Pollom E, Soltys S, Chang SD, Meola A. Stereotactic radiosurgery for head and neck paragangliomas: a systematic review and meta-analysis. Neurosurg Rev. 2020;44(2):741–52.

126. Patel AK, Rodriguez-Lopez JL, Hirsch BE, Burton SA, Flickinger JC, Clump DA. Long term outcomes with linear accelerator stereotactic radiosurgery for treatment of jugulotympanic paragangliomas. Head Neck. 2021;43(2):449–55.

127. Powell S, Peters N, Harmer C. Chemodectoma of the head and neck: results of treatment in 84 patients. Int J Radiat Oncol Biol Phys. 1992;22(5):919–24.

128. Weissmann T, Lettmaier S, Roesch J, Mengling V, Bert C, Iro H, et al. Paragangliomas of the head and neck: local control and functional outcome following fractionated stereotactic radiotherapy. Am J Clin Oncol. 2019;42(11):818–23.

129. Thelen J, Bhatt AA. Multimodality imaging of paragangliomas of the head and neck. Insights Imaging. 2019;10(1):29.
130. Zabel A, Milker-Zabel S, Huber P, Schulz-Ertner D, Schlegel W, Wannenmacher M, et al. Fractionated stereotactic conformal radiotherapy in the management of large chemodectomas of the skull base. Int J Radiat Oncol Biol Phys. 2004;58(5):1445–50.
131. Katz TS, Mendenhall WM, Morris CG, Amdur RJ, Hinerman RW, Villaret DB. Malignant tumors of the nasal cavity and paranasal sinuses. Head Neck. 2002;24(9):821–9.
132. Madani I, Bonte K, Vakaet L, Boterberg T, De Neve W. Intensity-modulated radiotherapy for sinonasal tumors: Ghent University Hospital update. Int J Radiat Oncol Biol Phys. 2009;73(2):424–32.
133. Dirix P, Vanstraelen B, Jorissen M, Vander Poorten V, Nuyts S. Intensity-modulated radiotherapy for sinonasal cancer: improved outcome compared to conventional radiotherapy. Int J Radiat Oncol Biol Phys. 2010;78(4):998–1004.
134. Chen AM, Daly ME, Bucci MK, Xia P, Akazawa C, Quivey JM, et al. Carcinomas of the paranasal sinuses and nasal cavity treated with radiotherapy at a single institution over five decades: are we making improvement? Int J Radiat Oncol Biol Phys. 2007;69(1):141–7.
135. Combs SE, Konkel S, Schulz-Ertner D, Munter MW, Debus J, Huber PE, et al. Intensity modulated radiotherapy (IMRT) in patients with carcinomas of the paranasal sinuses: clinical benefit for complex shaped target volumes. Radiat Oncol. 2006;1:23.
136. Daly ME, Chen AM, Bucci MK, El-Sayed I, Xia P, Kaplan MJ, et al. Intensity-modulated radiation therapy for malignancies of the nasal cavity and paranasal sinuses. Int J Radiat Oncol Biol Phys. 2007;67(1):151–7.
137. Duprez F, Madani I, Morbee L, Bonte K, Deron P, Domjan V, et al. IMRT for sinonasal tumors minimizes severe late ocular toxicity and preserves disease control and survival. Int J Radiat Oncol Biol Phys. 2012;83(1):252–9.
138. Nutting CM, Morden JP, Harrington KJ, Urbano TG, Bhide SA, Clark C, et al. Parotid-sparing intensity modulated versus conventional radiotherapy in head and neck cancer (PARSPORT): a phase 3 multicentre randomised controlled trial. Lancet Oncol. 2011;12(2):127–36.
139. Orlandi E, Giandini T, Iannacone E, De Ponti E, Carrara M, Mongioj V, et al. Radiotherapy for unresectable sinonasal cancers: dosimetric comparison of intensity modulated radiation therapy with coplanar and non-coplanar volumetric modulated arc therapy. Radiother Oncol. 2014;113(2):260–6.
140. Vargo JA, Ferris RL, Ohr J, Clump DA, Davis KS, Duvvuri U, et al. A prospective phase 2 trial of reirradiation with stereotactic body radiation therapy plus cetuximab in patients with previously irradiated recurrent squamous cell carcinoma of the head and neck. Int J Radiat Oncol Biol Phys. 2015;91(3):480–8.
141. Lomax AJ, Goitein M, Adams J. Intensity modulation in radiotherapy: photons versus protons in the paranasal sinus. Radiother Oncol. 2003;66(1):11–8.
142. Patel SH, Wang Z, Wong WW, Murad MH, Buckey CR, Mohammed K, et al. Charged particle therapy versus photon therapy for paranasal sinus and nasal cavity malignant diseases: a systematic review and meta-analysis. Lancet Oncol. 2014;15(9):1027–38.
143. Dagan R, Bryant C, Li Z, Yeung D, Justice J, Dzieglewiski P, et al. Outcomes of sinonasal cancer treated with proton therapy. Int J Radiat Oncol Biol Phys. 2016;95(1):377–85.
144. Russo AL, Adams JA, Weyman EA, Busse PM, Goldberg SI, Varvares M, et al. Long-term outcomes after proton beam therapy for sinonasal squamous cell carcinoma. Int J Radiat Oncol Biol Phys. 2016;95(1):368–76.
145. American society for radiation oncology: model policy on proton beam therapy, 2017. Available from: https://www.astro.org/uploadedFiles/_MAIN_SITE/Daily_Practice/Reimbursement/Model_Policies/Content_Pieces/ASTROPBTModelPolicy.pdf
146. Koto M, Demizu Y, Saitoh JI, Suefuji H, Tsuji H, Okimoto T, et al. Definitive carbon-ion radiation therapy for locally advanced sinonasal malignant tumors: subgroup analysis of a multicenter study by the Japan Carbon-Ion Radiation Oncology Study Group (J-CROS). Int J Radiat Oncol Biol Phys. 2018;102(2):353–61.
147. Hu W, Hu J, Huang Q, Gao J, Yang J, Qiu X, et al. Particle beam radiation therapy for sinonasal malignancies: single institutional experience at the Shanghai Proton and Heavy Ion Center. Cancer Med. 2020;9(21):7914–24.
148. Salama JK, Haddad RI, Kies MS, Busse PM, Dong L, Brizel DM, et al. Clinical practice guidance for radiotherapy planning after induction chemotherapy in locoregionally advanced

head-and-neck cancer. Int J Radiat Oncol Biol Phys. 2009;75(3):725–33.

149. Loo SW, Geropantas K, Wilson P, Martin WM, Roques TW. Target volume definition for intensity-modulated radiotherapy after induction chemotherapy and patterns of treatment failure after sequential chemoradiotherapy in locoregionally advanced oropharyngeal squamous cell carcinoma. Clin Oncol (R Coll Radiol). 2013;25(3):162–70.

150. Marur S, Li S, Cmelak AJ, Gillison ML, Zhao WJ, Ferris RL, et al. E1308: phase II trial of induction chemotherapy followed by reduced-dose radiation and weekly cetuximab in patients with HPV-associated Resectable squamous cell carcinoma of the oropharynx-ECOG-ACRIN cancer research group. J Clin Oncol. 2017;35(5):490–7.

151. Chen AM, Felix C, Wang PC, Hsu S, Basehart V, Garst J, et al. Reduced-dose radiotherapy for human papillomavirus-associated squamous-cell carcinoma of the oropharynx: a single-arm, phase 2 study. Lancet Oncol. 2017;18(6):803–11.

152. Villaflor VM, Melotek JM, Karrison TG, Brisson RJ, Blair EA, Portugal L, et al. Response-adapted volume de-escalation (RAVD) in locally advanced head and neck cancer. Ann Oncol. 2016;27(5):908–13.

153. Bakst RL, Glastonbury CM, Parvathaneni U, Katabi N, Hu KS, Yom SS. Perineural invasion and perineural tumor spread in head and neck cancer. Int J Radiat Oncol Biol Phys. 2019;103(5):1109–24.

154. Eloy P, Andrews P, Poirrier AL. Postoperative care in endoscopic sinus surgery: a critical review. Curr Opin Otolaryngol Head Neck Surg. 2017;25(1):35–42.

155. Fan Y, Chen S, Mi J, Lv M. Softening the septum to repair nasal synechiae and stenosis after radiotherapy for nasopharyngeal carcinoma. Otolaryngol Head Neck Surg. 2012;146(1):162–4.

156. Wang QY, Chai L, Wang SQ, Zhou SH, Lu YY. Repair of acquired posterior choanal stenosis and atresia by temperature-controlled radio frequency with the aid of an endoscope. Arch Otolaryngol Head Neck Surg. 2009;135(5):462–6.

157. American Academy of Otolaryngology—Head and Neck Surgery. Position statement: debridement of the sinus cavity after ESS. Available from: https://www.entnet.org/content/position-statement-debridement-sinus-cavity-after-ess

158. Sanguineti G, Sormani MP, Marur S, Gunn GB, Rao N, Cianchetti M, et al. Effect of radiotherapy and chemotherapy on the risk of mucositis during intensity-modulated radiation therapy for oropharyngeal cancer. Int J Radiat Oncol Biol Phys. 2012;83(1):235–42.

159. Bhide SA, Gulliford S, Schick U, Miah A, Zaidi S, Newbold K, et al. Dose-response analysis of acute oral mucositis and pharyngeal dysphagia in patients receiving induction chemotherapy followed by concomitant chemo-IMRT for head and neck cancer. Radiother Oncol. 2012;103(1):88–91.

160. Elting LS, Cooksley CD, Chambers MS, Garden AS. Risk, outcomes, and costs of radiation-induced oral mucositis among patients with head-and-neck malignancies. Int J Radiat Oncol Biol Phys. 2007;68(4):1110–20.

161. Elad S, Cheng KKF, Lalla RV, Yarom N, Hong C, Logan RM, et al. MASCC/ISOO clinical practice guidelines for the management of mucositis secondary to cancer therapy. Cancer. 2020;126(19):4423–31.

162. Sarvizadeh M, Hemati S, Meidani M, Ashouri M, Roayaei M, Shahsanai A. Morphine mouthwash for the management of oral mucositis in patients with head and neck cancer. Adv Biomed Res. 2015;4:44.

163. Sayles C, Hickerson SC, Bhat RR, Hall J, Garey KW, Trivedi MV. Oral glutamine in preventing treatment-related mucositis in adult patients with cancer: a systematic review. Nutr Clin Pract. 2016;31(2):171–9.

164. Sio TT, Le-Rademacher JG, Leenstra JL, Loprinzi CL, Rine G, Curtis A, et al. Effect of doxepin mouthwash or diphenhydramine-lidocaine-antacid mouthwash vs placebo on radiotherapy-related oral mucositis pain: the alliance A221304 randomized clinical trial. JAMA. 2019;321(15):1481–90.

165. Bar AV, Weinstein G, Dutta PR, Dosoretz A, Chalian A, Both S, et al. Gabapentin for the treatment of pain syndrome related to radiation-induced mucositis in patients with head and neck cancer treated with concurrent chemoradiotherapy. Cancer. 2010;116(17):4206–13.

166. Smith DK, Cmelak A, Niermann K, Ghiam M, Lou D, Gilbert J, et al. Preventive use of gabapentin to decrease pain and systemic symptoms in patients with head and neck cancer undergoing chemoradiation. Head Neck. 2020;42(12):3497–505.

167. Murdoch-Kinch CA, Kim HM, Vineberg KA, Ship JA, Eisbruch A. Dose-effect relationships for the submandibular salivary glands and implications for their sparing by intensity modulated radiotherapy. Int J Radiat Oncol Biol Phys. 2008;72(2):373–82.

168. Dijkema T, Raaijmakers CP, Ten Haken RK, Roesink JM, Braam PM, Houweling AC, et al. Parotid gland function after radiotherapy: the combined michigan and utrecht experience. Int J Radiat Oncol Biol Phys. 2010;78(2):449–53.

169. Kielbassa AM, Hinkelbein W, Hellwig E, Meyer-Luckel H. Radiation-related damage to dentition. Lancet Oncol. 2006;7(4):326–35.

170. Epstein JB, Chin EA, Jacobson JJ, Rishiraj B, Le N. The relationships among fluoride, cariogenic oral flora, and salivary flow rate during radiation therapy. Oral Surg Oral Med Oral Pathol Oral Radiol Endod. 1998;86(3):286–92.

171. Gupta N, Pal M, Rawat S, Grewal MS, Garg H, Chauhan D, et al. Radiation-induced dental caries, prevention and treatment – a systematic review. Natl J Maxillofac Surg. 2015;6(2): 160–6.

172. Chambers MS, Posner M, Jones CU, Biel MA, Hodge KM, Vitti R, et al. Cevimeline for the treatment of postirradiation xerostomia in patients with head and neck cancer. Int J Radiat Oncol Biol Phys. 2007;68(4):1102–9.

173. Witsell DL, Stinnett S, Chambers MS. Effectiveness of cevimeline to improve oral health in patients with postradiation xerostomia. Head Neck. 2012;34(8):1136–42.

174. Simcock R, Fallowfield L, Monson K, Solis-Trapala I, Parlour L, Langridge C, et al. ARIX: a randomised trial of acupuncture v oral care sessions in patients with chronic xerostomia following treatment of head and neck cancer. Ann Oncol. 2013;24(3):776–83.

175. Cho JH, Chung WK, Kang W, Choi SM, Cho CK, Son CG. Manual acupuncture improved quality of life in cancer patients with radiation-induced xerostomia. J Altern Complement Med. 2008;14(5):523–6.

176. Young YH, Cheng PW, Ko JY. A 10-year longitudinal study of tubal function in patients with nasopharyngeal carcinoma after irradiation. Arch Otolaryngol Head Neck Surg. 1997;123(9):945–8.

177. Walker GV, Ahmed S, Allen P, Gidley PW, Woo SY, DeMonte F, et al. Radiation-induced middle ear and mastoid opacification in skull base tumors treated with radiotherapy. Int J Radiat Oncol Biol Phys. 2011;81(5):e819–23.

178. Bhandare N, Jackson A, Eisbruch A, Pan CC, Flickinger JC, Antonelli P, et al. Radiation therapy and hearing loss. Int J Radiat Oncol Biol Phys. 2010;76(3 Suppl):S50–7.

179. Hitchcock YJ, Tward JD, Szabo A, Bentz BG, Shrieve DC. Relative contributions of radiation and cisplatin-based chemotherapy to sensorineural hearing loss in head-and-neck cancer patients. Int J Radiat Oncol Biol Phys. 2009;73(3):779–88.

180. Pan CC, Eisbruch A, Lee JS, Snorrason RM, Ten Haken RK, Kileny PR. Prospective study of inner ear radiation dose and hearing loss in head-and-neck cancer patients. Int J Radiat Oncol Biol Phys. 2005;61(5):1393–402.

181. Soh JM, D'Souza VD, Sarepaka GK, Ng WN, Ong CS, Low WK. Cochlear implant outcomes: a comparison between irradiated and non-irradiated ears. Clin Exp Otorhinolaryngol. 2012;5(Suppl 1):S93–8.

182. Yang AY, Chow J, Liu J. Corneal innervation and sensation: the eye and beyond. Yale J Biol Med. 2018;91(1):13–21.

183. Archer EL, Liao EA, Trobe JD. Radiation-induced optic neuropathy: clinical and imaging profile of twelve patients. J Neuroophthalmol. 2019;39(2):170–80.

184. Kline LB, Kim JY, Ceballos R. Radiation optic neuropathy. Ophthalmology. 1985;92(8):1118–26.

185. Aristizabal S, Caldwell WL, Avila J. The relationship of time-dose fractionation factors to complications in the treatment of pituitary tumors by irradiation. Int J Radiat Oncol Biol Phys. 1977;2(7–8):667–73.

186. Mayo C, Martel MK, Marks LB, Flickinger J, Nam J, Kirkpatrick J. Radiation dose-volume effects of optic nerves and chiasm. Int J Radiat Oncol Biol Phys. 2010;76(3 Suppl):S28–35.

187. Bhandare N, Monroe AT, Morris CG, Bhatti MT, Mendenhall WM. Does altered fractionation influence the risk of radiation-induced optic neuropathy? Int J Radiat Oncol Biol Phys. 2005;62(4):1070–7.

188. Osman IM, Abouzeid H, Balmer A, Gaillard MC, Othenin-Girard P, Pica A, et al. Modern cataract surgery for radiation-induced cataracts in retinoblastoma. Br J Ophthalmol.

2011;95(2):227–30.

189. Lawrence YR, Li XA, el Naqa I, Hahn CA, Marks LB, Merchant TE, et al. Radiation dose-volume effects in the brain. Int J Radiat Oncol Biol Phys. 2010;76(3 Suppl):S20–7.

190. McDonald MW, Linton OR, Calley CS. Dose-volume relationships associated with temporal lobe radiation necrosis after skull base proton beam therapy. Int J Radiat Oncol Biol Phys. 2015;91(2):261–7.

191. Lee AW, Ng WT, Pan JJ, Chiang CL, Poh SS, Choi HC, et al. International guideline on dose prioritization and acceptance criteria in radiation therapy planning for nasopharyngeal carcinoma. Int J Radiat Oncol Biol Phys. 2019;105(3):567–80.

192. Patel V, McGurk M. Use of pentoxifylline and tocopherol in radiation-induced fibrosis and fibroatrophy. Br J Oral Maxillofac Surg. 2017;55(3):235–41.

193. Williamson R, Kondziolka D, Kanaan H, Lunsford LD, Flickinger JC. Adverse radiation effects after radiosurgery may benefit from oral vitamin E and pentoxifylline therapy: a pilot study. Stereotact Funct Neurosurg. 2008;86(6):359–66.

194. Levin VA, Bidaut L, Hou P, Kumar AJ, Wefel JS, Bekele BN, et al. Randomized double-blind placebo-controlled trial of bevacizumab therapy for radiation necrosis of the central nervous system. Int J Radiat Oncol Biol Phys. 2011;79(5):1487–95.

195. Co J, De Moraes MV, Katznelson R, Evans AW, Shultz D, Laperriere N, et al. Hyperbaric oxygen for radiation necrosis of the brain. Can J Neurol Sci. 2020;47(1):92–9.

196. Srikantia N, Rishi KS, Janaki MG, Bilimagga RS, Ponni A, Rajeev AG, et al. How common is hypothyroidism after external radiotherapy to neck in head and neck cancer patients? Indian J Med Paediatr Oncol. 2011;32(3):143–8.

197. Bakhshandeh M, Hashemi B, Mahdavi SR, Nikoofar A, Vasheghani M, Kazemnejad A. Normal tissue complication probability modeling of radiation-induced hypothyroidism after head-and-neck radiation therapy. Int J Radiat Oncol Biol Phys. 2013;85(2):514–21.

198. Cohen EE, LaMonte SJ, Erb NL, Beckman KL, Sadeghi N, Hutcheson KA, et al. American cancer society head and neck cancer survivorship care guideline. CA Cancer J Clin. 2016;66(3):203–39.

199. Darzy KH. Radiation-induced hypopituitarism after cancer therapy: who, how and when to test. Nat Clin Pract Endocrinol Metab. 2009;5(2):88–99.

200. Appelman-Dijkstra NM, Kokshoorn NE, Dekkers OM, Neelis KJ, Biermasz NR, Romijn JA, et al. Pituitary dysfunction in adult patients after cranial radiotherapy: systemic review and meta analysis. J Clin Endocrinol Metab 2011;96(8):2330–40.

201. Pekic S, Miljic D, Popovic V. In: Feingold KR, Anawalt B, Boyce A, Chrousos G, de Herder WW, Dungan K, et al., editors. Hypopituitarism following cranial radiotherapy. South Dartmouth (MA): Endotext; 2000.

202. Hoybye C, Christiansen JS. Growth hormone replacement in adults – current standards and new perspectives. Best Pract Res Clin Endocrinol Metab. 2015;29(1):115–23.

203. Kyriakakis N, Lynch J, Orme SM, Gerrard G, Hatfield P, Loughrey C, et al. Pituitary dysfunction following cranial radiotherapy for adult-onset nonpituitary brain tumours. Clin Endocrinol. 2016;84(3):372–9.

204. Cobin RH, Goodman NF, Committee ARES. American association of clinical endocrinologists and American college of endocrinology position statement on menopause-2017 update. Endocr Pract. 2017;23(7):869–80.

205. The NHTPSAP. The 2017 hormone therapy position statement of The North American Menopause Society. Menopause. 2017;24(7):728–53.

206. Greenfield DM, Walters SJ, Coleman RE, Hancock BW, Snowden JA, Shalet SM, et al. Quality of life, self-esteem, fatigue, and sexual function in young men after cancer: a controlled cross-sectional study. Cancer. 2010;116(6):1592–601.

207. Mulhall JP, Trost LW, Brannigan RE, Kurtz EG, Redmon JB, Chiles KA, et al. Evaluation and management of testosterone deficiency: AUA guideline. J Urol. 2018;200(2):423–32.

208. Jessani N, Jehangir W, Behman D, Yousif A, Spiler IJ. Secondary adrenal insufficiency: an overlooked cause of hyponatremia. J Clin Med Res. 2015;7(4):286–8.

209. Beck-Peccoz P, Rodari G, Giavoli C, Lania A. Central hypothyroidism – a neglected thyroid disorder. Nat Rev Endocrinol. 2017;13(10):588–98.

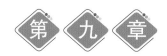

系统治疗和靶向治疗在鼻腔鼻窦恶性肿瘤治疗中的作用

Paolo Bossi, Luigi Lorini, Francesca Consoli, Salvatore Grisanti

译者：熊清岚　樊韵平　洪海裕　龙梦琦　许迎香

新辅助或诱导治疗

新辅助或诱导治疗的优点主要在于有可能达到适当的剂量强度水平，并可能提高整体抗肿瘤活性。一般来说，与辅助治疗相比，患者对新辅助治疗的耐受性更好，并且基于对该治疗方法的反应可筛选更多对放疗敏感的疾病。然而，有人认为新辅助治疗可能导致治疗（无论是手术治疗还是放疗）的延迟，手术和放疗仍然是仅有的被证明有可能根治肿瘤的治疗方法。

一些回顾性研究和单中心研究显示了在根治性治疗之前进行化疗可能存在的优势[1]。Lorusso 等报道了 16 例鼻咽癌（SNC）患者（大多为鳞状细胞癌）以铂类为基础进行诱导化疗并联合放疗的结果，总有效率为 82%，病理完全缓解率为 44%，部分缓解率为 38%。这些数据首次显示了系统性诱导治疗的有效性[2]。

1992 年和 1999 年发表的后续论文证实了系统性诱导治疗的疗效。1992 年，一项研究初步评估了 12 例晚期鼻腔鼻窦非腺癌患者用顺铂＋氟尿嘧啶（PF）化疗方案诱导治疗后肿瘤控制和器官保留的可能性。根治性治疗为外照射 48Gy 加手术治疗。8 例患者获得了病理性根治。在 27 个月的随访中，共有 11 例患者的肿瘤得到了控制，其中 10 例存活。这项研究首次探索了诱导化疗在 SNC 患者器官保留中的作用[3]。

1999 年发表的一项研究报道了 29 例接受多模式治疗的 III 期和 IV 期 SNC 患者的单中心治疗经验。其中，16 人接受 3 个周期的 PF 化疗后又接受了放化疗（羟基脲和氟尿嘧啶）。这项研究的临床缓解数据（87% 的患者）引起了我们的注意，完全组织学缓解率达 31%，10 年总生存率为 54%，无病生存率为 67%，局部控制率为 76%。

这些数据可以间接地与近期相同疾病情况下的患者在接受手术后再行放射治疗的疗效研究结果进行比较，接受新辅助治疗患者的 10 年总生存率约为

40%[4]。2003年，Licitra等发表了一项意大利病例系列研究，其中49例可切除的鼻腔鼻窦肿瘤患者接受化疗（PF方案＋亚叶酸钙），然后进行手术治疗和辅助放疗。该研究证实了先前报道的研究中提示的新辅助治疗患者相对良好的总生存率（3年总生存率为69%）。此外，该研究还证实了诱导治疗反应的积极预后作用，并强调了在这种治疗方式中充分控制毒性的重要性，以避免血栓栓塞和心脏病并发症[5]。另一项回顾性研究报道了46例初治性鼻腔鼻窦鳞状细胞癌患者的治疗方法。患者先接受诱导化疗，采用铂类和紫杉烷类治疗方案，9例患者接受紫杉烷类＋氟尿嘧啶治疗。数据证实，在预后不佳（80%为Ⅳ期，67%为眼眶侵犯，26%为淋巴结转移）的患者中，接受诱导化疗后其2年总生存率相对较好（67%）。此外，该研究还证实了诱导治疗在保留器官功能方面的作用，87%的患者避免了眼球摘除。对诱导治疗有反应是影响预后的积极因素，与局部治疗无关[6]。然而，上述一系列单中心的回顾性研究依然很难证实诱导治疗对周围器官结构保留是否有显著改善作用。尽管这些研究表明系统性治疗作为多模式和多学科治疗的一部分在提高存活率和促进器官保留方面起着重要作用，但它们仍然有一定的局限性。首先，这些研究都是回顾性或单中心、非随机的。事实上，到目前为止，针对头颈部癌症的诱导治疗的Ⅲ期随机试验通常排除了SNC患者。其次，未对肿瘤组织病理类型进行分类，针对不同病理类型肿瘤进行研究可能有助于制订个体化治疗方案。

正在进行中的或近期已完成的诱导化疗临床试验将阐明这一主题。意大利的"Sintart 1"和"Sintart 2"试验采用基于组织学的化疗，然后进行手术治疗或放疗（光子和重离子治疗），已经达到预期效果，目前结果尚未公布（NCT02099175；NCT02099188）。此外，ECOG-ACRIN癌症研究小组正在进行Ⅱ期随机临床试验，对新辅助化疗后手术治疗和放疗与手术后再行术后放疗的鼻腔鼻窦鳞状细胞癌（NCT03493425）患者的器官保留率，以及总生存率进行比较。MD安德森癌症中心正在主持一项使用多西紫杉醇、顺铂和氟尿嘧啶进行局部晚期鳞状细胞或低分化SNC诱导化疗的临床试验（NCT00707473）。其他组织学类型的转化研究表明，基因表达可能有助于识别对诱导化疗有反应的患者，从而最大限度地提高该患者群体的治疗效果，并使其他患者群体免受不必要的毒副反应[7]。特定类型基因表达谱可以用于阐明SNC生物学特征，并有助于确定疾病的预后和治疗机会[8]。

此外，影像组学可以帮助区分在局部治疗方法之前对全身治疗有反应的患者。在最近的一项研究中，Bologna等[9]建立并测试了几种基于影像组学的SNC诱导化疗反应预测模型，并提出了基于表观扩散系数（ADC）的影像组学在这方面的相关性。

文献中关于诱导化疗的主要研究见表9.1。

表 9.1 鼻咽癌诱导化疗：单机构研究

作者	组织学类型	分期	病例数（例）	化疗方案	总生存率（期）[%（年）]	无病生存率（期）[%（年）]	ORR（%）
Lorusso（1988）[2]	SCC、SNUC、腺癌、SMCC	III、IV	16	氟尿嘧啶+顺铂+甲氨蝶呤；阿霉素；博来霉素	—	—	82
Bjork-Eriksson（1992）[3]	SCC、PNET、未分化癌	I、III、IV	12	顺铂+氟尿嘧啶	91（2）	83（2）	70
Lee（1999）[4]	SCC、SNUC、黏液表皮样癌	III、IV	19	顺铂+氟尿嘧啶	73（5）	67（5）	87
Musy（2002）[10]	SNUC	B、C^a	15	CAV：顺铂+氟尿嘧啶；顺铂+依托泊苷	64（2）	—	—
Licitra（2003）[5]	SCC、腺癌	I～IV	49	PFL	69（3）	—	43
Licitra（2004）[11]	ITAC	II～IV	30	PFL	—	66（4、5）	40
Rischin（2004）[12]	SNUC	IV	10	顺铂+氟尿嘧啶	64（2）	43（2）	57
Rosenthal（2004）[13]	ENB、SNUC、SNEC、SMCC	I～IV	72	顺铂+氟尿嘧啶	72（5）	68（2）	—
Kim（2004）[14]	ENB	B、C^a	11	VIP	—	—	82
Loy（2006）[15]	ENB	A、B、C^a	50	长春新碱+环磷酰胺	—	86（5）	—
Hanna（2011）[6]	SCC	III、IV	46	顺铂+紫杉烷+异环磷酰胺或氟尿嘧啶	67（2）	43（2）	67
Hirakawa（2016）[16]	SCC	II～IV	43	顺铂+氟尿嘧啶	71	67（5）	93
Amit（2016）[17]	SNUC	II～IV	95	顺铂+依托泊苷或多西紫杉醇	56（5）	53（2）	67

注：ORR. 总缓解率；SCC. 鳞状细胞癌；SNUC. 鼻腔鼻窦未分化癌；SMCC. 小细胞癌；PNET. 原始神经外胚层瘤；ENB. 嗅神经母细胞瘤；ITAC. 肠型腺癌；CAV. 环磷酰胺+多柔比星+长春新碱；PFL. 顺铂+氟尿嘧啶和亚叶酸钙；VIP. 依托泊苷+异环磷酰胺+顺铂。
a 根据 Kadish 系统。

辅助系统疗法

美国国家癌症数据库最近的一篇文献数据显示，对于鳞状细胞癌患者，与单纯手术相比，接受辅助放疗［风险比（HR）：0.658；$P < 0.001$］、辅助放化疗（HR：0.696；$P = 0.002$）或新辅助治疗（HR：0.656；$P = 0.007$）后总生存率得到了改善[18]。

目前尚无SNC患者术后放疗与术后同步放化疗疗效对比的数据，旨在评估全身性治疗作为放射增敏剂在头颈部癌手术中附加价值的试验没有纳入SNC，因此很难推断结果。然而，是否在放疗基础上加入化疗应根据一些临床参数进行评估，如病理风险因素、整个治疗方案的预期毒性反应、患者的身体状况和器官功能、局部复发风险，以及诱发远处转移的风险。考虑上述因素后，可以根据具体情况做出合理的选择。只有极少量不确定的数据支持单纯辅助化疗，因此辅助化疗不推荐用于肿瘤的治疗[19]。

靶向治疗和免疫治疗

靶向治疗需要一个可供用药的靶点。因此，在考虑SNC中的分子靶点时，我们应该了解识别这一靶点在临床工作中是否具有可操作性，是否具有药物/预测/预后价值，或者是否具有诊断意义。这方面，在SNC中已经描述了一些分子改变，主要涉及基因过表达和基因突变方面。在报道最常见的SNC基因差异中，有*EGFR*和*HER2*过表达和突变、*TP53*突变、*cKIT*突变，以及*VEGFR*、*NF-κB*、*FGFR1*和*COX2*过表达[1]。

对于潜在的药物靶点，已经在内翻性乳头状瘤引起的SNC中发现了高频率的靶向*EGFR*突变，这可能与EGFR抑制有关[20]。

最近报道了一例具有*cKIT*基因外显子11突变的SNC患者可对伊马替尼产生持久反应；在出现继发性*KIT*外显子17突变时，患者还额外接受了瑞格非尼治疗[21]。

在免疫治疗方面，临床前数据显示PD-L1在鳞状细胞癌的肿瘤细胞和免疫细胞中的表达分别为34%和45%，而在肠型腺癌中分别为17%和33%[22]。在另一篇文献中，30%鳞状细胞癌患者的肿瘤细胞中PD-L1表达 > 5%，PD-L1的表达与低分化和高水平的肿瘤浸润淋巴细胞显著相关[23]。

到目前为止，还没有专门针对SNC免疫治疗的相关研究。

不同病理类型肿瘤的系统治疗

肠型腺癌

意大利的一项研究证实了PFL方案（铂类、氟尿嘧啶和亚叶酸钙）诱导化疗的良好反应在该组织学类型患者中的预后作用。在肠型腺癌患者中有40%经PFL方案诱导化疗后病理完全缓解。一个有趣的发现是，功能性*p53*基因的存在与病理学完全缓解呈正相关。此外，携带功能性*p53*基因的肿瘤患者只有在其治疗方案包含诱导化疗＋手术和RT时生存率才会有所提高，而同样的预后因素在只接受手术和RT的患者中没有得到证实[11, 24]。

因此，对于适合接受这种治疗、携带功能性*p53*基因的肠型腺癌患者，可以考虑接受新辅助化疗。

鼻腔鼻窦未分化癌

鼻腔鼻窦未分化癌（SNUC）是SNC中最具侵袭性的病理类型之一，因为其具有较高的局部复发率和转移倾向。几项回顾性研究显示，与未接受系统治疗的患者相比，多模式方法下的化疗方案在降低局部和远处复发风险方面有效。然而，考虑到使用的方法各不相同，确定一种标准的化疗方案极为复杂[25]。

美国进行的一项研究表明，接受诱导化疗（主要是环磷酰胺＋多柔比星＋长春新碱方案）后行放疗和手术的局部病变患者，2年总生存率达64%。无手术指征患者的生存率降至25%[10]。

另一项试验显示，行PF化疗方案（顺铂＋氟尿嘧啶）后同步放疗的2年无进展生存率可达43%，2年总生存率达64%。在本试验中，与接受手术及术后放疗的患者相比，接受诱导化疗和随后同步放化疗的患者的远处转移发生率有所下降[12]。

这些数据得到了一项研究的证实，该研究显示，在局部晚期鼻腔鼻窦未分化癌患者中，无论是否联合化疗，接受诱导化疗后进行放疗的患者，其5年总生存率达63%，远处转移率为25%[13]。

近期的一项大规模鼻腔鼻窦未分化癌研究提出，在诱导化疗反应良好的患者中，与手术后放疗相比，根治性放化疗可提高患者的生存率；另外，对于诱导化疗无反应且预后较差的患者，加用外科手术比单纯放化疗更有可能控制病情。因此，对诱导化疗的反应可以指导患者的后续治疗[17]。

鼻腔鼻窦神经内分泌癌

在鼻腔鼻窦神经内分泌癌的回顾性研究中，文献中的最大样本量不超过20例。在这些研究中，局部晚期疾病的治疗方法通常是多模式的，包括铂类联合氟尿嘧啶、多西紫杉醇或依托泊苷的新辅助化疗。因此，尽管研究样本数量较少，但包括诱导化疗在内的多模式治疗也是鼻腔鼻窦神经内分泌癌的一种选择方案[13]。

意大利一项多中心数据库的分析显示，诱导化疗与患者总生存率（HR：16.8；$P = 0.01$）和无病生存率（HR：4；无进展生存期：0.04）的改善相关，与其他临床病理特征无关，这也证实了诱导化疗在多模式治疗方法中的重要性[26]。

嗅神经母细胞瘤（嗅母细胞瘤）

嗅神经母细胞瘤是神经外胚层肿瘤，局部晚期患者在进行手术及放疗后预后较好。一些研究分析了化疗在新辅助治疗为主的情况下可能发挥的作用，但数据说服力不够，不足以形成有力的推荐意见[1]。

一项研究显示了嗅神经母细胞瘤患者在化疗（长春新碱＋环磷酰胺）后接受放疗和手术的疾病长期控制效果（15年无病生存率达83%）[15]。

一组纳入11例患者的研究显示，在新辅助化疗中接受VIP方案（依托泊苷＋异环磷酰胺＋铂）化疗的患者缓解率为82%[14]。

数据表明，只有高级别肿瘤（Hyams分级较高、分化程度较低的癌症或高增殖指数肿瘤）可能受益于化疗。

鼻腔鼻窦原发性黏膜黑色素瘤

黏膜黑色素瘤呈现出特定的基因组特征，以体细胞结构变化和区别于皮肤黑色素瘤的突变特征为主。此外，通常与皮肤黑色素瘤有关的驱动基因突变（如*BRAF*）在黏膜黑色素瘤中很少被发现（约10%的病例）。另外，*KIT*突变在起源于黏膜表面的黑色素瘤中的发生率更高（25%）[27]。

尽管术后复发较常见，但对于局部病灶而言，针对原发病变的彻底手术切除仍然是首选治疗方法。

关于免疫检查点抑制剂在黏膜黑色素瘤辅助治疗中作用的研究数据非常有限。一项纳入少量原发性黏膜黑色素瘤患者的Ⅲ期临床试验（CheckMate 238）探讨了纳武利尤单抗在辅助治疗中的疗效，并证实了该药对提高Ⅲ期皮肤黑色素瘤患者的无复发生存率有正向促进作用。因此，在临床试验背景下，纳武利尤单抗对于黏膜黑色素瘤患者是一种可以考虑的治疗选择。

在有转移病灶病例的治疗中，仅有少量回顾性研究探讨了免疫检查点抑制剂（如抗CTLA-4和抗PD-1）的作用。目前暂无随机试验研究抗CTLA-4和抗PD-1在黏膜黑色素瘤治疗中的作用。一项纳入71例经预处理的黏膜黑色素瘤患者的扩大准入计划证明了伊匹单抗的疗效，该项研究中患者的客观缓解率达到12%[28]。此外，一项回顾性研究显示，35例黏膜黑色素瘤患者在经纳武单抗或帕博利珠单抗预处理后，客观缓解率可达23%[29]。在另一项回顾性研究中，伊匹单抗联合纳武单抗也被证实在黏膜黑色素瘤的治疗中是有效的，患者客观缓解率达37%[30]。

*KIT*突变的发现为靶向药物在转移性疾病患者治疗中的作用提供了证据——伊马替尼和尼罗替尼被证实可产生持久的肿瘤反应。

黏膜黑色素瘤是一种高度侵袭性疾病。我们需要进一步努力研究，以求更好地描述其分子特征和免疫-癌症的相互作用，这些方面对于选择患者和治疗方案至关重要。

肉瘤和淋巴瘤

到目前为止，肉瘤和淋巴瘤分别已描述了多达50种和90种不同的病理类型。因此，不同病理类型的实体瘤都应被看作一种罕见的疾病，逐一进行单独讨论超出了本书的范围，因此，我们此次仅集中讨论最常见或病理类型最特殊的肉瘤和淋巴瘤，其余病理类型，读者可参考其他资料。

肉瘤

鼻腔鼻窦尤因肉瘤/原始神经外胚层瘤（尤因肉瘤/PNET）共占鼻腔鼻窦肉瘤的35%，通常以局部病变起病。治疗包括诱导化疗后序贯联合多药物化疗，然后通过手术切除（如果可能的话）进行局部控制，若切缘阳性和（或）对化疗反应不佳，应进行放疗。5年无病生存率可达70%～75%[31]。

其他不常见的类型包括未分化多形性肉瘤/恶性纤维组织细胞瘤（UPS/MFH）（12%）、横纹肌肉瘤（7%）、平滑肌肉瘤（6%）。上述病理类型的肿瘤也需要采用多模式治疗，包括以蒽环类药物为基础的化疗、放疗和根治性手术（如果可行的话），5年无病生存率不超过20%[31]。

骨软骨肉瘤和骨肉瘤约占鼻腔鼻窦肉瘤的14%。这类肿瘤通常采用"三明治"式疗法，即先行新辅助化疗，然后进行手术，最后若患者放疗效果较差或没有效果则再进行辅助化疗。在这类鼻腔鼻窦肉瘤的治疗中，此种治疗方案可达到最高的无病生存率[31]。

淋巴瘤

鼻腔鼻窦原发性结外淋巴瘤在流行病学方面存在显著差异。B细胞淋巴瘤在西方国家更为常见，而T/NK细胞淋巴瘤则在亚洲和南美洲更为常见，且无一例外都与EB病毒感染有关。治疗方法包括单一化疗-免疫疗法（基于蒽环类药物的化疗方案联合抗CD20的利妥昔单抗）、单一放射治疗，或者在理想情况下联合化疗-免疫疗法及放疗[32]。然而，一项关于头颈部淋巴结外B细胞淋巴瘤的大型回顾性研究结果提示，放疗并不能提高患者生存率[33]。在T/NK细胞淋巴瘤治疗方案上，不含蒽环类药物的化疗是标准方案，免疫治疗方面抗PD-1的派姆单抗具有较好的应用前景[34]。

结论

鼻腔鼻窦肿瘤是一种异质性疾病，预后和临床表现各不相同。系统性疗法（主要是化疗）已在特定组织学类型和临床情况中被证实有效。为了更好地阐明系统性治疗的作用（包括新的靶向药物和免疫疗法），许多相关研究仍在继续进行中。

参 考 文 献

1. Bossi P, Saba NF, Vermorken JB, Strojan P, Pala L, de Bree R, et al. The role of systemic therapy in the management of sinonasal cancer: a critical review. Cancer Treat Rev. 2015;41(10):836–43.
2. Lorusso P, Tapazoglu E, Kish JA, Ensley JF, Cummings G, Kelly J, et al. Chemotherapy for paranasal sinus carcinoma. A 10-year experience at Wayne state university. Cancer. 1988;62(1):1–5.
3. Bjork-Eriksson T, Mercke C, Petruson B, Ekholm S. Potential impact on tumor control and organ preservation with cisplatin and 5-fluorouracil for patients with advanced tumors of the paranasal sinuses and nasal fossa. A prospective pilot study. Cancer. 1992;70(11):2615–20.
4. Lee MM, Vokes EE, Arie R, Mary Ellen W, Ralph RW, Haraf DJ. Multimodality therapy in advanced paranasal sinus carcinoma: superior long-term results. Int J Radiat Oncol. 1998;42(1):327.
5. Licitra L, Locati LD, Cavina R, Garassino I, Mattavelli F, Pizzi N, et al. Primary chemotherapy followed by anterior craniofacial resection and radiotherapy for paranasal cancer. Ann Oncol. 2003;14(3):367–72.
6. Hanna EY, Cardenas AD, DeMonte F, Roberts D, Kupferman M, Weber R, et al. Induction chemotherapy for advanced squamous cell carcinoma of the paranasal sinuses. Arch Otolaryngol Head Neck Surg. 2011;137(1):78.
7. Takahashi Y, Gleber-Netto FO, Bell D, Roberts D, Xie T-X, Abdelmeguid AS, et al. Identification of markers predictive for response to induction chemotherapy in patients with sinonasal undifferentiated carcinoma. Oral Oncol. 2019;97:56–61.
8. De Cecco L, Serafini MS, Facco C, Granata R, Orlandi E, Fallai C, et al. A functional gene expression analysis in epithelial sinonasal cancer: biology and clinical relevance behind three histological subtypes. Oral Oncol. 2019;90:94–101.
9. Bologna M, Calareso G, Resteghini C, Sdao S, Montini E, Licitra L, et al. Relevance of apparent diffusion coefficient features for a radiomics-based prediction of response to induction chemotherapy in sinonasal cancer. NMR Biomed. 2020;2020:e4265.
10. Musy PY, Reibel JF, Levine PA. Sinonasal undifferentiated carcinoma: the search for a better outcome. Laryngoscope. 2002;112(8):1450–5.
11. Licitra L, Suardi S, Bossi P, Locati LD, Mariani L, Quattrone P, et al. Prediction of *TP53* status for primary cisplatin, fluorouracil, and leucovorin chemotherapy in ethmoid sinus intestinal-type adenocarcinoma. J Clin Oncol. 2004;22(24):4901–6.
12. Rischin D, Porceddu S, Peters L, Martin J, Corry J, Weih L. Promising results with chemoradiation in patients with sinonasal undifferentiated carcinoma. Head Neck. 2004;26(5):435–41.
13. Rosenthal DI, Barker JL, El-Naggar AK, Glisson BS, Kies MS, Diaz EM, et al. Sinonasal malignancies with neuroendocrine differentiation: patterns of failure according to histologic phenotype. Cancer. 2004;101(11):2567–73.
14. Kim D-W, Jo Y-H, Kim JH, Wu H-G, Rhee CS, Lee CH, et al. Neoadjuvant etoposide, ifosfamide, and cisplatin for the treatment of olfactory neuroblastoma. Cancer. 2004;101(10):2257–60.
15. Loy AH, Reibel JF, Read PW, Thomas CY, Newman SA, Jane JA, et al. Esthesioneuroblastoma: continued follow-up of a single institution's experience. Arch Otolaryngol Head Neck Surg. 2006;132(2):134.
16. Hirakawa H, Hanai N, Ozawa T, Suzuki H, Nishikawa D, Matayoshi S, et al. Prognostic impact of pathological response to neoadjuvant chemotherapy followed by definitive surgery in sinonasal squamous cell carcinoma: pathologic response to neoadjuvant chemotherapy in sinonasal SCC. Head Neck. 2016;38(S1):E1305–11.
17. Amit M, Abdelmeguid AS, Watcherporn T, Takahashi H, Tam S, Bell D, et al. Induction chemotherapy response as a guide for treatment optimization in sinonasal undifferentiated carcinoma. J Clin Oncol. 2019;37(6):504–12.
18. Robin TP, Jones BL, Gordon OM, Phan A, Abbott D, McDermott JD, et al. A comprehensive comparative analysis of treatment modalities for sinonasal malignancies: NCDB analysis of sinonasal malignancies. Cancer. 2017;123(16):3040–9.
19. Mody MD, Saba NF. Multimodal therapy for sinonasal malignancies: updates and review of current treatment. Curr Treat Options in Oncol. 2020;21(1):4.

20. Udager AM, Rolland DCM, McHugh JB, Betz BL, Murga-Zamalloa C, Carey TE, et al. High-frequency targetable EGFR mutations in sinonasal squamous cell carcinomas arising from inverted sinonasal papilloma. Cancer Res. 2015;75(13):2600–6.

21. Dieter SM, Heining C, Agaimy A, Huebschmann D, Bonekamp D, Hutter B, et al. Mutant KIT as imatinib-sensitive target in metastatic sinonasal carcinoma. Ann Oncol. 2017;28(1):142–8.

22. Riobello C, Vivanco B, Reda S, López-Hernández A, García-Inclán C, Potes-Ares S, et al. Programmed death ligand-1 expression as immunotherapeutic target in sinonasal cancer. Head Neck. 2018;40(4):818–27.

23. Quan H, Yan L, Wang S, Wang S. Clinical relevance and significance of programmed death-ligand 1 expression, tumor-infiltrating lymphocytes, and p16 status in sinonasal squamous cell carcinoma. Cancer Manag Res. 2019;11:4335–45.

24. Bossi P, Perrone F, Miceli R, Cantù G, Mariani L, Orlandi E, et al. Tp53 status as guide for the management of ethmoid sinus intestinal-type adenocarcinoma. Oral Oncol. 2013;49(5):413–9.

25. Reiersen DA, Pahilan ME, Devaiah AK. Meta-analysis of treatment outcomes for sinonasal undifferentiated carcinoma. Otolaryngol Head Neck Surg. 2012;147(1):7–14.

26. Turri-Zanoni M, Maragliano R, Battaglia P, Giovannardi M, Antognoni P, Lombardi D, et al. The clinicopathological spectrum of olfactory neuroblastoma and sinonasal neuroendocrine neoplasms: refinements in diagnostic criteria and impact of multimodal treatments on survival. Oral Oncol. 2017;74:21–9.

27. Hayward NK, Wilmott JS, Waddell N, Johansson PA, Field MA, Nones K, et al. Whole-genome landscapes of major melanoma subtypes. Nature. 2017;545(7653):175–80.

28. Del Vecchio M, Di Guardo L, Ascierto PA, Grimaldi AM, Sileni VC, Pigozzo J, et al. Efficacy and safety of ipilimumab 3 mg/kg in patients with pretreated, metastatic, mucosal melanoma. Eur J Cancer. 2014;50(1):121–7.

29. Shoushtari AN, Munhoz RR, Kuk D, Ott PA, Johnson DB, Tsai KK, et al. The efficacy of anti-PD-1 agents in acral and mucosal melanoma: PD-1 in acral or mucosal melanoma. Cancer. 2016;122(21):3354–62.

30. D'Angelo SP, Larkin J, Sosman JA, Lebbé C, Brady B, Neyns B, et al. Efficacy and safety of Nivolumab alone or in combination with Ipilimumab in patients with mucosal melanoma: a pooled analysis. J Clin Oncol. 2017;35(2):226–35.

31. Gore MR. Treatment, outcomes, and demographics in sinonasal sarcoma: a systematic review of the literature. BMC Ear Nose Throat Disord. 2018;18(1):4.

32. Peng KA, Kita AE, Suh JD, Bhuta SM, Wang MB. Sinonasal lymphoma: case series and review of the literature: sinonasal lymphoma. Int Forum Allergy Rhinol. 2014;4(8):670–4.

33. Mian M, Capello D, Ventre MB, Grazio D, Svaldi M, et al. Early-stage diffuse large B cell lymphoma of the head and neck: clinico-biological characterization and 18 year follow-up of 488 patients (IELSG 23 study). Ann Hematol. 2014;93(2):221–31.

34. Tse E, Kwong Y-L. The diagnosis and management of NK/T-cell lymphomas. J Hematol Oncol. 2017;10(1):85.

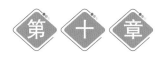

第十章

颅底与鼻腔鼻窦恶性肿瘤手术的并发症

Alice Z. Maxfield，Alan Workman，Stacey T. Gray

译者：孙悦奇　王　洁　田　钰

引言

鼻腔鼻窦和颅底恶性肿瘤比较罕见，占头颈部恶性肿瘤的3%～5%，占全身恶性肿瘤不到1%[1-5]。由于罕见，对于这些疾病的手术并发症处理，目前只有某些机构的较小型回顾性研究。鼻腔鼻窦恶性肿瘤手术的并发症可以从相对轻微的并发症（如伤口感染和粘连形成）到严重甚至毁灭性的并发症（包括失明、严重出血和颅内损伤）（图10.1）。根据文献报道，比较经鼻内镜入路与开放入路时，并发症发生率没有显著差异[6]。传统颅面切除术的总体并发症发生率为25%～65%[7]，而经鼻内镜入路的并发症发生率为8.5%～26%[6, 8-10]。预示并发症风险增加的因素包括内科合并症、既往放疗史、硬脑膜和大脑受累及肿瘤分期。

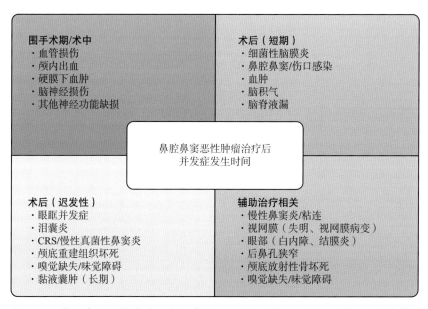

围手术期/术中
· 血管损伤
· 颅内出血
· 硬膜下血肿
· 脑神经损伤
· 其他神经功能缺损

术后（短期）
· 细菌性脑膜炎
· 鼻腔鼻窦/伤口感染
· 血肿
· 脑积气
· 脑脊液漏

鼻腔鼻窦恶性肿瘤治疗后并发症发生时间

术后（迟发性）
· 眼眶并发症
· 泪囊炎
· CRS/慢性真菌性鼻窦炎
· 颅底重建组织坏死
· 嗅觉缺失/味觉障碍
· 黏液囊肿（长期）

辅助治疗相关
· 慢性鼻窦炎/粘连
· 视网膜（失明、视网膜病变）
· 眼部（白内障、结膜炎）
· 后鼻孔狭窄
· 颅底放射性骨坏死
· 嗅觉缺失/味觉障碍

图10.1　鼻腔鼻窦恶性肿瘤手术和辅助治疗后的并发症（按相对发生时间分类）

由于周围主要神经血管结构和眼眶非常接近，因此手术计划非常重要。全面的术前临床评估和影像学检查对于确定手术过程中可能遇到的关键结构，从而最大限度地减少并发症至关重要。鼻腔鼻窦恶性肿瘤的颅底手术在技术上可能很复杂，即使是经验丰富的术者也可能会出现并发症。因此，外科医生应预测可能发生的并发症并制订手术切除和重建方案（表10.1）。本章的其余部分将重点介绍潜在的并发症、出现这些并发症的相对可能性及处理技术。

表10.1 鼻腔鼻窦及颅底恶性肿瘤手术常见并发症的处理

并发症	处理
血管（如颈内动脉）损伤	肌肉碎块修复、血管内介入治疗
脑积气	卧床休息、抬高床头、高流量吸氧、手术干预
脑脊液漏	卧床休息、腰椎引流、手术探查、修复
脑膜炎	抗生素治疗
眶内血肿	给予甘露醇、类固醇，或行外眦切开术
溢泪	泪囊鼻腔吻合术、鼻泪管支架置入术
慢性鼻窦炎	功能性内镜鼻窦手术
黏液囊肿	黏液囊肿手术造袋术
后鼻孔狭窄	手术松解粘连、放置支架
鼻皮肤瘘	手术修复和重建
颅底放射性骨坏死	死骨切除术，抗生素、高压氧治疗

术中并发症

主要神经血管结构损伤

鼻腔鼻窦恶性肿瘤手术过程中的血管损伤可能是破坏性的，可能导致严重的并发症乃至死亡。其中，颈内动脉（ICA）及其分支的损伤是一个普遍关注的问题[10, 11]。然而，邻近大脑或脑干的小血管如果受到损伤，也会带来神经功能缺损的显著风险[10]。总体而言，经鼻内镜颅底手术大血管损伤的发生率在0.3% ~ 14%，具体取决于入路、肿瘤范围和病例的复杂性[11-19]。在一项针对800名具有各种颅底病变病例的回顾性研究中，0.9%的病例发生了主要血管并发症，包括ICA、眼动脉和其他主要颅内血管的损伤，以及颅内出血和硬膜下血肿[10]。鼻腔鼻窦恶性肿瘤的经鼻内镜手术期间发生血管并发症的风险取决于肿瘤的位置和与周围主要神经血管结构的解剖关系。其他因素包括肿瘤的侵袭性、与ICA的毗邻关系、既往辅助治疗及计划的肿瘤切除范围[11]。众所周知，对于复杂程度高，以及因手术显露需要而进行开颅的手术，血管并发症的发生率也更高[10]。

手术过程中的ICA损伤具有严重神经系统后遗症的潜在风险；预测这种损伤的潜在风险可以通过术前计划进行评估，并在发生ICA损伤时回顾处理流程。如果担心肿瘤累及ICA，可以进行术前球囊闭塞试验以评估患者是否可以耐受ICA阻断（如果有必要）。目前已有多种选择可用于处理术中ICA损伤。在处理ICA损伤出血时，重要的是与整个手术室团队进行沟通，以便提供充分的液体复苏并维持脑灌注，以及进行暂时填塞止血。对于ICA损伤的修复，如果暴露足够，可以应用血管夹。然而，鉴于经常遇到大出血，血管夹闭所需的清晰视野通常难以维持。文献还报道可采用肌肉碎块堵塞以控制ICA损伤。可以采集并压碎来自胸锁乳突肌、颞肌、腹直肌或头长肌的肌肉，将其和ICA损伤区域直接贴附。压碎肌肉可以释放钙离子，进而激活凝血级联反应[11, 17, 18]。如果术中无法控制ICA损伤，另一种方法是血管内介入治疗。如果存在ICA损伤的高风险，则在术前规划期间应考虑神经介入团队的参与。鉴于控制ICA损伤的复杂性，目前已有培训模型能够让外科团队练习处理这种罕见并发症的技能[19-21]。

手术干预期间出现暂时性或永久性神经功能缺损的风险取决于肿瘤位置和手术入路。一项综述表明，在接受经鼻入路颅底手术的患者中，2.5%的患者出现短暂性神经功能缺损，1.8%的患者出现永久性神经功能障碍[10]。这些损伤包括短暂性视觉缺陷和脑神经损伤、偏瘫、共济失调和四肢瘫痪[10]。据报道，0.4%～5%的扩大经鼻内镜颅底手术出现了脑神经损伤[10, 22]。根据肿瘤的位置，不同的颅底入路会产生不同程度的神经并发症风险。在颅底手术期间，所有脑神经都有可能受伤。

术后并发症

颅内积气

颅内积气是指颅腔内存在气体（图10.2），可发生于颅底切除和重建的鼻腔鼻窦恶性肿瘤手术，通常无症状，只需要观察治疗，通常可在1～2周消退。如果在术后立即进行影像学检查，通常会发现颅内积气的表现，如果术中进入颅底，可以预料术后会出现颅内积气。相比之下，术后颅内积气是一种罕见且具有潜在破坏性的并发症，可与术后脑脊液漏一起发生，也可导致张力性气颅。张力性气颅可导致因大量颅内空气而出现的快速神经功能衰退，颅内结构受压而出现占位效应，并最终形成脑疝。这种并发症通常表现为意识水平降低、局灶性神经系统症状、癫痫发作，然后是脑疝，如果不及时识别和治疗，最终会导致死亡[23, 24]。因为这是一种罕见的并发症，所以大多数关于诊断和治疗的研究都是基于病例队列或病例报道。张力性气颅有两种发展方式：第一种是"球阀"机制，它使空气在用力活动（如打喷嚏或咳嗽）时被局限于颅腔内；第二种是"倒

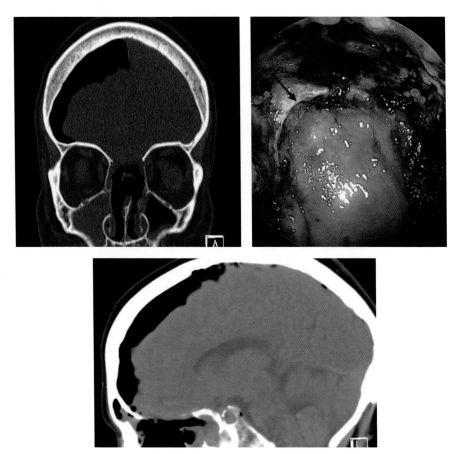

图10.2　一名64岁女性患者接受了嗅神经母细胞瘤切除术和鼻中隔瓣颅底重建手术，术后2周打喷嚏后迅速发生颅内积气。图中的箭头显示移位的黏膜瓣右前方有裸露的骨质

置汽水瓶"机制，空气进入颅腔以平衡脑脊液流出缺损时的压力差[23]。

颅内积气的症状包括头痛和局灶性神经功能障碍，意识丧失和神经功能迅速衰退表明张力性气颅和潜在脑疝的发生，这种情况需要立即识别和紧急干预[25]。保守治疗常用于暂时缓解不严重的颅内积气，包括卧床休息、抬高床头、高渗疗法、避免瓦氏动作（屏气用力动作）、进行鼻腔填塞及使用常压高浓度吸氧（吸入100%氧气）[23, 26-28]。如果存在张力性气颅，手术干预（包括钻颅孔、脑室造瘘术或开颅手术）可用于快速减压[23]。最终，需要对颅底修复进行仔细评估，以确定和修复导致颅内积气发展的损伤区域。

脑脊液漏

在鼻腔鼻窦恶性肿瘤术中进行颅底切除时，颅底缺损重建手术的目标是将颅腔与鼻窦腔隔开，消除无效腔，形成防水的密封层，同时保留神经血管结构、眼功能和美容效果[29]。如果术后同步放疗，颅底缺损的稳固重建是极其重要的[30]。

脑脊液漏可能继发于缺损未能完全闭合、移植物移位（图10.2）和伤口愈合问题。术后脑脊液漏是经鼻内镜颅底术后最常见的并发症，根据回顾性病例报道，其发生率为3.8% ~ 69%[8, 10, 30-35]。这些研究包括了多种病理学类型疾病，包括鼻腔鼻窦恶性肿瘤及良性肿瘤和脑膜脑膨出。颅骨膜或鼻中隔血管化组织瓣重建技术的出现已将术后脑脊液漏的发生率显著降至5% ~ 6.5%[30, 36-38]。一项比较鼻腔鼻窦恶性肿瘤开放手术和内镜手术的荟萃分析发现，两组术式之间并发症的发生率无显著差异，包括脑脊液漏[6, 9, 35]。根据过去20年的数据，多层闭合（最好是血管化组织）的成功率最高，尤其是在术后需要放疗的情况下。

根据肿瘤的大小、手术范围和修复技术，应在术后即刻进行常规监测并及时发现脑脊液漏的发生。手术范围（尤其是进入蛛网膜下腔或脑室的情况）、患者体重指数、缺损位置、缺损大小、缺乏血管化重建及影响组织愈合不良的其他合并症，均会增加术后脑脊液漏的发生风险[30]。

提示脑脊液漏的表现包括鼻腔分泌物清亮、为咸味和体位性鼻漏。可通过检测所收集的鼻液中是否存在β2转铁蛋白来确诊。术后2 ~ 6周发生的脑脊液漏通常是低流量漏；然而，它们可能会在一次瓦氏动作或擤鼻涕后急剧发展。这可能伴随着立即头痛发作的颅内积气。对于有此病史的患者，应进行头部CT以评估颅内积气的可能。如果存在活动性脑脊液漏但未被发现，随后发生脑膜炎或其他颅内并发症的风险可高达40%[39]。因此，早期诊断和治疗至关重要。脑脊液鼻漏是一种迟发性并发症，可在手术后数周至数月发生，并且通常与辅助放疗有关[40]。

从历史上看，脑脊液分流术和腰大池引流术已被用于即刻控制颅底术后脑脊液的低阻力流出，目的是减轻修复过程中的张力并降低术后发生脑脊液漏的可能性[41]。然而，在最近的荟萃分析和系统评价中，使用腰大池引流患者的脑脊液漏发生率在统计学上没有显著差异[41, 42]。此外，文献报道腰大池引流组的脑脊液漏发生率更高，这可能是由于在高风险病例中倾向于行腰大池引流。腰大池引流有5%的轻微并发症风险，包括脑膜炎、头痛、穿刺部位蜂窝织炎和颅内积气，据报道，主要并发症发生率为5%，包括张力性气颅、硬膜下出血和脑疝[41, 43]。此外，放置腰大池引流管后患者需要卧床休息，深静脉血栓形成的风险升高，以及住院时间更长和治疗费用更多[42, 44]。因此，目前的文献没有提供足够的证据支持在颅底切除术后常规使用腰大池引流。有趣的是，对于术后脑脊液漏风险高的患者，如高流量脑脊液漏和颅内压增高的患者，应考虑行腰大池引流。颅内压增高患者最终可能需要使用乙酰唑胺或脑室腹腔分流术进行长期治疗[45]。对患者术后脑脊液漏的风险和脑脊液分流术的益处进行进一步分层研究将有助于阐明哪些患者可能会从术后放置腰大池引流管而获益。

一旦确定术后脑脊液漏，应立即进行处理。可以考虑卧床休息和行腰大池引流改道等保守治疗，特别是在颅内压增高、术后早期脑脊液漏或不牢固的重建情况下[46]。除此之外，保守治疗失败后应积极考虑手术探查和根治性修复。如果脑脊液漏的部位不是很明显，可以使用鞘内注射荧光素辅助定位，其敏感度为93%，特异度为100%。如果脑脊液漏延迟发生，则这种干预特别有效[47]。

感染

经鼻内镜手术后脑膜炎和术后感染的发生率为0.7% ～ 3.1%，而开放手术为1.5%[48-51]。颅底手术后脑膜炎的发生率与脑脊液漏相关，脑脊液漏表明鼻腔和颅腔之间通过手术缺损相连通[52]。据报道，存在术后脑脊液漏的患者发生脑膜炎的风险为66%，而没有术后脑脊液漏的患者风险为4.5%[53]。这些结果表明鼻腔鼻窦恶性肿瘤切除后正确颅底重建的重要性。

颅底手术的术后感染无论是通过开放式还是经鼻内镜入路进行，都可能导致重建愈合不良、组织瓣裂开、伤口感染和坏死。有充分的证据表明，预防性使用抗生素可降低术后伤口感染的风险和脑膜炎的发生率。有许多研究评估了预防性抗生素的最佳选择；然而，由于手术方式、外科医生和机构偏好存在差异，以及与颅底手术相关的总体感染率较低，因此尚未制订相关的指南。一般来说，大多数外科医生使用术前静脉注射抗生素[54]并持续使用24 ～ 48小时，以帮助降低术后感染和脑膜炎的发生率。不同机构使用的静脉注射抗生素类型差异很大。预防性使用抗生素的目标包括广谱覆盖鼻窦腔的常见细菌，这些细菌可能在颅内繁殖，同时最大限度地减少和抗生素相关的不良后果，包括费用、多重耐药微生物的生长及长期使用抗生素的副作用（如艰难梭菌增殖）。术后抗生素的使用存在差异，据报道，51%的患者在未放置鼻腔填塞物的情况下使用抗生素，而88%的患者在使用不可吸收填塞物的情况下使用抗生素[54]。虽然2017年对鼻腔填塞患者预防性全身性使用抗生素的荟萃分析并未显示与抗生素使用相关的感染率显著降低[55]，但实际上，由于颅内感染风险升高，特别是针对鼻腔鼻窦恶性肿瘤的手术患者，许多医疗团队仍继续预防性使用抗生素[56]。由于存在显著相关的并发症发生率和死亡率问题，颅内感染是颅底手术后需要考虑的主要因素，但需要多个机构研究来确定预防性使用抗生素的最佳指南。

眼眶并发症

眼眶受累会使鼻腔鼻窦恶性肿瘤的分期提高，并增加了手术计划和术后辅助治疗的复杂性。累及眼眶的肿瘤可能需要行眼眶切除术才能被完全切除。研究表明，眼眶浸润的病例可能需要开放式手术，并且住院费用更高[9, 57]。此外，眼眶受累使5年肿瘤特异性生存率从78.0%降至44.4%，与眼眶骨质侵犯相比，眼眶软组织浸润预示着总体生存率更低[9, 58]。

眼眶和视神经在鼻腔鼻窦恶性肿瘤治疗过程中可能会受到损伤，因为其靠近鼻窦腔。在过去30年的鼻腔鼻窦恶性肿瘤治疗中，手术并发症发生率显著降低；

然而，眼部并发症基本保持稳定[59]。鼻腔鼻窦恶性肿瘤术后立即出现的眼部并发症包括眼眶血肿，因暂时性与永久性第Ⅲ、Ⅳ和Ⅵ脑神经麻痹导致的复视，以及失明。手术切除也可导致鼻泪管功能障碍，进而导致鼻泪管阻塞、溢泪和泪囊炎的迟发性发病。保留眼眶的手术也可能导致与解剖结构变形相关的继发性长期并发症，包括眼球内陷和复视。眼睑外翻、眼睑错位引起的溢泪或内眦异位、上睑下垂、暴露性角膜炎和最终失明也可能延迟出现[60]。眼睑解剖结构的错位和扭曲可导致倒睫和睑缘炎，进而对眼睛健康产生严重的长期不良影响，包括角膜炎和角膜刺激，最终导致视力丧失和需要进行眼球摘除术的慢性疼痛。

如果不能立即识别，眼眶血肿是鼻腔鼻窦和颅底手术的一种罕见但可能出现的并发症[61-63]。这种情况发生在静脉或动脉血管损伤后，会导致眶内出血、闭合性眶内眼压升高，以及视神经和视网膜缺血性损伤导致视力改变和失明[61]。鼻腔鼻窦恶性肿瘤治疗中眼眶血肿的发生率实际上可能低于常规内镜鼻腔鼻窦手术中的发生率，因为鼻腔鼻窦恶性肿瘤手术通常需要广泛的手术暴露，并且通常需要去除纸样板，从而消除眼眶的密闭空间[61]。此外，鼻腔鼻窦恶性肿瘤手术也可能会预先结扎筛前动脉和筛后动脉，这两支血管是眼眶血肿的常见出血源。术中应持续监测眼眶情况，警惕眼眶血肿的出现。如果怀疑，可以检查和触诊眼眶的突出度与硬度以进行早期诊断。眼内压升高（通常为10~20mmHg）即可确诊[61]。紧急保守治疗包括眼眶按摩、甘露醇给药，以及考虑静脉注射类固醇。通常最终需要手术干预，尤其是在血肿迅速扩大的情况下，可以及时进行外眦切开术，然后进行手术探查、控制出血源和降低眼眶压力[61]。如果及时发现眼眶血肿，可以通过眼眶减压以避免视力丧失这种毁灭性并发症。

迟发性并发症

眼眶并发症

传统鼻腔鼻窦恶性肿瘤颅面切除术后，眼眶并发症是最常见的迟发性并发症类型（治疗结束至少6个月后发生的并发症），最常见于术后接受放疗的患者[40]。因此，许多关于鼻腔鼻窦恶性肿瘤治疗后眼部并发症的文献并未描述病因是手术、放疗还是两者的结合。因为这是很难区分的，尤其是对于迟发性并发症和大多数接受两种治疗的患者而言。

在接受鼻腔鼻窦和颅底恶性肿瘤治疗的患者中，溢泪是最常见的迟发性眼眶并发症，发生率为22%~36%[64]。这可能是手术的直接并发症。在没有支架置入术或其他处理的情况下横断鼻泪管，溢泪风险大约为11%[65]。然而，在接受放疗的患者中，在治疗后至少6个月时观察到大部分患者存在术后鼻泪管功能障碍[66]。鼻泪管和泪囊内衬复层鳞状和假复层柱状上皮，分别类似于口腔黏膜和上呼吸道黏膜[69]*。放疗会导致上皮变薄、黏膜柔韧性丧失、黏膜下水肿、弥漫炎症和最终上皮脱落。因此，继发于放疗的鼻泪管和泪囊上皮的变化可导致鼻泪管阻塞和（或）感染。鼻泪管系统问题的处理有多种选择。如果预计手术会横断鼻泪管，则可以在手术切除时进行泪囊鼻腔吻合术（DCR）。DCR联合其他手术，如远端支架置入术、经泪管支架置入术和鼻泪管造袋术，是治疗迟发性溢泪的额外选项[67, 68]。

除了溢泪，放疗会加剧其他眼眶并发症，包括复视、视神经病变、视网膜病变、角膜病变和视网膜出血。放疗会损伤泪腺，如唾液腺一样，会导致干眼症，进而发展为异物感、角膜溃疡，最终视力下降。这可能会严重到需要进行眼球切除术。角膜并发症的严重程度从轻度干眼症到穿孔和失明不等[70, 71]。视网膜和视神经并发症继发于放疗引起的玻璃体积血、新生血管形成、渗出物、神经萎缩和动脉血栓形成，导致灌注不足，可在放疗后1～3年发展为迟发性并发症[69]。患者对大多数眼眶并发症都能很好地耐受；然而，重要的是要告知患者在完成治疗多年后仍可能会出现这些并发症，即使眼眶未进行手术也是如此。

慢性鼻窦炎

关于鼻腔鼻窦恶性肿瘤治疗后发生慢性鼻窦炎（CRS）的研究比较有限。根据肿瘤的大小和位置，在治疗前可能就已存在鼻窦炎的证据，这是鼻窦肿物阻塞鼻窦引流的直接结果。此外，鼻腔鼻窦恶性肿瘤的手术可导致解剖结构改变、瘢痕形成、黏膜纤毛清除不良、结痂、嗅觉受损、鼻塞和充血，这可能显著影响鼻腔正常功能和患者的生活质量[72]。所有接受鼻腔鼻窦恶性肿瘤手术切除的患者都会经历一定程度的术后鼻窦症状和鼻腔结痂，并在3个月或更长时间内逐渐改善[72-74]。为了尽量减少鼻窦长期损伤，应尽可能考虑保留未受累的鼻窦结构和黏膜[75]。如果使用鼻中隔瓣进行修复，供区也有潜在的并发症，包括潜在的鼻结痂、鼻中隔软骨坏死、外鼻失去支撑和黏膜瓣坏死，应仔细规划手术以避免这种并发症的发生[76, 77]。

放疗还会导致鼻窦黏膜发生变化，从而促进CRS的发展。放疗后鼻窦炎由上皮细胞变性和损伤及黏膜纤毛功能丧失导致分泌物清除不良引起，使患者易患上呼吸道感染和鼻窦炎[78-80]。患者即使在接受照射23年后仍可观察到上皮细胞的分层重排及细胞质体积减小、纤毛缺失和畸形[80]。已发现放疗诱发的CRS组织病理学不同于其他CRS类型，表现为更严重的鳞状上皮化生和上皮下水肿、嗜酸性粒细胞减少和基底膜增厚[81]。

除目标区域和周围结构会出现放射后变化外，对侧鼻窦也会受到影响。对侧鼻窦放疗后3个月黏膜增厚的发生率和程度也显著增加，其中上颌窦和前筛窦受

---

* 此处按原书进行文献标引。

影响最大[80, 82]。有鼻腔鼻窦恶性肿瘤治疗史的患者可能会出现鼻塞、脓涕、嗅觉障碍、面部疼痛/头痛等继发症状，并伴有明显结痂和鼻窦粘连的相关表现。如果药物治疗无法控制鼻腔鼻窦恶性肿瘤治疗后的继发性CRS，这些患者可以从经鼻内镜鼻窦手术中获益[83]。因此，患者的诉求及对迟发性并发症的认识对鼻腔鼻窦恶性肿瘤的综合治疗均至关重要。

黏液囊肿

鼻腔鼻窦黏液囊肿是鼻腔鼻窦和颅底恶性肿瘤治疗后罕见的晚期并发症，发生率为0～3.6%[84-90]。黏液囊肿是指鼻窦内黏液的膨胀性聚集，伴有继发性的骨扩张变形，可能压迫附近的神经血管结构或眼眶[91]。根据黏液囊肿的位置，可能会压迫视神经、第Ⅲ、Ⅳ、Ⅵ脑神经和海绵窦，从而导致脑神经麻痹[92-94]。眼眶受压可导致继发于眼球移位的面部畸形和视觉改变。最常受累的鼻窦是额窦和筛窦，然而，蝶骨黏液囊肿也有报道[91, 95-97]。如果黏膜去除不完全导致重建层之间的黏膜腺体堵塞，则鼻窦重建后在黏膜瓣嵌入部位也可能形成黏液囊肿。据报道，黏液囊肿在手术后2～6年形成，并且有鼻腔鼻窦恶性肿瘤病史的患者可在术后前2个月就出现[84, 86]。影像学检查是诊断黏液囊肿的最佳方法。通过避免阻塞窦口并在初次手术时小心去除黏膜瓣嵌入前的所有黏膜，可以预防潜在的术后黏液囊肿形成[77, 98]。无论是通过内镜还是开放性手术，对黏液囊肿腔进行广泛的袋状缝合，都是治疗的金标准，可以充分引流并最大限度地减少复发[99-101]。

嗅觉和味觉障碍

嗅觉功能障碍会降低对食物的兴趣，导致营养不足，从而显著影响生活质量，并且可能因无法察觉到烟雾或变质食物的异味而造成安全隐患。鼻腔鼻窦手术可直接损伤嗅觉结构，具体取决于原发肿瘤的位置，但也可能导致气流和炎症环境的相关变化，从而对嗅觉产生间接影响[102]。虽然研究报道的颅底手术患者的长期结果存在相互矛盾之处，但Kim等回顾性分析了一项针对226名接受颅底肿瘤手术患者的研究发现，患者术后的所有气味评分系统评分均显著下降[103]。

为了让患者感知气味，气味物质中的化合物需要到达嗅沟处的嗅觉纤维。因此，术后瘢痕或粘连引起的该区域物理性阻塞可导致嗅觉减退或嗅觉丧失[104]。作为手术的结果，还可能切除嗅上皮黏膜和嗅球，这也将导致神经纤维损失而出现嗅觉丧失。研究已表明，用鼻中隔瓣重建颅底能立即暂时性影响患者术后气味识别测试分数，然而，该分数会在3个月和6个月时恢复到基线水平[89, 105]。另一项研究表明颅咽管瘤和垂体瘤等中线颅底肿瘤患者的嗅觉功能术前与术后相比存在差异[106]。这说明肿瘤病理类型的多样性可能会影响术前的嗅觉功能，以及手术切除嗅裂和颅底的范围，从而影响术后的嗅觉。为了保留嗅觉，在制备鼻中隔瓣进行颅底重建时，在上方保留1cm的鼻中隔黏膜可能会保留部分嗅上皮[103, 107, 108]。

放疗可进一步影响嗅觉和味觉功能，这已在头颈癌患者中得到充分研究[109]。那些接受过放疗的患者存在从部分到完全丧失嗅觉、气味识别和辨别能力下降及幻嗅等障碍。放疗累计剂量为0.8Gy时，气味检测阈值会降低，当嗅区的剂量达到40Gy时，50%的患者会出现嗅觉障碍[109]。

伤口的愈合

鼻腔鼻窦恶性肿瘤患者经过手术治疗和辅助放疗后可能会出现晚期伤口并发症。由于鼻中隔瓣通常用于术中颅底缺损的修复，鼻腔粘连可在术后形成，由鼻中隔瓣的供区引起形成粘连带附着于鼻腔外侧壁和下鼻甲。据报道，这些粘连的发生率为9%～20%[110, 111]。除了术后使用鼻腔夹板分隔外，定期使用生理盐水冲洗鼻腔可能会改善这种并发症。后鼻孔狭窄也可能发生，特别是如果后鼻孔与肿瘤相邻或受累，并且该区域需要最大剂量的放疗照射时[112]。对于纤维化导致的后鼻孔周围瘢痕形成的获得性后鼻孔狭窄，可通过手术放置支架进行治疗。

鼻皮肤瘘是一种严重的伤口并发症，对于接受鼻腔鼻窦恶性肿瘤治疗的患者，该并发症的发生率为3.6%[113]。这种并发症主要发生于采用经面部手术切口的患者，仅接受放疗的患者通常不会发生[114]。病理类型为鳞状细胞癌、肿瘤分期增加和辅助放疗都会增加鼻皮肤瘘形成的风险。当形成瘘管时，通常需要手术治疗。然而，由于周围皮肤组织也经常受到放疗辐射，这可能会给制订修复方案带来独特的挑战。

鼻腔鼻窦恶性肿瘤治疗后一种罕见但重要的迟发性并发症是颅底放射性骨坏死（osteoradionecrosis，ORN），此并发症在需要多个疗程放疗的患者中最常见[115]。该患者群体的累积放疗剂量通常超过100Gy[116]。由于辅助治疗期间放射野增大，较大肿瘤的ORN发生率明显更高[117]。颅底ORN最常见于蝶骨区，其次是斜坡和颈内动脉周围。患者通常表现为头痛、间歇性鼻出血、鼻腔结痂和鼻腔散发恶臭。慢性鼻窦炎可能作为合并症存在，也可能是ORN进展加重的因素[116, 118]。当怀疑接受放疗的鼻腔鼻窦恶性肿瘤患者发生ORN时，可能需要通过影像学和必要的活检进行全面评估，以在做出ORN的最终诊断之前排除复发。

结论

鼻腔鼻窦和颅底恶性肿瘤的手术干预在过去几十年发生了巨大变化，新工具和新技术的普及使得更全面的治疗成为可能。由于鼻腔鼻窦靠近关键的神经、血管和眼眶，这使得手术和放疗等疗法颇具挑战性。外科医生需要全面理解患者治疗后可能出现的并发症，并对此应保持高度警觉。大多数并发症的早期诊断和及时处理能够避免永久性严重后遗症。应向患者充分告知鼻腔鼻窦恶性肿瘤手术和辅助治疗后可能出现的潜在并发症。由于鼻腔鼻窦恶性肿瘤的罕见性和多样性，治疗后并发症的处理应因患者具体情况而异。然而，一般的治疗原则包括清除感染、在颅内和鼻窦腔之间建立屏障，以及保持和恢复鼻窦腔的功能。

参 考 文 献

1. Silverberg E, Grant R. Cancer statistics, 1970. CA Cancer J Clin. 1970;20:11–23.
2. Roush G. Epidemiology of cancer of the nose and paranasal sinuses: current concepts. Head Neck Surg. 1979;2:3–11.
3. Kuijpens J, Louwman M, Peters R, et al. Trends in sinonasal cancer in the Netherlands: more squamous cell cancer, less adenocarcinoma. A population-based study 1973–2009. Eur J Cancer. 2012;48:2369–74.
4. Haerle S, Gullane P, Witterick I, Zweifel C, Gentili F. Sinonasal carcinomas: epidemiology, pathology, and management. Neurosurg Clin N Am. 2013;24(1):34–49.
5. Ayiomamitis A, Parker L, Havas T. The epidemiology of malignant neoplasms of the nasal cavities, the paranasal sinuses and the middle ear in Canada. Arch Otorhinolaryngol. 1988;244:367–71.
6. Lu VM, Ravindran K, Phan K, et al. Surgical outcomes of endoscopic versus open resection for primary sinonasal malignancy: a meta-analysis. Am J Rhinol Allergy. 2019;33(5):608–16.
7. Ganly I, Patel S, Bilsky M, Shah J, Kraus D. Complications of craniofacial resection for malignant tumors of the skull base: report of an international collaborative study. Otolaryngol Head Neck Surg. 2009;140:218–23.
8. Kutlay M, Durmaz A, Özer İ, et al. Extended endoscopic endonasal approach to the ventral skull base lesions. Clin Neurol Neurosurg. 2018;167:129–40.
9. Hagemann J, Roesner J, Helling S, et al. Long-term outcome for open and endoscopically resected sinonasal tumors. Otolaryngol Head Neck Surg. 2019;160(5):862–9.
10. Kassam AB, Prevedello DM, Carrau RL, et al. Endoscopic endonasal skull base surgery: analysis of complications in the authors' initial 800 patients. J Neurosurg. 2010;114(6):1544–68.
11. Gardner PA, Tormenti MJ, Pant H, Fernandez-Miranda JC, Snyderman CH, Horowitz MB. Carotid artery injury during endoscopic endonasal skull base surgery: incidence and outcomes. Neurosurgery. 2013;73(SUPPL. 2):261–70.
12. Cappabianca P, Cavallo L, Colao A, de Divitiis E. Surgical complications associated with the endscopic endonasal transsphenoidal approach for pituitary adenomas. J Neurosurg. 2002;97:293–8.
13. Dehdashti A, Ganna A, Karabatsou K, Gentili F. Pure endoscopic endonasal approach for pituitary adenomas: early surgical results in 200 patients and comparison with previous microsurgical series. Neurosurgery. 2008;62:1006–17.
14. Fatemi N, Dusick J, de Paiva NM, Kelly D. The endonasal microscopic approach for pituitary adenomas and other parasellar tumors: a 10-year experience. Neurosurgery. 2008;63:244–56.
15. Feiz-Erfan I, Han P, Spetzler R, et al. The radical transbasal approach for resec- tion of ante- rior and midline skull base lesions. J Neurosurg. 2005;103(3):485–90.
16. Sekhar L, Pranatartiharan R, Chanda A, Wright D. Chordomas and chondrosarcomas of the skull base: results and complications of surgical management. Neurosurg Focus. 2001;10(3):E2.
17. Gardner P, Snyderman C, Fernandez-Miranda J, Jankowitz B. Management of major vascular injury during endoscopic endonasal skull base surgery. Otolaryngol Clin N Am. 2016;49:819–28.
18. Wang W-H, Lieber S, Lan M. Nasopharyngeal muscle patch for the management of internal carotid artery injury in endoscopic endonasal surgery. J Neurosurg. 2019;18:1–6.
19. Padhye V, Valentine R, Sacks R, et al. Coping with catastrophe: the value of endoscopic vascular injury training. Int. 2015;5(3):247–52.
20. Valentine R, Wormald P. A vascular catastrophe during endonasal surgery: an endoscopic sheep model. Skull Base. 2011;1(212):109–14.
21. Valentine R, Wormald P. Controlling the surgical field during a large endoscopic vascular injury. Laryngoscope. 2011;121(3):562–6.
22. Couldwell WT, Weiss M, Rabb C, Liu J, Apfelbaum R, Fukushima T. Variations on the standard transsphenoidal approach to the sellar region, with emphasis on the extended

approaches and parasellar approaches: surgical experience in 105 cases. Neurosurgery. 2004;55(3):539–50.

23. Yin C, Chen B. Tension pneumocephalus from skull base surgery: a case report and review of the literature. Surg Neurol Int. 2018;9:128.

24. Chou S, Ning M, Buonanno F. Focal intraparenchymal tension pneumocephalus. Neurology. 2006;67:1465.

25. Horowitz B. An unusual complication following mastoid surgery. J Laryngol Otol. 1964;78:128–34.

26. Aksoy F, Dogan R, Ozturan O, Tu S. Tension pneumocephalus: an extremely small defect leading to an extremely serious problem. Am J Otolaryngol. 2013;34(6):749–52.

27. Goldmann R. Pneumocephalus as a consequence of barotrauma. JAMA. 1986;255:3154–6.

28. Hong B, Biertz F, Raab P, et al. Normobaric hyperoxia for treatment of pneumocephalus after posterior fossa surgery in the semisitting position: a prospective randomized controlled trial. PLoS One. 2015;10:e0125710.

29. Neligan P, Mulholland S, Irish J, et al. Flap selection in cranial base reconstruction. Plast Reconstr Surg. 1996;98(7):1159–66.

30. Zanation AM, Thorp BD, Parmar P, Harvey RJ. Reconstructive options for endoscopic Skull Base surgery. Otolaryngol Clin N Am. 2011;44(5):1201–22.

31. Naunheim M, Goyal N, Dedmon M. An algorithm for surgical approach to the anterior skull base. J Neurol Surg B. 2016;77:364–70.

32. Shemesh R, Alon EE, Gluck I, Yakirevitch A. Endoscopic surgery for delayed sinonasal complications of radiation therapy for nasopharyngeal carcinoma: a subjective outcome. Int J Radiat Oncol Biol Phys. 2018;100(5):1222–7.

33. Gallia GL, Asemota AO, Blitz AM, et al. Endonasal endoscopic resection of olfactory neuroblastoma: an 11-year experience. J Neurosurg. 2018;131:1–7.

34. Ganly I, Pagel S, Singh B, et al. Complications of craniofacial ressection for malignant tumors of the skull base: report of an international collaborative study. Head Neck. 2005;27(6):445–51.

35. Hanna E, Ibrahim S, Roberts D, Kupferman M, DeMonte F, Levine N. Endoscopic resection of sinonasal cancers with and without craniotomy: oncologic results. Arch Otolaryngol Head Neck Surg. 2009;135(12):1219–24.

36. Jackson I, Adham M, Marsh W. Use of the galeal frontalis myofascial flap in craniofacial surgery. Plast Reconstr Surg. 1986;77(6):905–10.

37. Synderman C, Janecka I, Sekhar L, Sen C, Eibling D. Anterior cranial base reconstruction: role of galeal and pericranial flaps. Laryngoscope. 1990;100(6):607–14.

38. Hadad G, Bassagasteguy L, Carrau R, et al. A novel reconstructive technique after endoscopic expanded endonasal approaches: vascular pedicle nasoseptal flap. Laryngoscope. 2006;116(10):1882–6.

39. Harvey R, Smith J, Wise S, et al. Intracranial complications before and after endoscopic skull base reconstruction. Am J Rhinol. 2008;22(5):516–21.

40. Gray ST, Lin A, Curry WT, et al. Delayed complications after anterior craniofacial resection of malignant skull base tumors. J Neurol Surg B Skull Base. 2014;75(2):110–6.

41. D'Anza B, Tien D, Stokken J, Recinos P, Woodard T, Sindwani R. Role of lumbar drains in contemporary endonasal skull base surgery: meta-analysis and systematic review. Am J Rhinol Allergy. 2016;30(6):430–5.

42. Ahmed OH, Marcus S, Tauber JR, Wang B, Fang Y, Lebowitz RA. Efficacy of perioperative lumbar drainage following endonasal endoscopic cerebrospinal fluid leak repair: a meta-analysis. Otolaryngol Head Neck Surg. 2017;156(1):52–60.

43. Governale L, Fein N, Logsdon J, Black P. Techniques and complicationsof external lumbar drainage for normal pressure hydrocephalus. Neurosurgery. 2008;63:379–84.

44. Zuckerman J, DelGaudio J. Utility of preoperative high- resolution CT and intraoperative image guidance in identification of cerebrospinal fluid leaks for endoscopic repair. Am J Rhinol. 2008;22:151–4.

45. Woodworth BA, Prince A, Chiu AG, et al. Spontaneous CSF leaks: a paradigm for definitive repair and management of intracranial hypertension. YMHN. 2008;138(6):715–20.

46. Stokken J, Recinos P, Woodard T, Sindwani R. The utility of lumbar drains in modern endoscopic skull base surgery. Curr Opin Otolaryngol Head Neck Surg. 2015;23(1):78–82.

47. Raza SM, Banu MA, Donaldson A, Patel KS, Anand VK, Schwartz TH. Sensitivity and specificity of intrathecal fluorescein and white light excitation for detecting intraoperative cerebrospinal fluid leak in endoscopic skull base surger: a prospective study. J Neurosurg. 2016;124(3):621–6.

48. Dumont A, Nemergut EC, Jane JA, Laws ER. Postoperative care following pituitary surgery. J Intensive Care Med. 2005;20:127–40.

49. van Aken M, Feelders R, de Marie S, et al. Cerebrospinal fluid leakage during transsphenoidal surgery: postoperative external lumbar drainage reduces the risk for meningitis. Pituitary. 2004;7:89–93.

50. Korinek A, Baugnon T, Golmard J, et al. Risk factors for adult nosocomial meningitis after craniotomy role of antibiotic prophylaxis. Neurosurgery. 2006;59:126–33.

51. Kono Y, Prevedello D, Snyderman C, et al. One thousand endoscopic skull base surgical procedures demystifying the infection potential: incidence and description of postoperative meningitis and brain abscesses. Infect Control Hops Epidemiol. 2011;32:77–83.

52. Johans S, Burkett D, Swong K, et al. Antibiotic prophylaxis and infection prevention for endoscopic endonasal skull base surgery: our protocol, results, and review of the literature. J Clin Neurosci. 2018;47:249–53.

53. Horowitz G, Fliss D, Margalit N, et al. Association between cerebrospinal fluid leak and meningitis after skull base surgery. Otolaryngol Head Neck Surg. 2011;145:689–93.

54. Roxbury C, Lobo B, Kshettry V, et al. Perioperative management in endoscopic endonasal skull-base surgery: a survey of the North American Skull Base Society. Int Forum Allergy Rhinol. 2018;8(5):631–40.

55. Lange J, Peeden E, Stringer S. Are prophylactic systemic antibiotis necessary with nasal packing? A systematic review. Am J Rhinol Allergy. 2017;31(4):240–7.

56. Deng ZY, Tang AZ. Bacteriology of postradiotherapy chronic rhinosinusitis in nasopharyngeal carcinoma patients and chronic rhinosinusitis. Eur Arch Oto-Rhino-Laryngol. 2009;266(9):1403–7.

57. Fu T, Monteiro E, Almeida J, et al. Costs and perioperative outcomes associated with open versus endoscopic resection of sinonasal malignancies with skull base involvement. J Neurol Surg B. 2017;78:430–40.

58. Ganly I, Patel SG, Singh B, et al. Craniofacial resection for malignant melanoma of the skull base: report of an International Collaborative tudy. Arch Otolaryngol Head Neck Surg. 2006;132(1):73–8.

59. Gil Z, Patel SG, Bilsky M, Shah JP, Kraus DH. Complications after craniofacial resection for malignant tumors: are complication trends changing? Otolaryngol Head Neck Surg. 2009;140(2):218–23.

60. Neel GS, Nagel TH, Hoxworth JM, et al. Management of orbital involvement in sinonasal and ventral skull base malignancies. Otolaryngol Clin N Am. 2017;50(2):347–64.

61. Ransom E, Chiu A. Prevention and management of complications in intracranial endoscopic skull base surgery. Otolaryngol Clin NA. 2010;43(4):875–95.

62. Pelausa E, Smith K, Dempsey I. Orbital complications in functional endoscopic sinus surgery. J Otolaryngol. 1995;24(3):154–9.

63. May M, Levine H, Mester S, Schaitkin B. Complications of endoscopic sinus surgery: analysis of 2108 patients—incidence and prevention. Laryngoscope. 1994;104(9):1080–3.

64. Andersen P, Kraus D, Arbit E, Shah J. Management of the orbit during anterior fossa craniofacial resection. Arch Otolaryngol Head Neck Surg. 1996;122(12):1305–7.

65. Rotsides J, Franco A, Albader A, et al. Nasolacrimal duct management during endoscopic sinus and skull base surgery. Ann Otol Rhinol Laryngol. 2019;128(10):932–7.

66. Gray S, Lin A, Curry W, et al. Delayed complications after anterior craniofacial resection of malignant skull base tumors. J Neurol Surg B Skull Base. 2014;75:110–6.

67. Yeo N, Wang J, Chung Y, et al. Contributing factors to prevent prolonged epiphora after maxillectomy. Arch Otolaryngol Head Neck Surg. 2010;136(3):229–33.

68. Himwich W, Spurgeon H. Pulse pressure contours in cerebral arteries. Acta Neurol Scand. 1968;44(1):43–56.

69. Nakissa N, Rubin P, Strohl R, et al. Ocular and orbital complications following radiation therapy of paranasal sinus maljgnancies and review of literature. Cancer. 1983;51:980–6.

70. Blodi F. The late effects of x-radiation on the cornea. Trans Am Opthalmol Soc. 1958;56:413–50.

71. Durkin S, Roos D, Higgs B, et al. Ophthalmic and adnexal complications of radiotherapy. Acta Ophthalmol Scand. 2006;85:240–50.

72. Bhenswala P, Schlosser R, Nguyen S, et al. Sinonasal quality-of-life outcomes after endoscopic endonasal skull base surgery. Int Forum Allergy Rhinol. 2019;9(10):1105–18.

73. Gallagher M, Durnford A, Wahab S, et al. Patient-reported nasal morbidity following endoscopic endonasal skull base surgery. Br J Neurosurg. 2014;28(5):622–5.

74. de Almeida J, Snyderman C, Gardner P, et al. Nasal morbidity following endoscopic skull base surgery: a prospective cohort study. Head Neck. 2011;33(4):547–51.

75. Kuhn F, Citardi M. Advances in postoperative care following functional endoscopic sinus surgery. Otolaryngol Clin N Am. 1997;30:479–90.

76. Chabot J, Patel C, Hughes M, et al. Nasoseptal flap necrosis: a rare complication of endoscopic endonasal surgery. J Neurosurg. 2018;128(5):1463–72.

77. Lavigne P, Faden D, Wang E, Synderman C. Complications of nasoseptal flap reconstruction: a systematic review. J Neurol Surg B Skull Base. 2018;79(Suppl 4):S291–9.

78. Huang CC, Huang SF, Lee TJ, Ng SH, Chang JTC. Postirradiation sinus mucosa disease in nasopharyngeal carcinoma patients. Laryngoscope. 2007;117(4):737–42.

79. Surico G, Muggeo P, Mappa L, et al. Impairment of nasal mucociliary clearance after radiotherapy for childhood head cancer. Head Neck. 2001;23:461–6.

80. Lou P, Chen W, Tai C. Delayed irradiation effects on nasal epithelium in patients with nasopharyngeal carcinoma. An ultrastructural study. Ann Otol Rhinol Laryngol. 1999;108(5):474–80.

81. Kuhar H, Tajudeen B, Heilingoetter A, et al. Distinct histopathologic features of radiation-induced chronic sinusitis. Int Forum Allergy Rhinol. 2017;7(10):990–8.

82. Maxfield A, Chambers K, Sedaghat A, et al. Mucosal thickening occurs in contralateral paranasal sinuses following sinonasal malignancy treatment. J Neurol Surg Part B Skull Base. 2017;78(4):331–6.

83. Gray ST, Sadow PM, Lin DT, Sedaghat AR. Endoscopic sinus surgery for chronic rhinosinusitis in patients previously treated for sinonasal malignancy. Laryngoscope. 2016;126(February):304–15.

84. Bleier B, Wang E, Vandergrift W 3rd, Schlosser R. Mucocele rate after endoscopic skull base reconstruction using vascularized pedicled flaps. Am J Rhinol Allergy. 2011;25(3):186–7.

85. Vaezeafshar R, Hwang P, Harsh G, Turner J. Mucocele formation under pedicled nasoseptal flap. Am J Otolaryngol. 2012;33(5):634–6.

86. Husain Q, Sanghvi S, Kovalerchik O, et al. Assessment of mucocele formation after endoscopic nasoseptal flap reconstruction of skull base defects. Allergy Rhinol (Providence). 2013;4(1):e27–31.

87. Nyquest C, Anand V, Singh A, Schwartz T. Janus flap: bilateral nasoseptal flap for anterior skull base reconstruction. Otolaryngol Head Neck Surg. 2010;142:327–31.

88. McCoul E, Anand V, Singh A, et al. Long-term effectiveness of a reconstructive protocol using the nasoseptal flap after endoscopic skull base surgery. World Neurosurg. 2014;81(1):136–43.

89. Soudry E, Psaltis A, Lee K, et al. Complication associated with the pedicled nasoseptal flap for skull base reconstruction. Laryngoscope. 2015;125(01):80–5.

90. Dolci R, Miyake M, Tateno D, et al. Postoperative otorhinolaryngologic complications in transnasal endoscopic surgery to assess the skull base. Braz J Otorhinolaryngol. 2017;83:349–55.

91. Janakiram T, Karunasagar A. Sphenoid mucocele: a complication of skull base reconstruction with nasoseptal flap – a critical review and our experience. Indian J Otolaryngol Head Neck Surg. 2019;71(Suppl 3):2151–6.

92. Moriyama H, Hesaka H, Tachibana T, et al. Mucoceles of ethmoid and sphenoid sinus with visual disturbance. Arch Otolaryngol Head Neck Surg. 1992;118:142–6.

93. Lee L, Huang C, Lee T. Prolonged visual disturbance seconadry to isolated sphenoid sinus disease. Laryngoscope. 2004;114(6):986–90.

94. Sethi D, Lau D, Chan C. Sphenoid sinus mucocele presenting with isolated oculomotor nerve palsy. J Laryngol Otol. 1997;111:471–3.

95. Kosling S, Hinter M, Brandt S, et al. Mucoceles of the sphenoid sinus. Eur J Radiol. 2004;51:1–5.

96. Hantzakos A, Dowley A, Yung M. Sphenoid sinus mucocele: late complication of sphenoidotomy. J Laryngol Otol. 2003;117:561–3.

97. Delfini R, Missori P, Iannetti G, et al. Mucocles of the paranasal sinuses with intracranial

andn intraorbital extension: report of 28 cases. Neurosurgery. 1993;32:901–6.

98. Wang L, Kim J, Heilman C. Intracranial mucocele as a complication of endoscopic repair of cerebrospinal fluid rhinorrhea: case report. Neurosurgery. 1999;45(5):1243–5.

99. Har-El G. Endoscopic management of 108 sinus mucoceles. Laryngoscope. 2001;111:2131–4.

100. Lund V. Endoscopic management of paranasal sinus mucoceles. J Laryngol Otol. 1998;112:36–40.

101. Benkhatar H, Khettab I, Sultanik P, et al. Mucocele development after endoscopic sinus surgery for nasal polyposis: a long-term analysis. Ear Nose Throat J. 2018;97(9):284–94.

102. Patel Z, DelGaudio J. Olfaction following endoscopic skull base surgery. Curr Opin Otolaryngol Head Neck Surg. 2016;24(1):70–4.

103. Kim B, Kang S, Kim S, et al. Olfactory changes after endoscopic endonasal transsphenoidal approach for skull base tumors. Laryngoscope. 2014;124(11):2470–5.

104. Ho W-k. Change in olfaction after radiotherapy for nasopharyngeal cancer – a prospective study. Am J Otolaryngol Head Neck Med Surg. 2002;23(4):209–14.

105. Upadhyay S, Buohliqah L, Dolci R, et al. Periodic olfactory assessment in patients undergoing skull base surgery with preservation of the olfactory strip. Laryngoscope. 2017;127(09):1970–5.

106. Soyka M, Serra C, Regli L, et al. Long-term olfactory outcome after nasoseptal flap reconstructions in midline skull base surgery. Am J Rhinol Allergy. 2017;31(5):334–7.

107. Rotenberg B, Saunders S, Duggal N. Olfactory outcomes after endoscopic transsphenoidal pituitary surgery. Laryngoscope. 2011;121:1611–3.

108. Tam S, Duggal N, Rogenberg B. Olfactory outcomes following endoscopic pituitary surgery with or without septal flap reconstruction: a randomized controlled trial. Int Forum Allergy Rhinol. 2013;3:62–5.

109. Álvarez-Camacho M, Gonella S, Campbell S, Scrimger RA, Wismer WV. A systematic review of smell alterations after radiotherapy for head and neck cancer. Cancer Treat Rev. 2017;54:110–21.

110. Koren I, Hadar T, Rappaport Z, Yaniv E. Endoscopic transnasal transsphenoidal microsurgery versus the sublabial approach for the treatment of pituitary tumors: endonasal complications. Laryngoscope. 1999;109(11):1838–40.

111. Pant H, Bhatki A, Snyderman C, et al. Quality of life following endonasal skull base surgery. Skull Base. 2010;20(1):35–40.

112. Alon E, Lipschitz N, Bedrin L, et al. Delayed sino-nasal complications of radiotherapy for nasopharyngeal carcinoma. Otolaryngol Head Neck Surg. 2014;151(2):354–8.

113. Waldron J, O'Sullivan B, Gullane P, et al. Carcinoma of the maxillary antrum: a retrospective analysis of 110 cases. Radiother Oncol. 2000;57(2):167–73.

114. Cianchetti M, Varvares M, Deschler D, et al. Risk of sinonasal-cutaneous fistula after treatment for advanced sinonasal cancer. J Surg Oncol. 2012;105(3):261–5.

115. Hua Y, Chen M, Qian C, et al. Postradiation nasopharyngeal necrosis in the patients with nasopharyngeal carcinoma. Head Neck. 2009;31(6):807–12.

116. Huang X, Zheng Y, Zhang X, et al. Diagnosis of management of skull base osteoradionecrosis after radiotherapy for nasopharyngeal carcinoma. Laryngoscope. 2006;116(9):1626–31.

117. Han P, Wang X, Liang F, et al. Osteoradionecrosis of the skull base in nasopharyngeal carcinoma: incidence and risk factors. Int J Radiat Oncol Biol Phys. 2018;102(3):552–5.

118. Liu J, Ning X, Sun X, et al. Endoscopic sequestrectomy for skull base osteoradionecrosis in nasopharyngeal carcinoma patients: a 10-year experience. Int J Clin Oncol. 2019;24(3):248–55.

第十一章

鼻腔鼻窦与颅底肿瘤患者的支持性治疗

Jaimie Payne Anderson，Holly McMillan，Shirley Su，Kate Hutcheson

译者：邓云平　王　玥　王康华

引言

鼻腔鼻窦与颅底肿瘤是一组组织学类型多样、恶性潜能各异的肿瘤，可在一个或多个部位发生并呈现不同临床表现。颅底通常被定义为颅骨和面部、眼、耳及鼻窦腔之间的连接处。颅底和鼻腔鼻窦区域的肿瘤有可能侵犯大脑皮质、脑干、脑神经、颈椎、鼻咽、眼眶、内耳和垂体鞍。由于肿瘤与这些重要结构互相毗邻，肿瘤及其治疗可能会对身体功能和生活质量造成不良影响。

回顾历史，鼻腔鼻窦与颅底肿瘤的临床和研究重点一直在于提高患者的生存率。在过去半个世纪中，手术技术的进步和多学科治疗显著改善了其生存率。例如，在MD安德森癌症中心，尚未发表的数据显示鼻腔鼻窦与颅底恶性肿瘤的5年生存率从20世纪50年代的35%翻倍至最近10年内的70%。

与此同时，手术切除这些肿瘤的目标越来越集中于通过经鼻内镜技术保护相邻结构来减少功能损伤[1]。然而，考虑到颅底和鼻窦腔附近存在重要的神经、血管结构，该部位的肿瘤手术仍然是一个重要的挑战。

由于鼻腔鼻窦与颅底恶性肿瘤的临床表现各异，会导致各种症状和功能变化，因此很难对其功能影响进行总结。众所周知，患者身体疾病状态和预后主要取决于肿瘤位置、手术方法和放疗[2-4]。身体疾病状态包括内分泌情况（如皮肤改变、体重增加、异常的毛发生长、泌乳、闭经、手/足生长异常），鼻腔症状（如嗅觉丧失、慢性流涕、结痂），神经系统症状（如认知功能、脑神经病变），淋巴系统和视觉症状（如复视、视神经病变）[2, 5]。患者症状评估能够反映机体自身问题，并对患者情绪、财务、社交、精神和家庭幸福产生影响[3, 4]。本章重点关注已确定可以改善预后的支持性护理领域，即吞咽、沟通、认知功能及淋巴水肿。早期干预与多学科团队配合，包括支持性专业护理，是最大限度地提高这类复杂人群的功能结果的最佳实践。

颅底特异性患者报告结局（PRO）工具

前瞻性和横断面研究表明，鼻腔鼻窦与颅底肿瘤治疗后患者的生活质量将会下降，平均需要6～12个月才能改善，但并非所有患者都能完全恢复[4-7]。例如，在前颅底切除术后，近60%的患者在手术后平均40个月仍有持续症状[8]。因此，持续评估患者的体验对于提高护理质量和为患者提供适当的护理措施至关重要。近几十年来，在临床评估和患者报告结局分析方面已经取得重大进展。目前有两个经过心理测量学验证的工具可用于评估颅底肿瘤疾病的特异性领域的生活质量信息。

（1）前颅底（ASB）问卷[4]：35个项目，6个领域（活动能力、身体功能、活力、疼痛、特定症状和情绪影响），最初是针对开放性手术患者开发的。

（2）颅底量表（SBI）[3,9]：41个项目（26个疾病特异性项目），10个领域（认知、情感、家庭、财务、社交、精神、内分泌、鼻腔、神经和视觉），是针对前颅底和中颅底疾病患者开发的，并在手术患者中进行了验证。

第3种颅底特异性PRO工具正在开发中，即MD安德森症状清单颅底模块（MDASI-SB），其尤其侧重于症状负担。

吞咽

神经解剖学和生理学

吞咽是将食物从口腔传送至胃部的过程，涉及自主和反射性动作。吞咽通常被描述为4个阶段：口腔准备期、口腔期、咽喉期和食管期。口腔准备期涉及咀嚼和将食物混合、搅拌成一个凝聚的食团。在口腔期，舌将食物向后送入口咽。吞咽触发器在咽部启动一系列快速事件。软腭上抬以密封鼻腔，防止向鼻腔反流。舌根缩回并与膨胀的咽后壁接触。咽收缩肌向内和向外有序收缩，将食团向下送入咽部。为了防止气道误吸，舌骨和喉部向前上移，会厌向下移动以盖住气道入口，声带收缩从而在声门处形成保护性封闭。进入食管期，环咽肌松弛，食管上括约肌打开，使食物进入颈段食管，并通过蠕动将食物送到胃内。

4个吞咽阶段由脑干延髓内的中央模式发生器调节，由口咽、喉和食管的感觉及运动神经支配［由多个脑神经提供，包括三叉神经（V）、面神经（VII）、舌咽神经（IX）、迷走神经（X）和舌下神经（XII）］。吞咽障碍或吞咽困难是与颅底肿瘤手术相关的最危险的并发症之一[10]。吞咽困难可能导致住院时间延长，饮食改变，需要插胃管或行气管切开术，还可能导致吸入性肺炎，甚至死亡[10-12]。

吞咽障碍指标

随着外科手术从传统的开放式切除到内镜技术的发展，前颅底肿瘤（包括鼻腔鼻窦肿瘤）患者的语言和吞咽功能得到了显著改善。以前在开放切除过程中，诸如上颌骨和下颌骨等结构将被改变，从而对吞咽的口腔准备期和口腔期造成影响。现在，内镜手术是一种微创手术，可以保持正常颅颌面结构，从而更好地保留外貌和功能，而且在明显降低脑神经损伤风险的前提下保持了与传统手术水平相近的患者生存率[13]。

尽管已取得一些进展，但颅中窝、颅后窝肿瘤手术切除仍然会对吞咽功能造成威胁，主要原因在于脑神经损伤的风险及肿瘤毗邻脑干。在已发表的病例报告中，1/3的患者接受颅后窝肿瘤切除手术后表现出吞咽困难[12,14]。其中一小部分需要经鼻胃管喂养，这和患者年龄较大（58岁 vs 46岁）及吸入和外侧手术入路有关[12]。手术对吞咽的影响涉及吞咽的所有阶段。例如，对脑桥小脑角（CPA）肿瘤手术后的患者进行的改良钡餐吞咽（MBS）试验显示口腔（51%）、咽部（12%）和口咽部（37%）吞咽困难[14]。下面将详细介绍与特定脑神经损伤和典型颅底肿瘤相关的预期吞咽结果。

三叉神经（V）

三叉神经鞘瘤虽然不常见，但起源于颅中窝三叉神经节，可能延伸至颅后窝。三叉神经损伤可能导致口腔闭合和咀嚼功能障碍，因为腭部运动受损及面部、口腔和腭部感觉减退。三叉神经的V_3分支还提供口腔底肌肉（颏下肌、前腹肌）的运动支配，这些肌肉对于咽喉吞咽阶段的舌骨运动至关重要。

面神经（VII）

大约1/3的听神经瘤患者术后会立即出现或延迟（3天）出现面瘫症状[1]。幸运的是，大多数患者在1年内至少恢复了部分神经功能[1, 11]。面神经损伤会影响面部运动和感觉，导致口唇闭合不全、口角积液。在改良钡餐吞咽试验中，64%的面瘫患者表现出口角积液[14]。这些缺陷可能会对吞咽安全性或效率产生不利影响，并导致饮食水平失调[11]。

舌咽神经（IX）

舌咽神经的损伤可能会影响吞咽的安全性和效率。舌咽神经感觉传入部分的损伤会导致吞咽反应延迟或缺失，而运动神经损伤（舌咽肌）会影响咽缩功能，这对于喉部上抬和食团清除至关重要。由此产生的吞咽问题可能包括吞咽前和吞咽过程中的误吸、咽部食物残留和鼻反流。由于舌咽神经和迷走神经都从颈静脉孔穿出，因此舌咽神经的损伤常与迷走神经损伤同时出现。经颅后窝切除术后，近一半的单侧迷走神经麻痹患者会出现咽部麻痹[15]。

迷走神经（X）

在接受CPA手术的患者中，有10%术后出现单侧迷走神经麻痹[15]。幸运的是，许多患者（42% ～ 76%）在手术后2周、3个月和1年内显示出不同程度的迷走神经功能恢复[11, 15]。因为咽喉收缩减弱，咽支的损伤会导致咽部残留和吞咽效率降低。喉上神经损伤会影响气道入口的感觉，并与隐性误吸有关，患者不会咳嗽或表现出任何觉察到食物或液体进入气道的迹象。喉返神经（RLN）损伤可能导致声带麻痹并影响声门闭合。RLN损伤患者表现出咳嗽无力和声带闭合不佳，这也会降低吞咽期间的气道保护。超过2/3的迷走神经损伤患者会出现误吸[11]。

舌下神经（ⅩⅡ）

舌下神经受损是枕窝区颈静脉孔肿瘤患者将要面对的一种风险[16]，并且该损伤也可能在舌下神经鞘瘤患者中出现。舌下神经负责控制舌肌的运动，其损伤可能导致舌的运动范围和力量缺失，从而影响食团在口腔和咽部的形成与输送，导致食物在口腔和咽部残留。

评估

吞咽功能评估除了PRO指标外，还包括临床评估和仪器检测[17]。

临床吞咽评估

临床吞咽评估也称为床边吞咽评估，通常是首要评估环节。一名训练有素的言语病理学家进行全面的病历查阅、临床访谈、口腔运动检查和言语运动分析，以确定口咽部吞咽障碍的风险因素。然后，临床医生需评估唇部闭合是否充分，咀嚼能力，吞咽不同种类的液体及固体食物时的口腔清理情况。通过触诊喉部上抬情况、统计吞咽次数及观察吞咽误吸的临床指标，推断咽喉吞咽功能。患者的认知状态包括警觉度、注意力、判断力和冲动性，以及这些因素及其进食行为对患者吞咽安全的影响。可以尝试各种代偿策略或饮食调整来缓解吞咽障碍或误吸症状。通常建议进行进一步测试，如利用MBS研究或纤维内镜吞咽评估（FEES）等工具详细了解口咽部吞咽的生理过程。

改良钡剂吞咽检查

改良钡剂吞咽（modified barium swallow，MBS）研究也称为视频腔镜吞咽研究（videofluoroscopic swallow study，VFSS），是由言语病理学家与放射科医师联合完成的咽喉吞咽动态X线检查。在MBS中，患者需按标准流程吞咽钡造影剂，以评估在吞咽的4个阶段中食团流动的安全性和效率。MBS可提供食团清除的安全性和效率数据，以及有关患者吞咽的解剖和生理信息，从而为康复和代偿治疗提供指导。图11.1和图11.2展示了在MBS中正常和异常吞咽的示例。

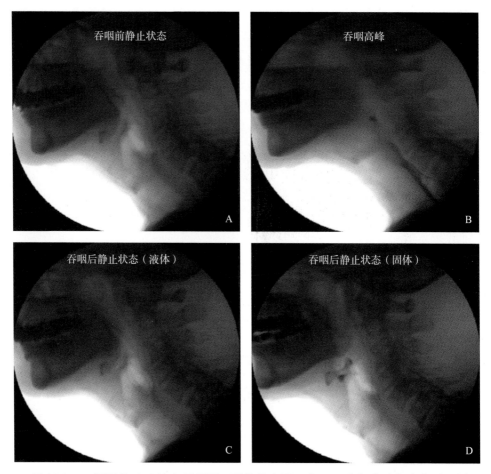

图11.1　一组正常MBS检查示例图。图像依次显示在吞咽动作达到高峰（B）时出现接近完全的咽喉收缩和完全的喉前庭闭合，然后显示吞咽后清晰的气道和可忽略的残留物（C、D）

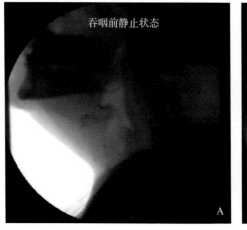

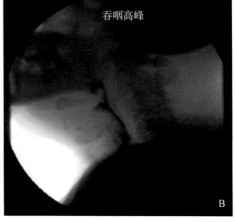

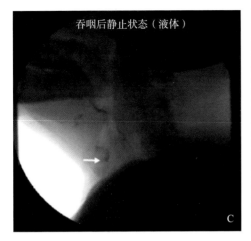
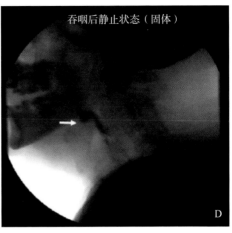

图11.2　一项异常MBS研究示例图像。图像依次显示咽喉收缩和喉前庭在吞咽高峰时未能完全闭合的吞咽功能障碍（B），在吞咽后引流入喉前庭的残留物情况（C）及在齿状沟和咽部的固体食物残留（D）

纤维内镜吞咽评估

纤维内镜吞咽评估（FEES）是在床边或诊所中，通过经鼻纤维内镜评估患者吞咽一系列标准食团的情况。FEES能够直接观察到吞咽前后的吸入情况，并检测咽部是否存在残留物。然而，由于咽部在吞咽高峰时会紧贴内镜造成图像被白色遮挡，FEES只能推断口腔和食管阶段及吞咽时的情况。与MBS不同，FEES可以直接观察气管、食管结构，包括评估声带运动、左右侧的咽部收缩及鼻咽功能，这对于存在迷走神经损伤风险的患者来说非常有益。FEES还可以评估代偿策略和指导治疗建议，对患者进行训练，使其能更安全、更有效地通过咽部清除食物或液体，FEES是一种可在治疗过程中提供生物反馈的有效方法。图11.3和图11.4展示了FEES检测正常和异常吞咽的示例。

吞咽困难的患者报告结局指标

患者报告结局（PRO）测量包括生活质量（quality of life，QOL）量表，也可纳入综合测试中，以将患者对其吞咽功能的感知融入康复计划中[16]。有各种与吞咽有关的PRO工具可用，包括头颈部功能状态量表（PSS-HN）[18]，饮食评估工具-10（EAT-10）[19]，MD安德森吞咽困难量表（MDADI）[20]，以及吞咽相关生活质量量表（SWAL-QOL）[21]。这些工具提供了关于患者当前吞咽功能感知的详细信息。

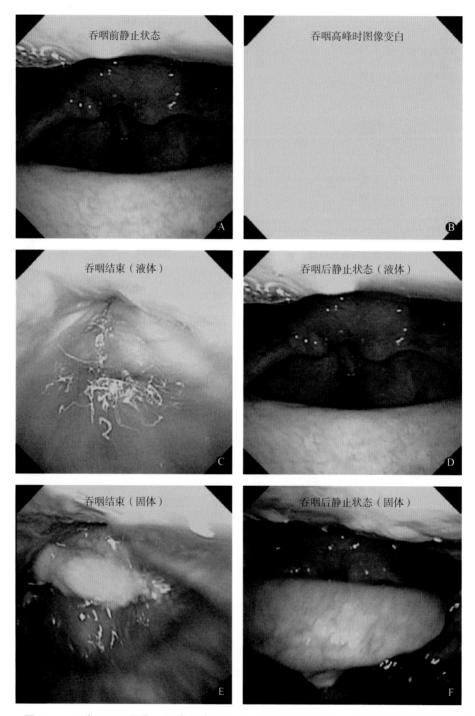

图11.3　正常FEES图像。图像依次显示了无渗透或误吸现象的正常咽喉吞咽功能，在吞咽高峰时咽部围绕内镜最大限度收缩，呈现典型的"白视野"（A～D）。图D和图E显示了吞咽结束和吞咽后静止状态饼干状团块在咽喉球后沟中的残留

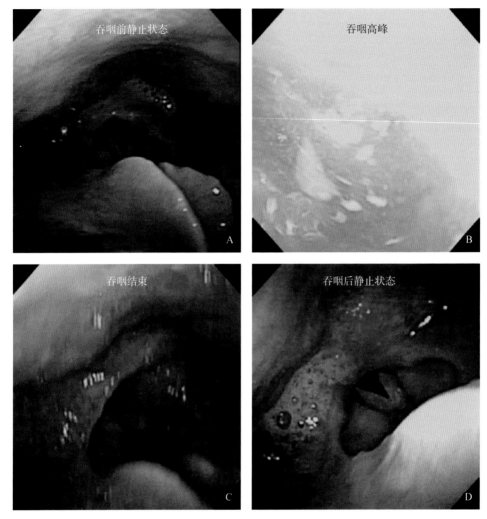

图11.4 异常FEES图像。图像显示了咽喉吞咽功能异常，吞咽前可见咽旁窝积液和会厌上纤维化（A），吞咽高峰时缺乏典型的白视野，表明咽部收缩不完全（B），以及大量的吞咽后残留物（C、D）

吞咽障碍康复

吞咽障碍康复可以包括代偿性和（或）恢复性技术。代偿性技术可通过饮食调整（如增稠液体、糊状食品）、吞咽技巧（如声门上吞咽法）或姿势改变（如转头、收下巴动作）来改善食团流动或消除误吸。代偿性康复技术可促进短期功能恢复，同时可促进长期改善。恢复性技术则通过针对仪器评估发现的生理缺陷来增强吞咽的力量或协调性[15, 16]。有各种吞咽康复技术，包括传统的吞咽练习（如用力吞咽）；麦克尼尔吞咽障碍治疗计划[22-24]，其中包括以大量实践为基础的食物分级安排；通过FEES或表面肌电图的生物反馈，以及设备辅助运动治疗，如呼气肌力量训练[25]。仪器评估和以患者为中心的目标应指导康复护理计划的实施。

嗓音

神经解剖学和生理学

发声需要协调喉部和呼吸肌。在呼气期间，控制次声门压力来启动和维持声带振动。真声带必须充分外展和内收，从而产生足够的发声并调节呼吸。迷走神经（CN X）的支配对于发声至关重要。喉上神经可以通过缩短和拉长环甲软骨肌来改变音高。喉返神经支配喉固有肌肉的运动，使声带得以运动。

嗓音输出结果

据估计，接受CPA手术的患者中有10%表现出单侧迷走神经麻痹，术后康复率较高[11, 15]。即使是暂时的手术后单侧喉返神经损伤也可能会对吞咽和发声产生不利影响。由于声带未完全闭合，声门裂隙会引发声音微弱、气息声重等问题。尽管罕见，双侧声带麻痹仍可能会成为一种潜在的危及生命的并发症，如果气道受阻，则可能需要行气管切开术。

嗓音评估

嗓音评估的基础是内镜检查。喉镜检查通常在检查室完成，但也可以在床旁进行。通过鼻腔插入软式内镜或通过口腔插入硬式内镜来观察喉部解剖结构、病理状况、气道孔径和真声带运动情况。全面的嗓音评估还包括患者的自我评估，如通过嗓音障碍指数（voice handicap index，VHI）来量化嗓音障碍的心理社会影响[26]。临床评估测量呼吸模式、最长发声时间和言语病理学家对嗓音的听觉感知评级来评估声音的整体级别（如发声障碍、嘶哑、气促、虚弱或无力），并与成像结果相结合。利用计算机软件进行的声学评估客观地描述了声音的响度、音调和音质等参数。

嗓音康复

声带麻痹和瘫痪的康复取决于多个因素，主要包括受影响的侧别（单侧还是双侧麻痹）、气道开放度、发声障碍程度、误吸情况和咳嗽功能。对于单侧麻痹导致的声门间隙，通过注射进行声带填充或甲状软骨成形术可以提供暂时或永久性的声门失能矫正。注射或植入物可使麻痹的声带移向中线，使对侧可动的声带更容易闭合。据报道，声带内移术在颅底手术后单侧麻痹病例中的应用率为10%～29%，声音和吞咽均有所改善[11, 15]。在一项研究中，大多数患者在术后实现了完全的声门闭合，并且声音质量达到良好至优秀[27]。喉部中线成形预期可以改善吞咽，包括减少误吸和增强咳嗽力量以清除由于声门闭合不全而产生的吸入物。非手术性嗓音治疗也可能有益，包括训练方案（如PHoRTE和呼吸肌力量训练）[25, 28]。

言语

神经解剖学和生理学

言语产生需要对参与呼吸、发声、构音、共鸣和韵律的肌肉进行感觉运动调节。大脑皮质、基底神经节、脑干和小脑的运动区域支配隔膜、喉、舌、唇和软腭，以影响言语的精准度、清晰度、质量和语速。损伤导致言语肌肉无力或协调不良，会引起言语障碍，即构音障碍。不同的脑部区域或周边受损也可导致许多不同类型的构音障碍。

构音障碍结果

超30%颅底手术患者会出现言语功能缺陷或构音障碍[29]。颅后窝或CPA肿瘤患者通常呈现弛缓性和共济失调性构音障碍。弛缓性构音障碍由脑神经损伤或脑干压迫引起，导致发音不准确，言语清晰度降低。具体表现因受损的脑神经或幕上位置不同而异。面神经受损会影响唇部闭合和力量，进而降低言语清晰度。舌咽神经和迷走神经咽支受损会导致腭咽功能不全，引起共振障碍。舌下神经受损会导致舌肌无力，通过影响言语发音准确性而降低言语清晰度。CPA肿瘤的直接或间接损伤会导致共济失调性构音障碍。小脑有助于协调呼吸、发声和构音的言语肌肉的运动，小脑损害引起的不协调会导致言语抑扬顿挫，以及响度和发音的波动。从感知上看，患者的语言听起来像是喝醉了。

言语评估

言语产生的基本过程是由言语病理学家通过听觉感知评估。在一组标准化的言语任务中评估言语产生的速度、节奏和准确性，包括独自地和快速地按顺序重复发音、阅读任务和对话交流。评估呼吸、发声、构音、共鸣和语调。可以使用标准化评估手段，如构音障碍言语清晰度评估，以量化清晰度和追踪进展[30]。可以使用如沟通有效性评分表之类的工具评估患者对其沟通效果的感知。

言语康复

构音障碍的康复包括基于损伤的治疗和补偿性管理。通常不建议使用非言语口腔肌肉锻炼，而是进行行为言语训练。对于共济失调性构音障碍患者，可以进行膈肌呼吸和节奏控制训练。对于弛缓性构音障碍患者，可以教授其简单的补偿性策略，如放慢语速和过度发音，以提高清晰度。在严重情况下，可能需要使用替代和辅助通信设备。

认识-沟通

神经解剖学和生理学

认知和沟通技能包括推理、记忆和语言等高级心理功能，都是在大脑半球内进行组织协调的。四个主要的皮质脑叶，如额叶、颞叶、顶叶和枕叶及其皮质回，作为专门负责特定认知或行为功能的模块运作[31]。这些模块是相互作用的网络，相互连接着大脑的各个区域和皮质下中枢。根据颅底肿瘤及其治疗影响的皮质部位的不同，可能会出现各种认知-沟通障碍。

认知-沟通障碍转归情况

颅底肿瘤患者的认知-沟通障碍虽然少见，但值得关注。接受大型前颅底脑膜瘤切除术的患者显示出额叶损伤，特别是在前额叶皮质腹内侧区。认知缺陷表现为言语记忆、信息处理、适应性功能和真实生活决策方面的障碍，以及获得性人格变化和情感反应调节不良[32, 33]。后颅底肿瘤切除后，儿童常出现严重的沟通障碍，被称为小脑性缄默综合征（CMS）。儿童通常在手术后12～96小时出现短暂性缄默，通常在几周或几个月后缓解[34]。

认知-沟通评估

当怀疑存在认知和语言能力障碍时，可以使用各种标准化评估方法。通常是由神经心理学家和言语病理学家进行评估。认知测试可以测量患者的记忆力、执行功能、视觉空间技能和注意力。语言测试测量言语、听力、阅读和写作任务中的表达与理解能力。社交语言也要进行评估，特别是对于前额叶损伤患者，包括人格变化、情绪调节、冲动性、主动性、灵活性和眼神交流。全面的评估还必须包括功能性访谈来确立以患者和家庭为中心的目标。

认知-沟通康复

认知-沟通康复主要包括3种方法：恢复性目标、补偿性目标和认知目标。恢复性目标通过将神经可塑性原理纳入显著任务的大量实践中（如间隔提取训练用于记忆损失），尝试减少认知过程中的障碍。补偿性目标旨在减少认知过程中的障碍，如训练使用外部辅助工具（如记事本/回忆录）。认知目标涉及训练自我监控技能，评估表现并根据需要实施相应策略（如目标达成量表）。治疗目标基于测试中识别出的认知领域及家属和患者在活动和参与障碍方面的意见而确定。

淋巴水肿

淋巴系统

健康完整的淋巴系统是一个单向输送系统，可以将液体和蛋白质从组织间隙输送回循环系统。淋巴系统的主要管道包括毛细血管、集合管、淋巴结、淋巴干和淋巴管。淋巴液形成于间质液进入淋巴毛细血管时。淋巴从毛细血管流入集合淋巴管中，这些淋巴管进入淋巴结进行过滤。然后淋巴液被流出的淋巴管带到更大的淋巴干，最终进入淋巴管并返回血液循环系统，完成液体运输的循环[35]。

头颈部淋巴引流模式是可预测的，但也存在变化。鼻腔和面中部的淋巴引流最常见的模式是通过面部淋巴管向下引流至 I～II 级颈部淋巴结及咽后淋巴结（图 11.5）。淋巴引流模式虽然主要用于预测疾病的局部扩散区域，但也有助于预测淋巴水肿可能出现的区域[36, 37]。

淋巴水肿

继发性或获得性淋巴水肿是头颈部癌症治疗可能导致的常见并发症。根据淋巴引流方式和肿瘤学治疗范围，淋巴水肿的部位是高度可预测的。淋巴水肿是淋巴液运输到中心循环系统受阻导致淋巴液滞留或阻塞的结果。这种干扰可能来自肿瘤负荷、手术或放化疗。在手术或放疗区域内，外部淋巴淤滞表现为可见或可触及的肿胀，而大多数内部淋巴水肿只能通过影像学检查才能发现。头颈部淋巴水肿患病率很高，报道称经手术或放疗的患者中高达75%会发生淋巴水肿[38]。内部和外部头颈部淋巴水肿与功能、身体、心理和生活质量降低相关症状有关[39]。淋巴水肿在鼻腔鼻窦恶性肿瘤患者中尤其值得关注。

淋巴水肿评估

头颈淋巴水肿评估通常包括口腔机制检查、运动言语评估、吞咽评估、言语评估、头颈部二维和三维影像检查、体格检查及颈部和面部的周长测量（图11.6）。有多种方法来根据体格检查对头颈部淋巴水肿进行分级。通过触诊和功能评估，检查者可以根据以下方式量化淋巴水肿（和纤维化）的程度。

（1）美国癌症协会淋巴水肿量表

（2）淋巴水肿分期（Földi's Scale）[40]

（3）不良事件的常见术语分类（CTCAE）[41]

（4）MD 安德森癌症中心头颈淋巴水肿量表（Földi's 系统的一种适用于头颈的改良版）[42]

（5）头颈部外淋巴水肿和纤维化评估标准（HN-ELAF）[43]

标准化淋巴水肿评估可进行纵向重复。系列评估的时间因医疗状况变化、门

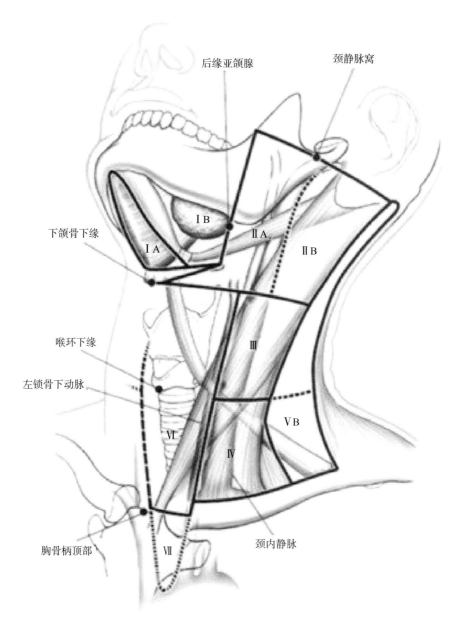

图11.5 颈部淋巴结分区。这幅由美国癌症联合委员会提供的示意图展示了颈部淋巴结分区、分类。以下区域代表了淋巴结分区：下颌下和颏下部位，ⅠA/ⅠB区；上部颈内静脉处，ⅡA/ⅡB区；中部颈内静脉处，Ⅲ区；下部颈内静脉处，Ⅳ区；脊神经和横颈处，ⅤA/ⅤB区；颈前淋巴结，Ⅵ和Ⅶ区，通常不属于头颈部，但常被称为上纵隔淋巴结（经Som等授权转载自American Journal of Roentgenology. 2000；174：837-844. 10.2214/ajr.174.3.1740837）

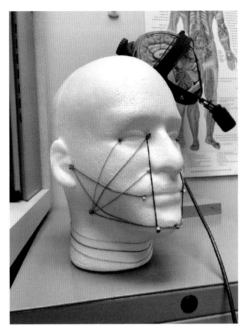

图11.6 头颈部淋巴水肿的测量。这是Piso等首次描述的皮尺表面测量法示例，用于量化面部水肿的程度和体积，同时还增加了由Smith等描述的颈部周径测量[42]

诊治疗次数和遵守家庭治疗方案的程度而异。一般来说，每隔2～3个月进行一次系列评估，直到淋巴水肿得到缓解或稳定[42, 44, 45]。

淋巴水肿的治疗

完整脱水疗法（CDT）被广泛认为是淋巴水肿治疗的"金标准"，也是研究最多的治疗干预措施。CDT由4个部分组成，包括皮肤护理、手动淋巴引流（MLD）、利用绷带或衣物加压和运动。治疗方案要求在医院或家庭中进行急性期"强化"治疗，然后进行长期的居家护理与治疗[42, 44-49]。

正确的皮肤护理是必不可少的且需长期坚持。医生会教导患者如何保湿和保护皮肤以降低感染风险。MLD是一种轻量级、高度定向的按摩技术，用于增加淋巴动力活动并促进淋巴液的流动。加压可以减少软组织的过度渗透，改善淋巴流动及关节和肌肉泵的功能。淋巴水肿运动旨在进一步辅助淋巴液的流动，尤其是在穿戴压力装置时，这提供了额外的阻力以提高关节和肌肉泵的效率。治疗禁忌证包括头颈部的蜂窝织炎或其他感染、局部瘘管、深静脉血栓、心源性水肿、肾衰竭和皮肤转移[42, 47, 49]。上述措施在开始治疗前必须获得医生的批准。

头颈部淋巴水肿的替代疗法正在涌现。外科治疗包括淋巴-静脉吻合术（LVA），用于治疗保守治疗无效的少数患者。研究结果显示，侵入性手术干预后头颈部淋巴水肿周长减小，外观改善[48]。颌下区脂肪抽吸也用于治疗头颈部淋巴水肿。Brake[50]和Alamoudi[51]报道称，患者自我感知外观有所改善，但缺乏客观的测量数据[48-50]。口服硒的效果不一致[48]。包括各种肌内效贴扎方法在内的非侵入性操作可以模拟皮肤拉伸和软组织提升，被作为传统CDT的补充治疗，在理论上其可协助淋巴引流。与大多数淋巴水肿研究一样，支持替代治疗的研究受到样本量小和可重复性差的限制。

鼻腔鼻窦恶性肿瘤病例淋巴水肿示例

表11.1中的病例展示了鼻腔鼻窦恶性肿瘤患者头颈部淋巴水肿的表现、治疗和预后。

表11.1　鼻腔鼻窦恶性肿瘤患者淋巴水肿示例

项目	患者1	患者2	患者3
年龄，性别，种族	51岁，男性，非裔美国人	64岁，男性，白人	59岁，女性，白人
疾病分期，细胞类型，发病部位	未知，鳞状细胞癌，左上颌窦	T4 N2C M0 鳞状细胞癌，鼻腔	多次复发左侧肉瘤样癌，上颌窦
肿瘤治疗	放化疗	诱导化疗、手术、体外放疗、手术	4次局部切除手术；术后放疗；ⅠB区复发——左颈部淋巴结清扫术，术后放疗；疾病持续——免疫治疗、手术
淋巴水肿分期和位置	软性非凹陷性左上/下眼睑、左颊、左颏	双侧软性凹陷性：颏下、颈前、面中部、上唇、下唇、右侧口腔内颊部/颊部/颈部	双侧软性凹陷性：下颌下、颈前、面中部、上唇、下唇、右颊内侧/颊部/下颌、左颊颏、颊部、面中部、唇部前耳区、颌下腺、前侧颈
治疗建议	MLD；不配合使用肌内效贴扎	放疗期间进行MLD，放疗后进行CDT	CDT
疗效	出院时间为初步评估后的14周；颈部减少3.2%，面部减少2.9%	放疗期间颈部增加2.7%；在初始评估后的18个月出院时：颈部减少6%；面部减少2.5%	进行3个月的CDT治疗后：面部减少4.1%；颈部减少3.6%，正在接受持续的CDT治疗

注：CDT.完全脱水疗法；MLD.手动淋巴引流。

小结

治疗的目标是最大限度地提高生存率，同时尽量降低患者的发病率。由于颅底和鼻腔鼻窦肿瘤与重要结构接近，组建多学科团队是必要的，以保证患者的功能得到最大化改善。支持性护理在这一人群中细致且颇具挑战性。一个多学科团队包括言语病理学家、口腔肿瘤学家、物理治疗师、营养师、社会工作者、神经心理学家和其他相关医疗服务提供者，是提供关键护理的不可或缺的一部分，旨在肿瘤治疗过程中和治疗后改善功能。这需要进行全面评估，通常包括工具评估确定基线功能，支持性护理团队提供的术前咨询，以便使患者了解预期可能出现的功能缺陷和恢复模式，并进行适当的治疗干预。康复需要多学科团队的协作，包括各个专业的临床医生，从而满足这一人群的复杂需求[52, 53]。

参 考 文 献

1. Rivas A, Boahene KD, Bravo HC, Tan M, Tamargo RJ, Francis HW. A model for early prediction of facial nerve recovery after vestibular schwannoma surgery. Otol Neurotol. 2011;32(5):826–33.

2. de Almeida JR, Witterick IJ, Gullane PJ, Gentili F, Lohfeld L, Ringash J, et al. Physical morbidity by surgical approach and tumor location in skull base surgery. Head Neck. 2013;35(4):493–9.

3. Larjani S, Monteiro E, Witterick I, Vescan A, Zadeh G, Gentili F, et al. Preliminary cross-sectional reliability and validity of the Skull Base Inventory (SBI) quality of life questionnaire. J Otolaryngol Head Neck Surg. 2016;45(1):45.

4. Gil Z, Abergel A, Spektor S, Shabtai E, Khafif A, Fliss DM. Development of a cancer-specific anterior skull base quality-of-life questionnaire. J Neurosurg. 2004;100(5):813–9.

5. Gil Z, Abergel A, Spektor S, Khafif A, Fliss DM. Patient, caregiver, and surgeon perceptions of quality of life following anterior skull base surgery. Arch Otolaryngol Head Neck Surg. 2004;130(11):1276–81.

6. Gil Z, Abergel A, Spektor S, Cohen JT, Khafif A, Shabtai E, et al. Quality of life following surgery for anterior skull base tumors. Arch Otolaryngol Head Neck Surg. 2003;129(12):1303–9.

7. de Almeida JR, Witterick IJ, Gullane PJ, Gentili F, Lohfeld L, Ringash J, et al. Quality of life instruments for skull base pathology: systematic review and methodologic appraisal. Head Neck. 2013;35(9):1221–31.

8. Woertgen C, Rothoerl RD, Hosemann W, Strutz J. Quality of life following surgery for malignancies of the anterior skull base. Skull Base. 2007;17(2):119–23.

9. de Almeida JR, Vescan AD, Gullane PJ, Gentili F, Lee JM, Lohfeld L, et al. Development of a disease-specific quality-of-life questionnaire for anterior and central skull base pathology–the skull base inventory. Laryngoscope. 2012;122(9):1933–42.

10. Ramina R, Maniglia JJ, Fernandes YB, Paschoal JR, Pfeilsticker LN, Neto MC, et al. Jugular foramen tumors: diagnosis and treatment. Neurosurg Focus. 2004;17(2):E5.

11. Starmer HM, Ward BK, Best SR, Gourin CG, Akst LM, Hillel A, et al. Patient-perceived long-term communication and swallow function following cerebellopontine angle surgery. Laryngoscope. 2014;124(2):476–80.

12. Wadhwa R, Toms J, Chittiboina P, Tawfik T, Glenn C, Caldito G, et al. Dysphagia following posterior fossa surgery in adults. World Neurosurg. 2014;82(5):822–7.

13. Jeswani S, Nuno M, Wu A, Bonert V, Carmichael JD, Black KL, et al. Comparative analysis of outcomes following craniotomy and expanded endoscopic endonasal transsphenoidal resection of craniopharyngioma and related tumors: a single-institution study. J Neurosurg. 2016;124(3):627–38.

14. Starmer HM, Best SR, Agrawal Y, Chien WW, Hillel AT, Francis HW, et al. Prevalence, characteristics, and management of swallowing disorders following cerebellopontine angle surgery. Otolaryngol Head Neck Surg. 2012;146(3):419–25.

15. Best SR, Starmer HM, Agrawal Y, Ward BK, Hillel AT, Chien WW, et al. Risk factors for vagal palsy following cerebellopontine angle surgery. Otolaryngol Head Neck Surg. 2012;147(2):364–8.

16. Cheesman AD, Kelly AM. Rehabilitation after treatment for jugular foramen lesions. Skull Base. 2009;19(1):99–108.

17. Ciucci M, Jones CA, Malandraki GA, Hutcheson KA. Dysphagia practice in 2035: beyond fluorography, thickener, and electrical stimulation. Semin Speech Lang. 2016;37(3):201–18.

18. List MA, Ritter-Sterr C, Lansky SB. A performance status scale for head and neck cancer patients. Cancer. 1990;66(3):564–9.

19. Belafsky PC, Mouadeb DA, Rees CJ, Pryor JC, Postma GN, Allen J, et al. Validity and reliability of the Eating Assessment Tool (EAT-10). Ann Otol Rhinol Laryngol. 2008;117(12):919–24.

20. Chen AY, Frankowski R, Bishop-Leone J, Hebert T, Leyk S, Lewin J, et al. The development and validation of a dysphagia-specific quality-of-life questionnaire for patients with head and neck cancer: the M. D. Anderson dysphagia inventory. Arch Otolaryngol Head Neck Surg. 2001;127(7):870–6.

21. McHorney CA, Robbins J, Lomax K, Rosenbek JC, Chignell K, Kramer AE, et al. The SWAL-QOL and SWAL-CARE outcomes tool for oropharyngeal dysphagia in adults: III. Documentation of reliability and validity. Dysphagia. 2002;17(2):97–114.

22. Carnaby-Mann GD, Crary MA. McNeill dysphagia therapy program: a case-control study. Arch Phys Med Rehabil. 2010;91(5):743–9.

23. Crary MA, Carnaby GD, LaGorio LA, Carvajal PJ. Functional and physiological outcomes from an exercise-based dysphagia therapy: a pilot investigation of the McNeill Dysphagia Therapy Program. Arch Phys Med Rehabil. 2012;93(7):1173–8.

24. Crary MA, Carnaby-Mann GD, Faunce A. Electrical stimulation therapy for dysphagia: descriptive results of two surveys. Dysphagia. 2007;22(3):165–73.

25. Sapienza C, Troche M, Pitts T, Davenport P. Respiratory strength training: concept and intervention outcomes. Semin Speech Lang. 2011;32(1):21–30.

26. Jacobson BHJA, Grywalski C, Silbergleit A, Jacobson G, Benninger MS, Newman CW. The voice handicap index (VHI) development and validation. Am J Speech Lang Pathol. 1997;6(3):66–70.

27. Bielamowicz S, Gupta A, Sekhar LN. Early arytenoid adduction for vagal paralysis after skull base surgery. Laryngoscope. 2000;110(3 Pt 1):346–51.

28. Ziegler A, Verdolini Abbott K, Johns M, Klein A, Hapner ER. Preliminary data on two voice therapy interventions in the treatment of presbyphonia. Laryngoscope. 2014;124(8):1869–76.

29. Cho Y-S. So YK, Park K, Baek, C-H, Jeong H-S, Hong SH, Chung W-H. Surgical outcomes of lateral approach for jugular foramen schwannoma: postoperative facial nerve and lower cranial nerve functions. Neurosurgical Review. 2009;32:61–6. https://doi.org/10.1007/s10143-008-0165-1.

30. Yorkston KM, Beukelman DR, Traynor C. Assessment of intelligibility of dysarthric speech. Austin: Pro-Ed; 1984.

31. Bhatnagar SC. Neuroscience for the study of communicative disorders. Baltimore, MD: Lippincott Williams & Wilkins; 2002.

32. Dijkstra M, Van Nieuwenhuizen D, Stalpers LJ, Wumkes M, Waagemans M, Vandertop WP, et al. Late neurocognitive sequelae in patients with WHO grade I meningioma. J Neurol Neurosurg Psychiatry. 2009;80(8):910–5.

33. Abel TJ, Manzel K, Bruss J, Belfi AM, Howard MA 3rd, Tranel D. The cognitive and behavioral effects of meningioma lesions involving the ventromedial prefrontal cortex. J Neurosurg. 2016;124(6):1568–77.

34. Mei C, Morgan AT. Incidence of mutism, dysarthria and dysphagia associated with childhood posterior fossa tumour. Childs Nerv Syst. 2011;27(7):1129–36.

35. Swartz MA. The physiology of the lymphatic system. Adv Drug Deliv Rev. 2001;50(1–2):3–20.

36. Fernandez JM, Santaolalla F, Del Rey AS, Martinez-Ibarguen A, Gonzalez A, Iriarte MR. Preliminary study of the lymphatic drainage system of the nose and paranasal sinuses and its role in detection of sentinel metastatic nodes. Acta Otolaryngol. 2005;125(5):566–70.

37. Werner JA, Dunne AA, Myers JN. Functional anatomy of the lymphatic drainage system of the upper aerodigestive tract and its role in metastasis of squamous cell carcinoma. Head Neck. 2003;25(4):322–32.

38. Deng J, Ridner SH, Dietrich MS, Wells N, Wallston KA, Sinard RJ, et al. Prevalence of secondary lymphedema in patients with head and neck cancer. J Pain Symptom Manag. 2012;43(2):244–52.

39. Deng J, Murphy BA, Dietrich MS, Wells N, Wallston KA, Sinard RJ, et al. Impact of secondary lymphedema after head and neck cancer treatment on symptoms, functional status, and quality of life. Head Neck. 2013;35(7):1026–35.

40. Foldi M, Foldi E. Foldi's textbook of lymphology. Munich, Germany: Urban & Fischer (Elsevier); 2006.

41. Common Terminology Criteria for Adverse Events (CTCAE). In: Services USDoHaH, editor. Bethesda, MD: National Institutes of Health, National Cancer Institute; 2010.

42. Smith BG, Lewin JS. Lymphedema management in head and neck cancer. Curr Opin Otolaryngol Head Neck Surg. 2010;18(3):153–8.

43. Deng J, Ridner SH, Wells N, Dietrich MS, Murphy BA. Development and preliminary testing of head and neck cancer related external lymphedema and fibrosis assessment criteria. Eur J Oncol Nurs. 2015;19(1):75–80.

44. Smith BG. Head and neck lymphedema. 3rd ed. Zuther J, Norton S, editors. New York: Thieme; 2013.

45. Smith BG, Hutcheson KA, Little LG, Skoracki RJ, Rosenthal DI, Lai SY, et al. Lymphedema outcomes in patients with head and neck cancer. Otolaryngol Head Neck Surg, 2014.

46. Lewin JS, Hutcheson KA, Barringer DA, Smith BG. Preliminary experience with head and neck lymphedema and swallowing function in patients treated for head and neck cancer. Perspect Swall Swall Dis. 2010;19:45–52.

47. Zuther J. Complete decongestive therapy. 3rd ed. Zuther J NS, editor. New York: Thieme; 2013.

48. Tyker A, Franco J, Massa ST, Desai SC, Walen SG. Treatment for lymphedema following head and neck cancer therapy: a systematic review. Am J Otolaryngol. 2019;40(5):761–9.

49. Borman P. Lymphedema diagnosis, treatment, and follow-up from the view point of physical medicine and rehabilitation specialists. Turk J Phys Med Rehabil. 2018;64(3):179–97.

50. Brake MK, Jain L, Hart RD, Trites JR, Rigby M, Taylor SM. Liposuction for submental lymphedema improves appearance and self-perception in the head and neck cancer patient. Otolaryngol Head Neck Surg. 2014;151(2):221–5.

51. Alamoudi U, Taylor B, MacKay C, Rigby MH, Hart R, Trites JRB, et al. Submental liposuction for the management of lymphedema following head and neck cancer treatment: a randomized controlled trial. J Otolaryngol Head Neck Surg. 2018;47(1):22.

52. Peterson KL, Fenn J. Treatment of dysphagia and dysphonia following skull base surgery. Otolaryngol Clin N Am. 2005;38(4):809–17, xi.

53. Piso DU, Eckardt A, Liebermann A, Gutenbrunner C, Schafer P, Gehrke A. Early rehabilitation of head-neck edema after curative surgery for orofacial tumors. Am J Phys Med Rehabil. 2001;80(4):261–9.

第十二章

鼻腔鼻窦与颅底罕见肿瘤

Kelly R. Magliocca，Christopher C. Griffth

译者：洪海裕　廖振鹏　池梦诗　喻日庆　杨安妮

畸胎癌肉瘤

　　畸胎癌肉瘤（teratocarcinosarcoma，TCS）是一种侵袭性肿瘤，1983年Shanmugaratnam等[1]将其描述为畸胎样癌肉瘤。次年，Heffner及Hyams[2]描述了20例畸胎瘤肉瘤的组织学特征和临床特点，从此这一术语沿用至今。文献报道，TCS发病年龄在18～79岁，中位年龄是60岁，男性发病率高于女性（男女比例约为8∶1）[2]。TCS患者的临床症状通常是非特异性的，包括鼻塞、鼻出血和头痛。根据解剖部位和受累程度可能发生眼部或面部疼痛、突眼和（或）局灶性神经功能缺损，包括嗅觉丧失等[2-5]。也有研究报道了患者出现抗利尿激素分泌失调综合征（syndrome of inappropriate secretion of antidiuretic hormone，SIADH）的表现，但较为罕见[6, 7]。最常见的发病部位为鼻腔和筛窦，较大的肿瘤可能侵袭眼眶、颅腔和（或）面部皮肤[1, 2]。该肿瘤具有组织学异质性，由上皮、神经外胚层和间充质成分组成，具有不同程度的分化成熟情况和细胞异型性[1, 2]。上皮成分可以是立方形或柱状上皮，黏液细胞排列成不规则的腺性结构和微囊，并且常呈现出明显的恶性表现（图12.1A）。在腺上皮的过渡中出现巢状或片状的角化或非角化鳞状上皮。鳞状上皮表现出典型的细胞形态，类似于胎儿黏膜鳞状上皮，这被认为是诊断TCS的有用线索[2]。神经外胚层是细胞性的，细胞边界模糊，原始外观伴菊形团形成（图12.1B、C），还可见混合的神经纤维基质（图12.1）。不同数量的肌肉（平滑肌或骨骼肌）、软骨或少量骨质构成TCS的间充质成分，但也可能存在细胞较丰富的纤维间质、未成熟脂肪组织和（或）血管瘤样区域，这很可能是低度恶性的TCS间充质成分。在TCS[2]中，平滑肌不规则地围绕着上皮细胞的聚集物，形成类似于原始支气管或肠道结构的类器官外观。免疫组化分析显示TCS细胞原始细胞成分表达CD99、突触素，并可能表达S-100。

　　研究表明，虽然偶尔有细胞染色出现甲胎蛋白（alphafetoprotein，AFP）[2]，但这一结果是非特异性的，在其他鼻腔肿瘤中也有报道[8]。上皮细胞角蛋白染色

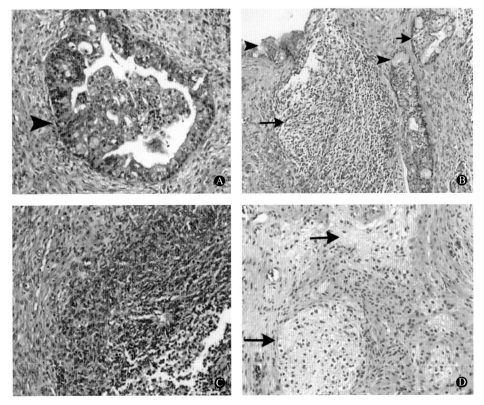

图12.1　TCS的组织学特征

A.TCS特征性腺性结构（无尾箭头）（HE染色，200×）；B.未成熟的神经外胚层成分（长箭头），上皮细胞（短箭头）中明显的"胎儿型"变化和具有黏液细胞的呼吸道上皮（无尾箭头）；C.在未成熟的神经外胚层组织中可见菊形团形成；D.淡染的神经原纤维基质（箭头）（HE染色，200×）

呈阳性，神经纤维基质以胶质纤维酸性蛋白质（GFAP）为特征，此外还有骨骼肌、结蛋白和（或）平滑肌肌动蛋白呈阳性。最近研究表明，22例（82%）鼻腔鼻窦TCS患者中有18例出现复发性SMARCA4表达缺失（部分或完全缺失），在相应的肿瘤组织中出现基因失活。尽管有假说提出TCS中存在神经嵴细胞或其他具有多向分化能力及分化过程受微环境调控的多潜能细胞群[6]，但TCS的确切发生机制仍不清楚。最近研究发现，SMARCA4缺失和相应的*SMARCA4*基因失活表明，TCS可能是由反复性分子事件驱动的，而不是干细胞或生殖细胞来源的[9]。从现实角度而言，值得注意的是，通过一个小切口进行活检对于准确诊断TCS非常具有挑战性[10]。

发生这种情况不仅仅是因为该肿瘤极其罕见，部分原因在于该肿瘤具有明显的组织学异质性，而其进行的是局部取样。在有限的活检组织中，TCS在显微镜下可能表现为类似于嗅神经母细胞瘤、腺癌、肉瘤样癌及横纹肌肉瘤等[1, 2]。SMARCA4免疫染色缺失可能为肿瘤鉴别诊断提供了有用的线索，并且在某些情况下可能直接明确 TCS 的诊断[9]。影像学检查无特异性。TCS 具有侵袭性，需要手术治疗。颅底、颅腔或眼眶受累会增加手术难度。放射治疗通常需在手术后进行，一些研究建议通过手术、放疗和化疗联合治疗可以提高生存率和降低转移性疾病的发生率。但目前对于 TCS 的治疗方案缺乏广泛研究[5]。TCS 的复发率约为40%，死亡率为 30% ~ 40%[5, 6]。

双表型鼻腔鼻窦肉瘤

鼻腔鼻窦肉瘤包括发生在鼻腔和颅底区域的横纹肌肉瘤、尤因肉瘤、软骨肉瘤和骨肉瘤，但肿瘤并不局限于该区域。相反，最近研究表明双表型鼻腔鼻窦肉瘤（biphenotypic sinonasal sarcoma，BSNS）似乎是一种在鼻腔内发病的特异性肿瘤。Lewis 等[11]在 2012 年首次将这种单型低级别梭形细胞肉瘤描述为具有神经和肌源性特征的低级别鼻窦肉瘤。直到 2014 年，该团队将该肿瘤重命名为BSNS[12]。BSNS 是一种罕见的肉瘤，迄今为止约有 150 例患者，其组织学来源不明确，鉴于其临床病程相对较缓，且尚无区域或远处转移的报道，因此该病需与其他发生在鼻腔的肉瘤相鉴别[13, 14]。在上述个案中，BSNS 好发于上鼻道，包括鼻腔上部及筛窦区域，可单独累及，也可同时累及，且明显更易发生于中年女性。据报道，其发病高峰年龄为 50 岁左右（24 ~ 85 岁）。临床上，患者表现出与肿块相关的相对非特异性症状，如鼻塞、充血、鼻出血或流涕[11]。这类肿瘤很少见，不过可能有一些成像特征，当中年女性患者鼻腔/筛窦中心的单侧肿块具备这些特征时，可能需要将 BSNS 纳入影像学鉴别诊断范畴：CT 表现为骨质增生，结合与大脑灰质等强度的 MRI T_2 信号和钆造影剂不均匀增强[15, 16]。BSNS 是一种致密的细胞性梭形细胞肿瘤，排列成束，可能呈"人字形"外观。

约 20% 的肿瘤侵犯局部骨质[11]。梭形肿瘤细胞长而重叠，外形均质淡染，无明显异型性或色素沉着，少见有丝分裂，无坏死。细胞间胶原纤维排列成细小的线状。肿瘤内可见散在分布的、所谓鹿角状扩张血管，这种情况并不少见。部分肿瘤呈现出横纹肌母细胞分化，呈丰富、明亮的嗜酸性胞质，有交叉条纹。表面上皮良性增生性内陷至下方的梭形细胞肉瘤内，导致小的囊性上皮内衬空间"内陷"进入间充质肿瘤（图 12.2A、B），这是一个有助于诊断的显微镜下发现。这种增生情况罕见，但较为显著，并在浅表活检时可能将肿瘤误诊为鼻腔内翻性乳头状瘤。

BSNS 的肿瘤细胞特征性地表现出至少 S-100 和平滑肌肌动蛋白局灶性的双表型免疫阳性（图 12.2C、D）。存在结蛋白、β-联蛋白、CD34、EMA、细胞角蛋白不同程度的局灶性表达。肿瘤对 SOX10 无免疫反应性。研究常报道其肌细胞生成素为阴性[11, 12]，不过出现横纹肌母细胞分化的细胞可能与肌细胞生成素发生反应[17]。在复杂的病例中，可能需要通过单克隆 PAX3 核反应和（或）分子检测的阳性免疫组化来支持诊断[18]。绝大多数 BSNS 显示 *PAX3* 重排，*MAML3* 最常见的

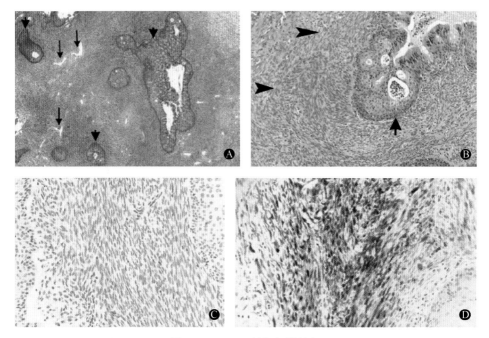

图12.2　BSNS的组织学特征

A. BSNS 的特征为存在梭形细胞，通常位于增生性表面上皮内陷（短箭头）和小的扩张性血管通道（长箭头）内。B. 与内陷表面上皮相邻的梭形细胞成分（无尾箭头和短箭头）（HE 染色，200×）。C. 免疫组化染色时结蛋白在肿瘤细胞中呈阳性（结蛋白，200×）。D. 免疫染色后 S-100 在肿瘤细胞中呈阳性（S-100，200×）

突变为 t（2；4）（q35；q31.1）[11]。PAX3 和 FOXO1、NCOA1 或 NCOA2 较少发生融合[17]。在2012年 BSNS 被确定为一种独立的肿瘤之前，其常被错误归类为其他良性和恶性病变，包括纤维肉瘤、平滑肌肉瘤、低度恶性外周神经鞘瘤、滑膜肉瘤和细胞性神经鞘瘤。这种低度恶性肉瘤的首选治疗方案是手术切除，而不包括选择性颈部清扫，因为尚无已知的区域转移病例。对于侵犯骨质的肿瘤，术中需将病变骨质全部切除。在过去5年内，BSNS 的局部复发率约为40%。死亡病例较为少见，且似乎与肿瘤颅内侵犯有关[11, 19, 20]。放疗和二次手术的疗效尚不明确，部分原因可能是肿瘤的罕见性。

软骨肉瘤

软骨肉瘤是继骨肉瘤之后第二常见的原发性骨肉瘤，最常累及四肢骨骼[21]。头颈部受累并不常见，10%～12%的软骨肉瘤发生于此区域[22]。在头颈部，软骨肉瘤可出现在鼻窦、颅底、颌部和喉部，与非头颈部软骨肉瘤相比，前者的分期较低，预后较好[23]。传统的鼻腔鼻窦和颅底软骨肉瘤在40岁左右时发病率最高，患者年龄差异很大，儿童及老年人均可发病。研究已证明其无性别差异。发生在头部的、无其他组织病变的软骨肉瘤被归类为原发性软骨肉瘤。继发性软骨肉瘤继发于原有的病变，如骨软骨瘤或内生骨瘤，通常与Ollier病、Maffucci综合征或多种遗传性外生骨瘤/骨软骨瘤相关[24]。继发性软骨肉瘤在滑膜软骨瘤病中很少发生。除常规肉瘤（原发性或继发性）外，软骨肉瘤还有几种分类：去分化型、透明细胞型和间充质软骨肉瘤。头颈部大部分软骨肉瘤为原发性软骨肉瘤，这是本章讲述的重点。

在MRI检查中，常见软骨肉瘤在T_1加权像上表现为等信号，在T_2加权像上表现为高信号，软骨肉瘤在钆造影剂中显示出增强图像。这种MRI特征类似脊索瘤，但大部分软骨肉瘤相对于中线呈偏心分布，而脊索瘤通常位于中线[25]。在软骨肉瘤中，影像学显示的肿瘤大小并不是影响其预后的因素[26]。CT可检测到组织中存在点状或粗糙的"爆米花"样钙化，以及环状和弧状钙化[27]。显微镜下，常规软骨肉瘤由分叶状异常透明软骨组成，但也可能出现黏液样改变。软骨肉瘤浸润邻近骨髓，包裹其内骨小梁。在1级软骨肉瘤（也称为非典型软骨肿瘤）中，腔隙内的肿瘤性软骨细胞是常规的，很少出现异型性，总体来说，这些肿瘤细胞密度较低。细胞核增大，深染程度、细胞密度和异型性增加是对软骨肉瘤进行分级的参数，组织学分级与肿瘤的侵袭性成正比[28]（图12.3）。

软骨肉瘤可见软骨基质内化生性骨形成，但恶性类骨质的形成不常见。后者可提示软骨母细胞性骨肉瘤。大多数鼻腔鼻窦和颅底软骨肉瘤分级为1级或2级，可局部复发，但很少转移[21]。部分复发性软骨肉瘤常表现出较高的肿瘤分级，因此在临床复发的情况下，比较和评估肿瘤既往资料及复发后检查结果是非常重要的。免疫组化标志物是进行软骨肉瘤鉴别诊断，特别是与脊索瘤的鉴别诊断中最具有临床意义的方法（见脊索瘤部分）。超过一半的传统软骨肉瘤具有异柠檬酸脱氢酶异构体基因*IDH1*和*IDH2*突变。如果*IDH1/2*突变，则可用于鉴别软骨肉瘤（即阳性）和软骨母细胞性骨肉瘤[24]。鼻腔鼻窦和颅底软骨肉瘤的治疗包括手术切除；然而，颅底区域的关键解剖结构通常影响肿瘤的完整切除。低分级的软骨肉瘤是一种相对惰性的肿瘤，因此最安全的治疗方式是手术切除，手术范围

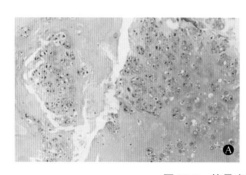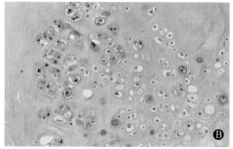

图12.3　软骨肉瘤的组织学特征

A.软骨肉瘤的特征是软骨基质内的细胞聚集（HE染色，200×）。B.细胞核大小不一、深染和核膜不规则（HE染色，400×）

取决于病变部位、脑神经受累程度、已存在的神经缺损程度及手术经验[29]。在颅底软骨肉瘤切除术后辅助现代放射治疗技术，如粒子治疗，被证明可以降低肿瘤复发率并可提高总体生存率[30,31]。传统软骨肉瘤对化疗有耐药性，但靶向治疗可能在未来发挥作用。对于颅底软骨肉瘤患者，5年总体生存率大于80%，无进展生存率为80%[32,33]。

脊索瘤

脊索瘤是一种起源于脊索残余组织的恶性原发性骨肿瘤[28]，其可发生于从蝶枕骨到骶尾部的沿脊柱中轴的任何部位，其中颅底脊索瘤占30%～40%[24]。在最近发布的第5版世界卫生组织软组织和骨肿瘤分类中[28]，脊索瘤被分为三种亚型：经典型/软骨样型脊索瘤、去分化型脊索瘤和低分化型脊索瘤。经典型脊索瘤是最常见的亚型，约占总体的3/4，这一亚型是目前关于颅底/斜坡脊索瘤的研究焦点。颅底脊索瘤的好发年龄为50～60岁，症状多表现为头痛、复视和相应部位的脑神经麻痹等。尽管有一些研究表明男性较女性高发[34-36]，但是男性和女性都有可能患上脊索瘤。大多数脊索瘤是孤立性肿瘤，虽然有少数报道脊索瘤有家族聚集现象[37]。CT和MRI是确定病变范围、骨质破坏程度及肿瘤与区域结构关系的首选检查方法。脊索瘤和软骨肉瘤在影像学方面具有相似的特征[34]。经典型脊索瘤的主要组织学特征是肿瘤具有丰富的细胞间黏液样基质，其中可见呈索状和（或）巢状排列的均一的高度空泡化的肿瘤细胞（浆状细胞）（图12.4A）。软骨样脊索瘤可见丰富的软骨样基质，其中可见呈索状和分叶状排列的浆状细胞。脊索瘤免疫组化标志物CK、EMA、S-100和brachyury呈阳性，这有助于脊索瘤与软骨肉瘤和脉络丛脑膜瘤的鉴别诊断，因为软骨肉瘤和脉络丛脑膜瘤免疫组化标志物brachyury呈阴性[38-39]（图12.4B）。去分化型脊索瘤是双相

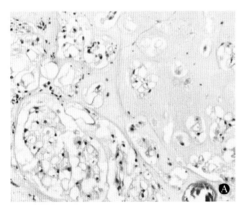

图12.4 脊索瘤的组织学特征

A. 脊索瘤的特征是高度空泡化的肿瘤细胞（空泡细胞）排列成条索状和巢状（HE 染色，400×）。B. 用 brachyury 免疫染色的肿瘤细胞核呈阳性（brachyury，400×）

性肿瘤，由典型的脊索瘤和高级别肉瘤并存组成。它可以在脊索瘤治疗前或治疗后形成。去分化型脊索瘤具有侵袭性，预后较差，因此在脊索瘤复发时，应将复发灶标本与原发肿瘤进行比较，以评估其组织学特征是否发生改变[40]。低分化型脊索瘤（PDC）多发生于儿童和年轻成人，其在组织学上缺乏空泡细胞，但短尾蛋白呈阳性。PDC罕见且具有遗传特异性，常伴有SMARCB1异常[28]。尽管颅底脊索瘤的最佳治疗方案仍有争议，但手术切除肿瘤后进行放疗是公认的，也是最常见的治疗方案。

化疗不是标准化脊索瘤治疗方案的常规组成部分，因为大多数脊索瘤对细胞毒性化疗并不敏感。在SMARCB1缺失（用INI-1免疫染色鉴定）的情况下可以考虑用EZH2抑制剂进行治疗[40]。脊索瘤的5年生存率为65%～70%[33-34]。局部复发是治疗失败的最常见因素，也是死亡率的重要预测因素，在活检部位很少发生播散[25]。虽然最常发生远处转移的是骶骨脊索瘤，但约12%的颅底脊索瘤患者会发生远处转移，最常见的是转移到肺[41]。

睾丸核蛋白（NUT）癌

NUT癌是一种罕见的高度侵袭性恶性肿瘤，常好发于中线器官。纵隔和肺是最常见的原发部位，其次是头颈部。随着对头颈部肿瘤类型的认识不断加深，NUT癌被添加到第4版世界卫生组织头颈部肿瘤分类中[42]。在头颈部，NUT癌最常发生于鼻窦，其他头颈部位如喉（特别是声门上）[43]和唾液腺[44]较罕见。

头颈部NUT癌发病年龄范围很广（0.1～81.7岁），而且仍呈年轻化趋势，中位年龄为21.9岁[45]。NUT癌被证实倾向发生于年轻患者，但随着越来越多的病理学专家对NUT癌的进一步研究，发生于老年患者的NUT癌也逐步被认识。

NUT癌是由NUTM1基因的染色体重排而导致的，最常见的是BRD4基因重排，这是t（15；19）（q14；p13）染色体重排的结果。此外，NUTM1基因也可与BRD3或其他基因伴侣融合，但较为少见。与这些重排的分子活性相关的一个理论是，融合产物阻断了促分化基因的转录，从而产生未分化表型，这是一个有助于从病理学角度识别这种肿瘤的重要组织形态学特征[46]。

NUT癌的影像学表现为典型的局部侵袭性肿瘤，它可侵袭和破坏周围结构。然而，这一发现不具有特异性，在其他侵袭性原发性鼻腔鼻窦肿瘤中也可以见到。

NUT癌的组织学特征具有特异性，但对诊断没有特异性。组织学显示主要成分为未分化或低分化成分的肿瘤应考虑到NUT癌（图12.5A、B）。鳞状分化和（或）角化灶（图12.5C）可能是一个有助于诊断的特征，但并非所有NUT癌病例都可见，而且在其他类型的肿瘤中也可见。除这些角化灶外，NUT癌通常呈典型的鳞状分化标志物（如P63）阳性。由于NUT癌最常见的是鳞状表型，当没有

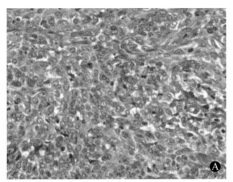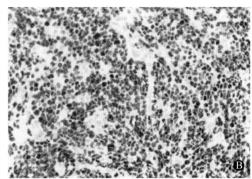

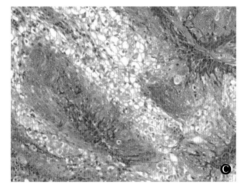

图12.5　NUT癌的组织学特征

A. NUT癌的组织学特征是由于某些分子通路阻断了细胞分化过程而出现未分化的肿瘤细胞。图像中的肿瘤细胞未显示任何分化迹象，有开放的囊泡状染色质（HE染色，400×）。B. NUT免疫组化染色呈现出斑点状核型（NUT免疫组化，400×）。C. 部分NUT癌病例表现为鳞状分化，较多的基底样未分化肿瘤细胞被大量透明、嗜酸性的肿瘤细胞环绕，提示鳞状分化（HE染色，200×）

考虑NUT癌的可能性时，此类肿瘤患者最初容易被诊断为低分化鳞状细胞癌。同样，在某些情况下，NUT癌也可能被诊断为鼻腔鼻窦未分化癌（SNUC）。荧光原位杂交法是一种特异度和敏感度很高的检测 NUTM1 基因重排的方法，但NUT免疫组化法是更简便的方法，且具有较高的敏感度和特异度。NUT免疫组化的敏感度为87%，特异度为100%[47]。

　　虽然其他需要与NUT癌进行鉴别诊断的肿瘤也具有侵袭性，但对患者的诊治最重要的是正确诊断NUT癌。NUT癌与低分化鳞状细胞癌相比更具侵袭性，且对传统治疗的反应较差。所有发病部位的NUT癌的平均中位总生存期仅为6.7个月，2年总生存率仅为19%[48]。与纵隔肿瘤相比，头颈部肿瘤的2年总生存率略高，为27%～30%[45]。手术治疗仍然是治疗NUT癌的主要方式，切缘阴性是改善总生存率的重要预测因素[45]。然而最重要的是，目前正在检验靶向治疗的效用，希望能以此改善NUT癌患者的预后。正在研究的用于抑制 BRD4-NUT 与染色质结合的含溴结构域和额外末端结构域（BET）抑制剂可能对NUT癌患者及溴结构域在分子致癌中起重要作用的其他类型肿瘤患者有益[49-50]。组蛋白去乙酰化酶抑制剂也在试验中[51, 52]。

SMARCB1（INI-1）缺陷癌

SMARCB1是位于染色体22q11.2上的肿瘤抑制基因，其表达缺陷与多种肿瘤的癌变相关，包括肾脏不典型畸胎样/横纹肌样肿瘤和上皮样肉瘤。有趣的是，横纹肌样形态是SMARCB1缺陷癌的共同特征。近来，许多以前被分类为SNUC的小部分鼻腔鼻窦肿瘤，也被证实存在SMARCB1缺陷[53-54]。在撰写本文时，文献中所报道的SMARCB1缺陷鼻腔鼻窦癌不足100例，该类型目前已被纳入SNUC的世界卫生组织分类[42]。进一步的研究正在进行，以确定这是否代表一种独特的肿瘤类型。在其他头颈部位，如口腔、喉部和咽部，也有罕见的SMARCB1缺陷癌报道[55]。曾有学者报道过一例存在SMARCA4（BRG1）缺陷的鼻腔鼻窦癌，其形态学特征与SMARCB1缺陷鼻腔鼻窦癌相似[56]。

高达6%的鼻腔鼻窦癌显示SMARCB1缺失[57]。流行病学方面，SMARCB1缺陷鼻腔鼻窦癌的发病年龄范围广泛（为11～89岁），男性发病率约为女性的2倍（男女比例为1.8：1）。

组织学上，横纹肌样形态在大多数SMARCB1缺陷癌中可见，但细胞质稀少的基底样肿瘤细胞往往是主要的细胞类型（图12.6A）[58]。

SMARCB1缺陷癌通常呈巢状生长，虽然它们通常具有外生性乳头状成分，但往往也具有局部破坏性，并可浸润周围结构。坏死和细胞核高分裂活性是常见的高级特征。

在免疫表型方面，SMARCB1缺陷癌存在角蛋白表达，但在某些病例中可能表达较弱。鳞状上皮标志物P63也普遍呈阳性，神经内分泌标志物也可能在一些病例中表达。少数SMARCB1缺陷鼻窦鼻腔癌已被报道存在从局灶性至显著的腺样分化[8]。据报道，P16在某些病例中呈强阳性、弥漫性表达，这一现象使得研究者联想起人乳头状瘤病毒（HPV）与相关癌的可能性[58]。然而，在对这些病毒关联进行检测的病例中都没有发现HPV和EB病毒。

SMARCB1缺陷癌的一个决定性特征是免疫组化显示SMARCB1表达缺失（图12.6B、C）。其他免疫组化结果可能会误导而诊断为其他疾病。例如，SALL4和AFP等生殖细胞标志物已被发现表达于SMARCB1缺陷癌，并且导致SMARCB1缺陷鼻腔鼻窦癌被误诊为卵黄囊分化[8, 59]。

SMARCB1缺陷鼻腔鼻窦癌是一种侵袭性恶性肿瘤，经常发生局部复发，约1/3的患者发生远处转移，约一半的患者因该病死亡[60-61]。SMARB1缺失可能是未来的一个潜在靶点，但目前这些肿瘤具有高度的侵袭性和致命性。据报道，至少有两名患者对化疗和放疗表现出良好的反应[62]。

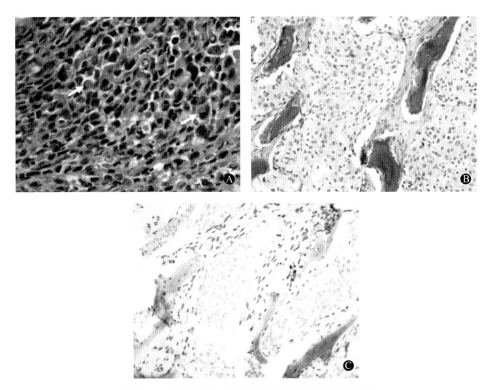

图 12.6 *SMARCB1* 缺陷鼻腔鼻窦癌的组织学特征

A. *SMARCB1* 缺陷癌最常见的表现为突出的基底样肿瘤细胞，细胞质稀少。尽管这种基底样形态占优势，但仔细检查可发现少数肿瘤细胞呈横纹肌样分化，核偏心，胞质内有大量嗜酸性包涵体（箭头）（HE 染色，400×）。B、C. 免疫组化中 INI-1 表达缺失是该肿瘤的一个诊断特征，如图所示（图 B，HE 染色，200×；图 C，INI-1 免疫组化，200×）

HPV 相关多表型鼻腔鼻窦癌

目前，高危型 HPV 感染被发现与越来越多的头颈部癌有关，其中口咽癌最为常见。HPV 相关多表型鼻腔鼻窦癌是最近发现的一种实体肿瘤，其在组织学上与腺样囊性癌重叠，并与高危型 HPV 感染相关。最初对这种肿瘤的描述采用了"具有腺样囊性特征的 HPV 相关癌"这一术语，以反映在许多病例中可见的导管和肌上皮细胞分化的双相生长模式[63]。最近，世界卫生组织将该肿瘤列为鼻腔鼻窦非角化型鳞状细胞癌的临时诊断分类，但进一步的研究可能会使其在未来被单独分类[42]。

HPV 相关多表型鼻腔鼻窦癌最常见的表现为鼻腔巨大肿物，易导致鼻塞和鼻出血[64]。肿瘤通常累及鼻窦，但同时累及鼻腔鼻窦的肿瘤也会发生。女性略多发，发病年龄范围广（28～90 岁；平均 54 岁）。

在一些病例中存在表面鳞状上皮异型增生，这可能代表了肿瘤源于表面上皮或者由深部小唾液腺的肿瘤侵犯表面上皮所致（图 12.7A）。这些潜在的肿瘤生长为大的、高度细胞化的基底样肿瘤细胞巢，最常见的是实性结构。通常存在高级别的细胞学特征，包括高核质比、有丝分裂活性增加、细胞凋亡和坏死。肌上皮和导管分化是非常常见的，在某些病例中也可见鳞状上皮分化（图12.7B、C）。免疫染色有助于通过肌上皮标志物（平滑肌肌动蛋白、SOX10、P40、钙调蛋白等）来识别这些肿瘤的双相生长模式，这些标志物突出显示了基底样肿瘤细胞。

HPV相关多表型鼻腔鼻窦癌与高危型HPV感染相关，主要是HPV33型。罕见病例报道与其他HPV类型相关，包括16型、35型和52型[65-67]。由于这种肿瘤与高危型HPV感染密切相关，P16的免疫组化呈强阳性和弥漫性阳性，其方式与HPV相关的口咽鳞状细胞癌相同（图12.7D）。然而，由于这种肿瘤类型在鼻窦的发病率较低，P16作为HPV感染的替代标志物的阳性预测值较低，需要对高危型HPV进行更具体的直接检测（如PCR或原位杂交），以确认其与鼻窦部位高危型HPV的相关性。尽管外观与腺样囊性癌相似，但在HPV相关多表型鼻腔鼻窦癌中并不存在*MYB*重排。

尽管这些肿瘤具有高级别的组织学表现，但在大多数患者中，其临床表现比其他高级别鼻腔鼻窦肿瘤更为惰性。HPV相关多表型鼻腔鼻窦癌通常表现为局部

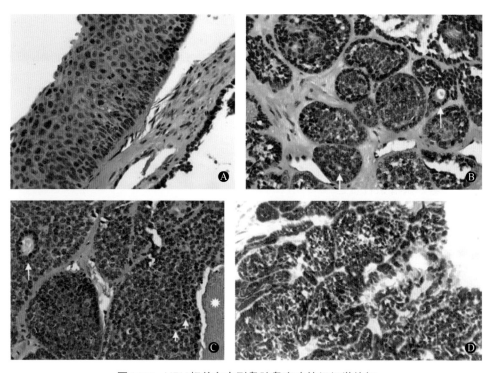

图12.7 HPV相关多表型鼻腔鼻窦癌的组织学特征

A. 其特征是存在表面鳞状上皮异型增生（HE染色，400×）；B. 具有实体结构的肿瘤基底样细胞巢，伴导管分化（HE染色，200×）；C. 图B中肿瘤岛的高倍放大图像（HE染色，400×）；D. 免疫染色P16在肿瘤细胞中呈强阳性和弥漫性阳性，HPV原位杂交未显示阳性（P16免疫染色，400×）

侵袭性生长，具有高T分期和频繁复发，但转移罕见。据报道，一名患者在无病生存30年后出现晚期复发[68]。尽管预后一般不良，但很少有病例出现迅速的进展过程和转移。一名接受切缘阴性手术和辅助放疗的患者在切除后23个月发生肺转移，尽管随后进行了化疗和免疫治疗，但其病情仍在继续恶化[67]。另外两名患者在96个月和144个月时出现了远处转移[64]。虽然文献中已报道这些偶发的更具侵袭性的肿瘤，但也有部分作者报告称仅通过手术就能实现明显治愈[66-69]。目前尚无因该病死亡的报道。

鼻腔鼻窦神经内分泌癌

鼻腔鼻窦神经内分泌癌（SNEC）是一种罕见的侵袭性鼻腔鼻窦恶性肿瘤，约占所有鼻腔鼻窦癌的5%。鉴于这些肿瘤的罕见性和分类方面的挑战，其人口统计学数据很难确定，但SNEC似乎多发生于老年人（大多年龄在50岁以上）。与其他部位的高级别神经内分泌癌不同，SNEC与烟草使用之间缺乏密切联系。据报道，罕见病例与高危型HPV感染相关[70-72]。此外，分化程度更高的神经内分泌肿瘤，即所谓的"类癌"和"非典型类癌"肿瘤，在鼻腔鼻窦中只有零星报道。一项研究表明，与低分化SNEC患者相比，中分化SNEC（即非典型类癌）患者的生存率更高[73]。亦有报道表明，该类肿瘤与鳞状细胞癌或腺癌也存在相关性[74]。也有罕见病例报道SNEC因激素分泌导致副肿瘤综合征[75]。

SNEC发生在鼻窦（尤其是筛窦）和鼻腔[76]。位于鼻腔上部的并不少见，这会增加其与嗅神经母细胞瘤的鉴别诊断。SNEC具有局部侵袭性，大多数患者确诊时为Ⅳ期肿瘤；然而，淋巴结转移不常见[76]。

在形态学上，SNEC与高级别神经内分泌癌相似，如同在肺部，可分为小细胞和大细胞变异型。神经内分泌标志物的免疫染色通常是阳性的，有助于诊断，包括最近引入的胰岛素瘤相关蛋白1（INSM1）染色，其显示出比传统神经内分泌标志物（如嗜铬粒蛋白、突触素和CD56）更高的敏感性[77]。SNEC和高级别嗅神经母细胞瘤之间的鉴别诊断具有挑战性。在形态学上，SNEC缺乏神经原纤维基质，但在高级别嗅神经母细胞瘤中这种基质也通常不足。发现角蛋白显著表达有助于诊断SNEC而非嗅神经母细胞瘤。SNUC也应列入鉴别诊断范畴，但SNUC不会表现出神经内分泌标志物的显著表达。

SNEC是一种侵袭性肿瘤，因此通常采用手术、放疗或化疗相结合的综合治疗方法。一项研究表明，疾病特异性5年生存率为43.8%[76]。

鼻腔鼻窦肾细胞样腺癌

鼻腔鼻窦肾细胞样腺癌是一种罕见的肿瘤，于2002年首次被描述，被认为是鼻腔鼻窦非肠型腺癌的一种亚型[78]。最近的文献综述显示，以女性为主（女性与男性的比例为9:4），发病年龄范围广（22～77岁）[79]。据报道，大多数病例发生在鼻腔，很少发生在鼻窦和鼻咽。

正如这个肿瘤的名称所暗示的，该种鼻腔鼻窦肿瘤在组织学上与透明细胞肾细胞癌相似。肿瘤由胞质丰富、呈透明至轻度嗜酸性的细胞组成，呈滤泡状或实性生长模式。很少明显见到乳头状结构。细胞核相当单一，至多为轻至中度核多形性。

显著的血管增生和出血最常被报道。

由于与肾细胞癌在形态学上广泛重叠，最具挑战性的鉴别诊断之一是转移性肾细胞癌。转移性肾细胞癌是鼻窦转移的一个潜在来源，偶尔也会出现孤立性鼻窦转移[80]。这些肿瘤之间的形态学区分可能具有挑战性，但通过免疫组化染色有助于区分。鼻腔鼻窦肾细胞样腺癌通常对pax-8、波形蛋白和RCC呈阴性；相反，透明细胞肾细胞癌通常对这些标志物呈阳性[79, 81]。据报道，血清黏蛋白标志物（S-100、SOX10和DOG-1）在原发性鼻腔鼻窦肾细胞样腺癌中呈阳性，但在肾细胞癌中通常呈阴性。值得注意的是，碳酸酐酶IX染色在这种鉴别诊断中可能会造成误导，因为如果不检测其他标志物，它在鼻腔鼻窦肾细胞样腺癌和转移性透明细胞肾细胞癌中也通常呈阳性[82]。其他可呈现透明细胞形态的原发性肿瘤的变异型，如鳞状细胞癌、腺泡细胞癌、肌上皮癌、黏液表皮样癌和透明细胞癌，也应从形态学和免疫表型方面加以排除。

自首次被描述以来，英文文献中已经报道了约20例病例。这些肿瘤在组织学上是低级别的，通常缺乏侵袭性特征，如神经和血管侵犯[81]。在许多被报道的病例中，外科手术和（或）放疗已被用于治疗。目前尚无转移的报道，仅一例患者在未接受辅助治疗的情况下手术切除后35个月复发[83]。

参 考 文 献

1. Shanmugaratnam K, et al. Teratoid carcinosarcoma of the paranasal sinuses. Pathology. 1983;15(4):413–9.
2. Heffner DK, Hyams VJ. Teratocarcinosarcoma (malignant teratoma?) of the nasal cavity and paranasal sinuses A clinicopathologic study of 20 cases. Cancer. 1984;53(10):2140–54.
3. Pai SA, et al. Teratocarcinosarcoma of the paranasal sinuses: a clinicopathologic and immuno-histochemical study. Hum Pathol. 1998;29(7):718–22.
4. Salem F, et al. Teratocarcinosarcoma of the nasal cavity and paranasal sinuses: report of 3 cases with assessment for chromosome 12p status. Hum Pathol. 2008;39(4):605–9.
5. Misra P, et al. Management of sinonasal teratocarcinosarcoma: a systematic review. Am J Otolaryngol. 2014;35(1):5–11.
6. Smith SL, et al. Sinonasal teratocarcinosarcoma of the head and neck: a report of 10 patients treated at a single institution and comparison with reported series. Arch Otolaryngol Head Neck Surg. 2008;134(6):592–5.
7. Kleinschmidt-DeMasters BK, et al. Sinonasal teratocarcinosarcoma ("mixed olfactory neuroblastoma-craniopharyngioma") presenting with syndrome of inappropriate secretion of antidiuretic hormone. Clin Neuropathol. 2000;19(2):63–9.
8. Shah AA, et al. SMARCB1 (INI-1)-deficient adenocarcinoma of the sinonasal tract: a potentially under-recognized form of sinonasal adenocarcinoma with occasional yolk sac tumor-like features. Head Neck Pathol. 2019; https://doi.org/10.1007/s12105-019-01065-7.

9. Rooper LM, et al. Recurrent loss of SMARCA4 in sinonasal teratocarcinosarcoma. Am J Surg Pathol. 2020;

10. Yang Z, Uppaluri R, Lewis JS Jr. Ethmoid sinus mass. Sinonasal teratocarcinosarcoma. JAMA Otolaryngol Head Neck Surg. 2015;141(4):389–90.

11. Lewis JT, et al. Low-grade sinonasal sarcoma with neural and myogenic features: a clinico-pathologic analysis of 28 cases. Am J Surg Pathol. 2012;36(4):517–25.

12. Wang X, et al. Recurrent PAX3-MAML3 fusion in biphenotypic sinonasal sarcoma. Nat Genet. 2014;46(7):666–8.

13. Chitguppi C, et al. Biphenotypic sinonasal sarcoma-case report and review of clinicopatho-logical features and diagnostic modalities. J Neurol Surg B Skull Base. 2019;80(1):51–8.

14. Le Loarer F, et al. Clinicopathologic and molecular features of a series of 41 biphenotypic sino-nasal sarcomas expanding their molecular spectrum. Am J Surg Pathol. 2019;43(6):747–54.

15. Cannon RB, et al. Imaging and outcomes for a new entity: low-grade sinonasal sarcoma with neural and myogenic features. J Neurol Surg Rep. 2017;78(1):e15–9.

16. Miglani A, et al. Imaging characteristics and clinical outcomes of biphenotypic sinonasal sar-coma. Laryngoscope Investig Otolaryngol. 2019;4(5):484–8.

17. Fritchie KJ, et al. Fusion gene profile of biphenotypic sinonasal sarcoma: an analysis of 44 cases. Histopathology. 2016;69(6):930–6.

18. Jo VY, et al. Expression of PAX3 distinguishes biphenotypic sinonasal sarcoma from histo-logic mimics. Am J Surg Pathol. 2018;42(10):1275–85.

19. Gross J, Fritchie K. Soft tissue special issue: biphenotypic sinonasal sarcoma: a review with emphasis on differential diagnosis. Head Neck Pathol. 2020;14(1):33–42.

20. Rooper LM, et al. Biphenotypic sinonasal sarcoma: an expanded immunoprofile including consistent nuclear beta-catenin positivity and absence of SOX10 expression. Hum Pathol. 2016;55:44–50.

21. Compton ML, Cates JMM. Evidence-based tumor staging of skeletal chondrosarcoma. Am J Surg Pathol. 2020;44(1):111–9.

22. Koch BB, et al. National cancer database report on chondrosarcoma of the head and neck. Head Neck. 2000;22(4):408–25.

23. Ellis MA, Gerry DR, Byrd JK. Head and neck chondrosarcomas: analysis of the surveillance, epidemiology, and end results database. Head Neck. 2016;38(9):1359–66.

24. Suster D, Hung YP, Nielsen GP. Differential diagnosis of cartilaginous lesions of bone. Arch Pathol Lab Med. 2020;144(1):71–82.

25. Almefty K, et al. Chordoma and chondrosarcoma: similar, but quite different, skull base tumors. Cancer. 2007;110(11):2457–67.

26. Ma X, et al. The differences between intracranial mesenchymal chondrosarcoma and conventional chondrosarcoma in clinical features and outcomes. World Neurosurg. 2019;122:e1078–82.

27. Awad M, Gogos AJ, Kaye AH. Skull base chondrosarcoma. J Clin Neurosci. 2016;24:1–5.

28. WHO Classification of Tumours Editorial Board, ed. *Soft tissue and bone tumours*. 5th ed. Lyon: IARC Press, 2020.

29. Simon F, et al. Surgery and protontherapy in grade I and II skull base chondrosarcoma: a com-parative retrospective study. PLoS One. 2018;13(12):e0208786.

30. Holtzman AL, et al. Proton therapy for skull-base chondrosarcoma, a single-institution out-comes study. J Neuro-Oncol. 2019;142(3):557–63.

31. Guan X, et al. The preliminary results of proton and carbon ion therapy for chordoma and chondrosarcoma of the skull base and cervical spine. Radiat Oncol. 2019;14(1):206.

32. Bloch OG, et al. Cranial chondrosarcoma and recurrence. Skull Base. 2010;20(3):149–56.

33. Bohman LE, et al. Skull base chordoma and chondrosarcoma: influence of clinical and demo-graphic factors on prognosis: a SEER analysis. World Neurosurg. 2014;82(5):806–14.

34. Chambers KJ, et al. Incidence and survival patterns of cranial chordoma in the United States. Laryngoscope. 2014;124(5):1097–102.

35. Bakker SH, et al. Chordoma: a systematic review of the epidemiology and clinical prognostic factors predicting progression-free and overall survival. Eur Spine J. 2018;27(12):3043–58.

36. Williams BJ, et al. Diagnosis and treatment of chordoma. J Natl Compr Cancer Netw. 2013;11(6):726–31.

37. Liang WS, et al. Identification of therapeutic targets in chordoma through comprehensive genomic and transcriptomic analyses. Cold Spring Harb Mol Case Stud. 2018;4(6)

38. Vujovic S, et al. Brachyury, a crucial regulator of notochordal development, is a novel biomarker for chordomas. J Pathol. 2006;209(2):157–65.

39. Oakley GJ, Fuhrer K, Seethala RR. Brachyury, SOX-9, and podoplanin, new markers in the skull base chordoma vs chondrosarcoma differential: a tissue microarray-based comparative analysis. Mod Pathol. 2008;21(12):1461–9.

40. Stacchiotti S, et al. Best practices for the management of local-regional recurrent chordoma: a position paper by the Chordoma Global Consensus Group. Ann Oncol. 2017;28(6):1230–42.

41. Di Maio S, et al. Novel targeted therapies in chordoma: an update. Ther Clin Risk Manag. 2015;11:873–83.

42. El-Naggar AK, Chan JKC, Grandis JR, Takashi Takata PJS. WHO classification of head and neck tumours. 4th ed. WHO - OMS - In IARC,. Lyon; 2017.

43. Hellquist H, French CA, Bishop JA, Coca-Pelaz A, Propst EJ, Paiva Correia A, et al. NUT midline carcinoma of the larynx: an international series and review of the literature. Histopathology. 2017; https://doi.org/10.1111/his.13143.

44. Agaimy A, Fonseca I, Martins C, Thway K, Barrette R, Harrington KJ, et al. NUT carcinoma of the salivary glands: clinicopathologic and molecular analysis of 3 cases and a survey of NUT expression in salivary gland carcinomas. Am J Surg Pathol. 2018; https://doi.org/10.1097/PAS.0000000000001046.

45. Chau NG, Hurwitz S, Mitchell CM, Aserlind A, Grunfeld N, Kaplan L, et al. Intensive treatment and survival outcomes in NUT midline carcinoma of the head and neck. Cancer. 2016; https://doi.org/10.1002/cncr.30242.

46. French C. NUT midline carcinoma. Nat Rev Cancer. 2014; https://doi.org/10.1038/nrc3659.

47. Haack H, Johnson LA, Fry CJ, Crosby K, Polakiewicz RD, Stelow EB, et al. Diagnosis of NUT midline carcinoma using a NUT-specific monoclonal antibody. Am J Surg Pathol. 2009; https://doi.org/10.1097/PAS.0b013e318198d666.

48. Bauer DE, Mitchell CM, Strait KM, Lathan CS, Stelow EB, Lüer SC, et al. Clinicopathologic features and long-term outcomes of NUT midline carcinoma. Clin Cancer Res. 2012; https://doi.org/10.1158/1078-0432.CCR-12-1153.

49. Filippakopoulos P, Qi J, Picaud S, Shen Y, Smith WB, Fedorov O, et al. Selective inhibition of BET bromodomains. Nature. 2010; https://doi.org/10.1038/nature09504.

50. Stathis A, Zucca E, Bekradda M, Gomez-Roca C, Delord JP, de Rouge TLM, et al. Clinical response of carcinomas harboring the BRD4–NUT oncoprotein to the targeted bromodomain inhibitor OTX015/MK-8628. Cancer Discov. 2016; https://doi.org/10.1158/2159-8290.CD-15-1335.

51. Maher OM, Christensen AM, Yeduururi S, Bell D, Tarek N. Histone deacetylase inhibitor for NUT midline carcinoma. Pediatric Blood Cancer. 2015; https://doi.org/10.1002/pbc.25350.

52. Schwartz BE, Hofer MD, Lemieux ME, Bauer DE, Cameron MJ, West NH, et al. Differentiation of NUT midline carcinoma by epigenomic reprogramming. Cancer Res. 2011; https://doi.org/10.1158/0008-5472.CAN-10-3513.

53. Agaimy A, Koch M, Lell M, Semrau S, Dudek W, Wachter DL, et al. SMARCB1(INI1)-deficient sinonasal basaloid carcinoma: a novel member of the expanding family of SMARCB1-deficient neoplasms. Am J Surg Pathol. 2014; https://doi.org/10.1097/PAS.0000000000000236.

54. Bishop JA, Antonescu CR, Westra WH. SMARCB1 (INI-1)-deficient carcinomas of the sinonasal tract. Am J Surg Pathol. 2014; https://doi.org/10.1097/PAS.0000000000000285.

55. Neves-Silva R, Almeida LY, Silveira HA, Colturato CBN, Duarte A, Ferrisse TM, et al. SMARCB1 (INI-1) and NUT immunoexpression in a large series of head and neck carcinomas in a Brazilian reference center. Head Neck. 2019; https://doi.org/10.1002/hed.26008.

56. Agaimy A, Weichert W. SMARCA4-deficient Sinonasal Carcinoma. Head Neck Pathol. 2017; https://doi.org/10.1007/s12105-017-0783-4.

57. Kakkar A, Antony VM, Pramanik R, Sakthivel P, Singh CA, Jain D. SMARCB1 (INI1)-deficient sinonasal carcinoma: a series of 13 cases with assessment of histologic patterns. Hum Pathol. 2019; https://doi.org/10.1016/j.humpath.2018.08.008.

58. Bell D, Hanna EY, Agaimy A, Weissferdt A. Reappraisal of sinonasal undifferentiated carcinoma: SMARCB1 (INI1)-deficient sinonasal carcinoma: a single-institution experience. Virchows Archiv. 2015; https://doi.org/10.1007/s00428-015-1853-1.

59. Zamecnik M, Rychnovsky J, Syrovatka J. Sinonasal SMARCB1 (INI1) deficient carcinoma with yolk sac tumor differentiation: report of a case and comparison with INI1 expression in gonadal germ cell tumors. Int J Surg Pathol. 2018; https://doi.org/10.1177/1066896917741549.

60. Agaimy A, Hartmann A, Antonescu CR, Chiosea SI, El-Mofty SK, Geddert H, et al. SMARCB1 (INI-1)-deficient sinonasal carcinoma. Am J Surg Pathol. 2017; https://doi.org/10.1097/PAS.0000000000000797.

61. McHugh KE, Policarpio-Nicolas MLC. Metastatic SMARCB1 (INI-1)-deficient sinonasal carcinoma diagnosed by endobronchial ultrasound-guided fine-needle aspiration (EBUS-FNA): a potential diagnostic pitfall and review of the literature. Acta Cytologica. 2019; https://doi.org/10.1159/000500351.

62. Wasserman JK, Dickson BC, Perez-Ordonez B, de Almeida JR, Irish JC, Weinreb I. INI1 (SMARCB1)-deficient sinonasal carcinoma: a clinicopathologic report of 2 cases. Head Neck Pathol. 2017; https://doi.org/10.1007/s12105-016-0752-3.

63. Bishop JA, Ogawa T, Stelow EB, Moskaluk CA, Koch WM, Pai SI, Westra WH. Human papillomavirus-related carcinoma with adenoid cystic-like features: a peculiar variant of head and neck cancer restricted to the sinonasal tract. Am J Surg Pathol. 2013; https://doi.org/10.1097/PAS.0b013e31827b1cd6.

64. Bishop JA, Andreasen S, Hang J-F, Bullock MJ, Chen TY, Franchi A, et al. HPV-related multiphenotypic Sinonasal carcinoma HPV-related carcinoma with adenoid cystic carcinoma-like features. Am J Surg Pathol. 2017;

65. Adamane SA, Mittal N, Teni T, Pawar S, Waghole R, Bal M. Human papillomavirus-related multiphenotypic sinonasal carcinoma with unique HPV type 52 association: a case report with review of literature. Head Neck Pathol. 2019; https://doi.org/10.1007/s12105-018-0969-4.

66. Chouake RJ, Cohen M, Iloreta AM. Case report: HPV-related carcinoma with adenoid cystic-like features of the sinonasal tract. Laryngoscope. 2018; https://doi.org/10.1002/lary.26957.

67. Rodarte AI, Parikh AS, Gadkaree SK, Lehmann AE, Faquin WC, Holbrook EH, Lin DT. Human papillomavirus related multiphenotypic Sinonasal carcinoma: report of a case with early and progressive metastatic disease. J Neurol Surg Rep. 2019;80(4):e41–3.

68. Shah AA, Lamarre ED, Bishop JA. Human papillomavirus-related multiphenotypic sinonasal carcinoma: a case report documenting the potential for very late tumor recurrence. Head Neck Pathol. 2018; https://doi.org/10.1007/s12105-018-0895-5.

69. Hwang SJI, Ok S, Lee HM, Lee E, Park IH. Human papillomavirus-related carcinoma with adenoid cystic-like features of the inferior turbinate: a case report. Auris Nasus Larynx. 2015; https://doi.org/10.1016/j.anl.2014.07.005.

70. Bishop JA, Guo TW, Smith DF, Wang H, Ogawa T, Pai SI, Westra WH. Human papillomavirus-related carcinomas of the sinonasal tract. Am J Surg Pathol. 2013; https://doi.org/10.1097/PAS.0b013e3182698673.

71. Laco J, Sieglová K, Vošmiková H, Dundr P, Němejcová K, Michálek J, et al. The presence of high-risk human papillomavirus (HPV) E6/E7 mRNA transcripts in a subset of sinonasal carcinomas is evidence of involvement of HPV in its etiopathogenesis. Virchows Arch. 2015; https://doi.org/10.1007/s00428-015-1812-x.

72. Thompson ED, Stelow EB, Mills SE, Westra WH, Bishop JA. Large cell neuroendocrine carcinoma of the head and neck: a clinicopathologic series of 10 cases with an emphasis on HPV status. Am J Surg Pathol. 2016; https://doi.org/10.1097/PAS.0000000000000580.

73. Likhacheva A, Rosenthal D, Hanna E, Kupferman M, Demonte F, El-Naggar A. Sinonasal neuroendocrine carcinoma: impact of differentiation status on response and outcome. Head Neck Oncol. 2011; https://doi.org/10.1186/1758-3284-3-32.

74. Franchi A, Rocchetta D, Palomba A, Innocenti DRD, Castiglione F, Spinelli G. Primary combined neuroendocrine and squamous cell carcinoma of the maxillary sinus: report of a case with immunohistochemical and molecular characterization. Head Neck Pathol. 2015; https://doi.org/10.1007/s12105-013-0513-5.

75. Vasan NR, Medina JE, Canfield VA, Gillies EM. Sinonasal neuroendocrine carcinoma in association with siadh. Head Neck. 2004; https://doi.org/10.1002/hed.10345.

76. Mitchell EH, Diaz A, Yilmaz T, Roberts D, Levine N, Demonte F, et al. Multimodality treatment for sinonasal neuroendocrine carcinoma. Head Neck. 2012; https://doi.org/10.1002/hed.21940.

77. Rooper LM, Bishop JA, Westra WH. INSM1 is a sensitive and specific marker of neuroendocrine differentiation in head and neck tumors. Am J Surg Pathol. 2018; https://doi.org/10.1097/PAS.0000000000001037.

78. Zur KB, Brandwein M, Wang B, Som P, Gordon R, Urken ML. Primary description of a new entity, renal cell-like carcinoma of the nasal cavity: Van meegeren in the house of vermeer.

Arch Otolaryngol Head Neck Surg. 2002; https://doi.org/10.1001/archotol.128.4.441.

79. Kubik M, Barasch N, Choby G, Seethala R, Snyderman C. Sinonasal renal cell-like carcinoma: case report and review of the literature. Head Neck Pathol. 2017; https://doi.org/10.1007/s12105-016-0774-x.

80. Bastier PL, Dunion D, De Bonnecaze G, Serrano E, De Gabory L. Renal cell carcinoma metastatic to the sinonasal cavity: a review and report of 8 cases. Ear Nose Throat J. 2018; https://doi.org/10.1177/014556131809700902.

81. Storck K, Hadi UM, d., Simpson, R., Ramer, M., & Brandwein-Gensler, M. Sinonasal renal cell-like adenocarcinoma: a report on four patients. Head Neck Pathol. 2008; https://doi.org/10.1007/s12105-008-0047-4.

82. Shen T, Shi Q, Velosa C, Bai S, Thompson L, Simpson R, et al. Sinonasal renal cell-like adenocarcinomas: robust carbonic anhydrase expression. Human Pathol. 2015; https://doi.org/10.1016/j.humpath.2015.06.017.

83. Wu J, Fang Q, He YJ, Chen WX, Qi YK, Ding J. Local recurrence of sinonasal renal cell-like adenocarcinoma: a CARE compliant case report. Medicine (United States). 2019; https://doi.org/10.1097/MD.0000000000014533.